"十三五"职业教育国家规划教材

中等职业教育改革创新示范教材

全国医药中等职业教育药学类"十四五"规划教材（第三轮）

供中药、中药制药、药剂专业使用

中药学基础 （第3版）

主　编　李承革

副主编　陈可婷　饶　斌

编　者　（以姓氏笔画为序）

　　　　万佳琪（江西省医药学校）

　　　　邓彩云（广东茂名健康职业学院）

　　　　李承革（四川省食品药品学校）

　　　　余　弦（四川省食品药品学校）

　　　　沙妙清（上海市医药学校）

　　　　陈可婷（佛山市南海区卫生职业技术学校）

　　　　周　敏（赣南卫生健康职业学院）

　　　　饶　斌（江西卫生职业学院）

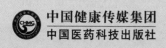
中国健康传媒集团

中国医药科技出版社

内 容 提 要

 本教材是"全国医药中等职业教育药学类'十四五'规划教材（第三轮）"之一，根据中药学课程标准的基本要求和课程特点编写而成。内容包括总论、各论及中药实用性技能实训三部分，强调专业基础知识，突出岗位实用技能，并首次增设药学服务、中药实用技能等内容。本教材为书网融合教材，即纸质教材有机融合电子教材、教学配套资源（PPT、微课、视频等）、题库系统、数字化教学服务（在线教学、在线作业、在线考试），使教学资源更加多样化、立体化。

 本教材主要供全国中职院校中药专业、中药制药专业、药剂专业使用。

图书在版编目（CIP）数据

 中药学基础 / 李承革主编 . —3 版 . —北京：中国医药科技出版社，2020. 12（2024.10 重印）全国医药中等职业教育药学类"十四五"规划教材 . 第三轮

 ISBN 978 – 7 – 5214 – 2178 – 1

 Ⅰ . ①中… Ⅱ . ①李… Ⅲ . ①中药学 – 中等专业学校 – 教材 Ⅳ . ①R28

 中国版本图书馆 CIP 数据核字（2020）第 236057 号

美术编辑 陈君杞
版式设计 友全图文

出版 **中国健康传媒集团** | 中国医药科技出版社
地址 北京市海淀区文慧园北路甲 22 号
邮编 100082
电话 发行：010 – 62227427 邮购：010 – 62236938
网址 www. cmstp. com
规格 787mm × 1092mm $^1/_{16}$
印张 15 $^3/_4$
字数 368 千字
初版 2011 年 5 月第 1 版
版次 2020 年 12 月第 3 版
印次 2024 年 10 月第 7 次印刷
印刷 大厂回族自治县彩虹印刷有限公司
经销 全国各地新华书店
书号 ISBN 978 – 7 – 5214 – 2178 – 1
定价 **48. 00** 元

获取新书信息、投稿、
为图书纠错，请扫码
联系我们。

2011 年，中国医药科技出版社根据教育部《中等职业教育改革创新行动计划（2010—2012 年）》精神，组织编写出版了"全国医药中等职业教育药学类专业规划教材"；2016 年，根据教育部 2014 年颁发的《中等职业学校专业教学标准（试行）》等文件精神，修订出版了第二轮规划教材"全国医药中等职业教育药学类'十三五'规划教材"，受到广大医药卫生类中等职业院校师生的欢迎。为了进一步提升教材质量，紧跟职教改革形势，根据教育部颁发的《国家职业教育改革实施方案》（国发〔2019〕4 号）、《中等职业学校专业教学标准（试行）》（教职成厅函〔2014〕48 号）精神，中国医药科技出版社有限公司经过广泛征求各有关院校及专家的意见，于 2020 年 3 月正式启动了第三轮教材的编写工作。在教育部、国家药品监督管理局的领导和指导下，在本套教材建设指导委员会专家的指导和顶层设计下，中国医药科技出版社有限公司组织全国 60 余所院校 300 余名教学经验丰富的专家、教师精心编撰了"全国医药中等职业教育药学类'十四五'规划教材（第三轮）"，该套教材付梓出版。

本套教材共计 42 种，全部配套"医药大学堂"在线学习平台。主要供全国医药卫生中等职业院校药学类专业教学使用，也可供医药卫生行业从业人员继续教育和培训使用。

本套教材定位清晰，特点鲜明，主要体现如下几个方面。

1. 立足教改，适应发展

为了适应职业教育教学改革需要，教材注重以真实生产项目、典型工作任务为载体组织教学单元。遵循职业教育规律和技术技能型人才成长规律，体现中职药学人才培养的特点，着力提高药学类专业学生的实践操作能力。以学生的全面素质培养和产业对人才的要求为教学目标，按职业教育"需求驱动"型课程建构的过程，进行任务分析。坚持理论知识"必需、够用"为度。强调教材的针对性、实用性、条理性和先进性，既注重对学生基本技能的培养，又适当拓展知识面，实现职业教育与终身学习的对接，为学生后续发展奠定必要的基础。

2. 强化技能，对接岗位

教材要体现中等职业教育的属性，使学生掌握一定的技能以适应岗位的需要，具有一定的理论知识基础和可持续发展的能力。理论知识把握有度，既要给学生学习和掌握技能奠定必要的、足够的理论基础，也不要过分强调理论知识的系统性和完整性；

注重技能结合理论知识，建设理论－实践—体化教材。

3. 优化模块，易教易学

设计生动、活泼的教学模块，在保持教材主体框架的基础上，通过模块设计增加教材的信息量和可读性、趣味性。例如通过引入实际案例以及岗位情景模拟，使教材内容更贴近岗位，让学生了解实际岗位的知识与技能要求，做到学以致用；"请你想一想"模块，便于师生教学的互动；"你知道吗"模块适当介绍新技术、新设备以及科技发展新趋势、行业职业资格考试与现代职业发展相关知识，为学生后续发展奠定必要的基础。

4. 产教融合，优化团队

现代职业教育倡导职业性、实践性和开放性，职业教育必须校企合作、工学结合、学作融合。专业技能课教材，鼓励吸纳 1~2 位具有丰富实践经验的企业人员参与编写，确保工作岗位上的先进技术和实际应用融入教材内容，更加体现职业教育的职业性、实践性和开放性。

5. 多媒融合，数字增值

为适应现代化教学模式需要，本套教材搭载"医药大学堂"在线学习平台，配套以纸质教材为基础的多样化数字教学资源（如课程 PPT、习题库、微课等），使教材内容更加生动化、形象化、立体化。此外，平台尚有数据分析、教学诊断等功能，可为教学研究与管理提供技术和数据支撑。

编写出版本套高质量教材，得到了全国各相关院校领导与编者的大力支持，在此一并表示衷心感谢。出版发行本套教材，希望得到广大师生的欢迎，并在教学中积极使用和提出宝贵意见，以便修订完善，共同打造精品教材，为促进我国中等职业教育医药类专业教学改革和人才培养作出积极贡献。

全国医药中等职业教育药学类"十四五"规划教材（第三轮）

建设指导委员会名单

主任委员 张耀华 中国药师协会

副主任委员（以姓氏笔画为序）

刘运福	辽宁医药职业学院	阳 欢	江西省医药学校
孙师家	广东省食品药品职业技术学校	李 刚	亳州中药科技学校
李 冰	淄博市技师学院	李榆梅	天津药科中等专业学校
沈雁平	淮南职业教育中心	宋向前	天水市卫生学校
张雪昀	湖南食品药品职业学院	张福莹	潍坊弘景中医药学校
张橡楠	河南医药健康技师学院	周 琦	广西中医药大学附设中医学校
贾 强	山东药品食品职业学院	倪 汀	江苏省常州技师学院
蒋忠元	上海市医药学校	程 敏	四川省食品药品学校
靳柯娟	安徽阜阳技师学院	薛亚明	北京实验职业学校

委员（以姓氏笔画为序）

丁冬梅	广东省食品药品职业技术学校	马 昕	本溪市化学工业学校
王小佳	揭阳市卫生学校	王金鹏	四川省食品药品学校
王桂梅	山东药品食品职业学院	厉 欢	河南医药健康技师学院
石 磊	江西省医药学校	卢延颖	本溪市化学工业学校
卢楚霞	广东省新兴中药学校	田 洋	本溪市化学工业学校
冯建华	四川省食品药品学校	巩海涛	山东药品食品职业学院
吕 慎	上海市医药学校	刘 波	上海市医药学校
刘开林	四川省食品药品学校	刘长久	四川省食品药品学校
刘巧元	湖南食品药品职业学院	刘桂丽	江苏省常州技师学院
许瑞林	江苏省常州技师学院	孙 晓	山东药品食品职业学院

苏兰宜	江西省医药学校	杨永庆	天水市卫生学校
李　芳	珠海市卫生学校	李应军	四川省食品药品学校
李桂兰	江西省医药学校	李桂荣	山东药品食品职业学院
李承革	四川省食品药品学校	何　红	江西省医药学校
张　玲	山东药品食品职业学院	张一帆	山东药品食品职业学院
张小明	四川省食品药品学校	陈　静	江西省医药学校
林　勇	江西省医药学校	林　楠	上海市医药学校
欧阳小青	广东省食品药品职业技术学校	欧绍淑	广东省湛江卫生学校
尚金燕	山东药品食品职业学院	罗　翀	湖南食品药品职业学院
罗玲英	江西省医药学校	周　容	四川省食品药品学校
郑小吉	广东省江门中医药学校	柯宇新	广东省食品药品职业技术学校
赵　磊	四川省食品药品学校	赵珍东	广东食品药品职业学院
秦胜红	四川省食品药品学校	贾效彬	亳州中药科技学校
夏玉玲	四川省食品药品学校	高　娟	山东药品食品职业学院
高丽丽	江西省医药学校	郭常文	四川省食品药品学校
黄　瀚	湖南食品药品职业学院	常光萍	上海市医药学校
崔　艳	上海市医药学校	董树裔	上海市医药学校
鲍　娜	湖南食品药品职业学院		

全国医药中等职业教育药学类"十四五"规划教材（第三轮）

评审委员会名单

数字化教材编委会

主　编　李承革

副主编　陈可婷　饶　斌

编　者　（以姓氏笔画为序）

　　　　万佳琪（江西省医药学校）

　　　　邓彩云（广东茂名健康职业学院）

　　　　李承革（四川省食品药品学校）

　　　　余　弦（四川省食品药品学校）

　　　　沙妙清（上海市医药学校）

　　　　陈可婷（佛山市南海区卫生职业技术学校）

　　　　周　敏（赣南卫生健康职业学院）

　　　　饶　斌（江西卫生职业学院）

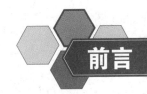

中药学基础是研究中药基本理论、中药性能及应用知识的一门课程，是中药、中药制药、药剂等专业的专业核心课（或专业基础课）。通过学习本课程，学生可掌握中药基本理论和常用中药的性能、应用知识及技能，为学习方剂学、中成药及中药调剂等专业课奠定基础。

本版编写结合现代职业教育要求，基于中药调剂、药品零售等岗位任务突出中药实用性技能培养与药学服务。在此思路下，通过岗位情景模拟，以经典方剂与常用中成药为例讲解中药的性能与应用，强化学生对中药功效的记忆与理解。在内容编排设计方面，按调剂、药膳、煎煮方法、注意事项、不良反应等分类编写，增强学生在中药方面的药学服务能力。同时，本教材充分展示中华优秀传统文化，培养学生民族自信与文化自信，以及爱岗敬业的职业素养、关爱患者的服务意识等职业综合素质。

本教材为书网融合教材，即纸质教材有机融合电子教材、教学配套资源（PPT、微课、视频等）、题库系统、数字化教学服务（在线教学、在线作业、在线考试），同时，针对中职学生身心特点，课件制作更加生动活泼，满足教学需要，通过较直观的图片、小故事、小视频等形式（包含中药植物、原药材、中药饮片、中成药等内容），体现中药趣味、中药之美，吸引学生兴趣，引导学生热爱中药，在将来的工作中能主动使用中药。本教材主要供中职中药专业、中药制药专业、药剂专业使用。

本教材内容由总论、各论以及中药实用性技能实训三部分组成。参与编写的教师分别是：李承革、陈可婷、饶斌、万佳琪、沙妙清、周敏、余弦、邓彩云。

由于编者能力所限，书中难免存在疏漏和不足之处，衷心希望各位读者在使用过程中提出宝贵意见，以便修订时不断完善。

编　者
2020 年 10 月

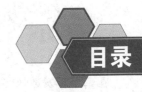

目录

1. 掌握中药的概念、性能、毒性及应用。

2. 熟悉中药的产地、采集与炮制。

1. 掌握常用解表药的性味归经、功效与应用。

2. 熟悉常用解表药的使用注意、不良反应。

1. 掌握常用清热药的性味归经、功效与应用。
2. 熟悉常用清热药的使用注意、不良反应。

1. 掌握常用泻下药的性味归经、功效与应用。
2. 熟悉常用泻下药的使用注意、不良反应。

1. 掌握常用祛风湿药的性味归经、功效与应用。
2. 熟悉常用祛风湿药的使用注意、不良反应。

- 1. 掌握常用化湿药的性味归经、功效与应用。
- 2. 熟悉常用化湿药的使用注意、不良反应。

- 1. 掌握常用利水渗湿药的性味归经、功效与应用。
- 2. 熟悉常用利水渗湿药的使用注意、不良反应。

- 1. 掌握常用温里药的性味归经、功效与应用。
- 2. 熟悉常用温里药的使用注意、不良反应。

- 1. 掌握常用理气药的性味归经、功效与应用。
- 2. 熟悉常用理气药的使用注意、不良反应。

- 1. 掌握常用消食药的性味归经、功效与应用。
- 2. 熟悉常用消食药的使用注意、不良反应。
- 1. 掌握常用驱虫药的含义、功效与应用。
- 2. 熟悉常用驱虫药的配伍方法及使用注意。
- 1. 掌握常用止血药的性味归经、功效与应用。
- 2. 熟悉常用止血药的使用注意、不良反应。

1. 掌握常用活血化瘀药的性味归经、功效与应用。
2. 熟悉常用活血化瘀药的使用注意、不良反应。

1. 掌握常用化痰止咳平喘药的性味归经、功效与应用。
2. 熟悉常用化痰止咳平喘药的使用注意、不良反应。

1. 掌握常用安神药的性味归经、功效与应用。
2. 熟悉常用安神药的使用注意、不良反应。

1. 掌握常用平肝息风药的性味归经、功效与应用。
2. 熟悉常用平肝息风药的使用注意、不良反应。

1. 掌握常用开窍药的临床应用及用法。
2. 熟悉常用开窍药的配伍方法及使用注意。

1. 掌握常用补虚药的性味归经、功效与应用。
2. 熟悉常用补虚药的使用注意、不良反应。

● 1. 掌握常用收涩药的药
　　性、功效与应用。

● 2. 熟悉常用收涩药的使
　　用注意、不良反应。

● 1. 掌握剧毒药用药的基
　　本要求及使用注意。

● 2. 熟悉攻毒杀虫止痒
　　药、涌吐药、拔毒化
　　腐生肌药的含义、功
　　效、适应范围及使用
　　注意。

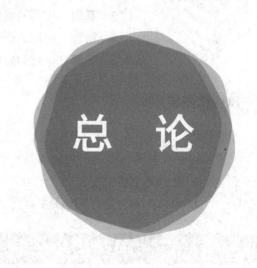

总 论

第一章 概 述

第一章　概　述

学习目标

知识要求

1. **掌握** 中药的概念、性能、毒性及应用。
2. **熟悉** 中药的产地、采集与炮制。
3. **了解** 中药的发展史、主要本草代表著作。

岗位情景模拟

情景描述 春秋两季经常发生流行性感冒（简称流感），作为营业员，在药店工作时，总有许多顾客到药店咨询购买抗病毒的中药预防流感。

讨论 1. 什么是中药？

　　　 2. 中药是如何治疗疾病的？

第一节　中药相关概念、起源和发展

PPT

一、中药的概念

中药是指在中医药理论指导下，有目的地调节人的生理功能并规定有适应证或功能主治、用法和用量，用于预防、治疗人体疾病的药物。简单来讲，中药就是在中医药理论指导下用于预防、治疗、诊断疾病并具有康复与保健作用的物质。

中药来源于天然药物及其加工品，包括植物药、动物药、矿物药及部分化学、生物制品类药物。由于中药以植物药居多，使用也最普遍，故有"诸药草类最多，诸药以草为本"的说法，从《神农本草经》开始，一直到现代的《中华本草》，古来相沿把药学称为"本草"。直至近代，随着西方医药学在我国的传播，我国的本草改名为中药。

中药的核心不能离开中医药理论，赋有中医药理论体系特有的内涵，如四气、五味、归经、升降浮沉、功效、毒性等。中药除主要用于疾病的预防和治疗外，还可以用于病后康复，有目的地调节人的生理功能。如今中药的保健养生、调理作用越来越被大家认可。

你知道吗

1. 草药 此名始于宋代，一般指尚未被主流本草所记载，流传于民间，在正规中医机构和人员中应用不普遍，多为民间医生所习用，且加工炮制尚欠规范的部分药物。草药既有植物药，也有动物药和矿物药，不是专指草本类药物。

2. 天然药物 是指经现代医药体系证明具有一定药理活性的动物药、植物药和矿物药等，其来源包括植物、动物和矿物，一般不包括来源于基因修饰动植物的物质、经微生物发酵或经化学等修饰的物质。天然药物不等同于中药或中草药，因为它们的理论不完全一致。

3. 民族药 是我国除汉族以外的其他民族在本民族区域内使用的药物。其药源与中药基本相同，它是在吸收中医药学及国外医药学相关理论和经验的基础上，在实践中逐步发展形成具有本民族医药学特色和较强地域性的药物，如藏药、蒙药、苗药、彝药等。

4. 中药材 一般是指取自天然，未经加工或只经过简单加工取得药用部位的生药材。它是可供炮制加工成饮片，或制药工业提取有效化学成分的原料药。

5. 饮片 是指药材经炮制后可直接用于中医临床或制剂生产使用的药品。

6. 中成药 是指主要以中药饮片为原料，依据防治目的及中医理论、配伍原则组方并由主管部门审核批准，依法生产加工而成的随时可以取用的现成药品。中成药是中药复方或单方使用的成品药剂，也是中药的一个重要组成部分。

二、中药学的概念

中药学是一门研究中药的基本理论和中药的来源、采集、性味、功效及应用知识的学科，是中医学的重要组成部分。

三、中药的形成和发展

中国古代人民数千年来在与疾病做斗争的过程中，通过实践，逐渐积累了丰富的医药知识。从师承口授，到文字记载，中医药学凝聚着深邃的哲学智慧和中华民族数千年的健康养生理念及其实践经验，是中国古代科学的瑰宝，也是打开中华文明宝库的钥匙。

（一）先秦时期（旧石器时期~公元前 211 年）

关于中药的正式文字记载可追溯到公元前 1000 多年的西周时期。此时，中药已初具雏形，认识的药物品种已十分可观。如《诗经》一书中涉及植物 140 多种，有 50 多种植物后世作为药物。《山海经》收录植物、动物及矿物药 127 种。《五十二病方》涉及药物 247 种，记载方剂达 280 多个，不仅以复方为主，而且对药物的贮藏、炮制、制剂、服法和外用方法、禁忌等均有说明。

（二）秦汉时期（公元前 221 年~公元 220 年）

成书于东汉末年的《神农本草经》是我国现存最早的药学专著，其并非出于一人一时之手，而且经历了较长时间的补充和完善过程。该书总结了中药的配伍法度、四气五味、服药方法、剂型选择等基本原则，初步奠定了中药理论的基础。载药 365 种，按药物之有毒与无毒，养身延年与祛邪治病的不同，分为上、中、下三品。

（三）三国、两晋、南北朝时期（220~581 年）

《本草经集注》是这一时期的重要著作，其作者为南北朝梁代的著名医药学家陶弘景。该书载药 730 种，首创了按自然属性分类的方法，将其所载的药物分为玉石、草木、虫兽、果、菜、米食及有名未用七类。以朱墨对照的形式系统整理补充了《神农本草经》，加入采收加工、鉴别、炮制、制剂、合理配方取量、诸病通用药及服药食忌等内容，初步奠定了综合性本草著作的编写模式。

（四）隋唐时期（581～960 年）

唐显庆年间（656～661 年），苏敬等人编撰的《新修本草》（又名《唐本草》）是我国第一部官修本草，也是世界上第一部具有药典性质的本草著作，其载药 850 种，按自然属性分为九类，所增苏木、郁金、胡椒等药至今仍为常用。其中，《药图》和《图经》以图文对照的编撰方式开创了药学专著的先例。

（五）宋、金、元时期（960～1368 年）

宋代由民间校刊的本草，形式多样，成绩斐然。其中，四川名医唐慎微撰写的《经史证类备急本草》（又名《证类本草》）是保存下来的综合性本草中年代最早的一部。该书载药 1558 种，药后附列单方验方 3000 余首，包罗了北宋以前主要的药学资料，而这些原书多已佚失，全靠唐氏摘引而得以传世。

（六）明代（1368～1644 年）

明代，李时珍竭尽毕生精力，在通考 800 余种文献的基础上，历时 30 载，完成了《本草纲目》。全书收药 1892 种，按自然属性分为 16 部 60 类，绘图 1109 幅，附方 11 000 余首。《本草纲目》集我国 16 世纪以前药学大成，在历史、地理、植物、动物、矿物、冶金、物理、化学、地质等方面也有突出贡献，被誉为"16 世纪中国的百科全书"，对世界自然科学也有举世公认的卓越贡献。

（七）清代（1644～1911 年）

清代具有代表性的综合性本草首推《本草纲目拾遗》，作者赵学敏，纠正或补充《本草纲目》内容 34 条，十分可贵。全书收药 921 种，其中新增 716 种，所增金钱草、鸡血藤等应用价值极高。

（八）近现代（1911 年至今）

1911 年以后的百年间，西方文化在我国广为传播，因此出现片面否定包括中医药在内的传统文化的思潮，中医药受到严重冲击，甚至面临濒于被人为消灭的处境。

新中国成立后特别是改革开放以来，党中央、国务院高度重视中医药工作，制定了一系列政策措施推动中医药事业发展，取得了显著成就。2016 年，国务院印发《中医药发展战略规划纲要（2016—2030 年）》，把发展中医药上升为国家战略举措。

最能反映当代本草学术成就的，有各版《中华人民共和国药典》《中药大辞典》《中药志》《全国中草药汇编》《原色中国本草图鉴》《中华本草》等。如今，中药融入现代科技，采用中药配方颗粒、冷冻干燥、破壁技术、低温贮藏养护等新技术，实现了中药的新发展。

中医药在历史发展中取得重大成就，不仅守护了中华民族的健康，也对全人类的健康事业做出了重要贡献。明代发明的预防天花的"人痘接种术"是医学接种免疫预防的先驱,曾传播到西方并产生很大影响,为全球最终消灭天花作出了贡献。青蒿素的发现也是从中医药典籍中获得灵感,已经挽救了数以百万计的生命。在我国新冠肺炎患者救治中,中医药显示了较好的疗效,在抗击疫情中发挥了重要作用。

你知道吗

中医药的发展迎来了春天

近年来,党与国家高度重视中医药的发展,2009 年 5 月国务院颁发了《国务院关于扶持和促进中医药事业发展的若干意见》,2016 年 2 月国务院印发《中医药发展战略规划纲要(2016—2030 年)》,提出到 2020 年,实现人人基本享有中医药服务;到 2030 年,中医药治理体系和治理能力现代化水平显著提升,中医药服务领域实现全覆盖,中医药健康服务能力显著增强。2018 年 12 月农业农村部、国家药品监督管理局、国家中医药管理局发布了《全国道地药材生产基地建设规划(2018—2025 年)》,2019 年 10 月中共中央、国务院印发《中共中央 国务院关于促进中医药传承创新发展的意见》,2019 年 12 月出台《中华人民共和国基本医疗卫生与健康促进法》,明确国家大力发展中医药事业,坚持中西医并重,传承与创新相结合,发挥中医药在医疗卫生与健康事业中的独特作用。

中医药振兴发展迎来天时、地利、人和的大好时机,希望广大中医药工作者增强民族自信,深入发掘中医药宝库中的精华,充分发挥中医药的独特优势,推进中医药现代化,推动中医药走向世界,切实把中医药这一祖先留给我们的宝贵财富继承好、发展好、利用好。

第二节 中药的产地与采集

PPT

岗位情景模拟

情景描述 药店营业员在工作时,经常会调配中药处方,现顾客带来一张处方:怀地黄 15g,山茱萸肉 12g,怀山药 12g,丹皮 10g,泽泻 10g,云茯苓 10g。

讨论 1. 怀地黄、怀山药、云茯苓是什么药?

2. 什么是道地药材?

绝大部分中药都是来自天然的植物、动物和矿物,其产地、采收与贮藏方法是否适宜,直接影响药物的产量和质量。《神农本草经》中记载:"阴干曝干,采造时月,生熟,土地所出,真伪陈新,并各有法。"可见,研究药物的产地、采收与贮藏方法,对于提高药材质量有十分重要的意义。

一、产地

所谓"橘生淮南为橘，生淮北则为枳"。历代医家十分重视药材产地与药材质量、疗效间的关系。为什么同样的中药，在不同的地方生长，其药性、功效完全不一样呢？中药的药性与地理、气候、水质、土壤等有密切关系，因此自古中药就有"道地药材"之说。天然药材的分布和生产与自然条件密切相关，不同地区的水土、气候等自然环境差异很大，则其所产药材的品种、产量、外观性状存在一定差异，甚至其内在活性成分的质和量都会存在差异，从而影响中药的临床疗效。

所谓"道地药材"，又称地道药材，是指在特定自然条件、生态环境的地域内所产药材，因生产较为集中，栽培技术、采收加工技术精良，较同种药材在其他地区所产者品质较佳、疗效更好。如四川的黄连、川芎、川贝母、川乌，云南的三七、茯苓，贵州的天麻，宁夏的枸杞，东北的人参、细辛、五味子、鹿茸，山东的阿胶，江苏的薄荷、苍术，广东的陈皮、广藿香，江西的枳壳，安徽的亳菊、木瓜等，都是道地药材的代表。

你知道吗

"四大怀药"指的是河南出产的地黄、牛膝、山药、菊花。

"四大北药"指的是当归、大黄、黄芪、党参。

"四大南药"指的是槟榔、益智、砂仁、巴戟天。

"浙八味"指的是浙江的浙贝母、玄参、白菊、白芍、麦冬、延胡索、白术、温郁金。

二、采集

中药尤其是植物类中药在采收时，药性、疗效与采收时间关系密切。因为药材所含成分是其临床疗效的物质基础，而动、植物在不同生长发育时期其药用部位所含有效及有害成分不同，因而呈现出来药效与毒性也会有明显差异。所以药材采收时节的选择十分重要。如金银花需要在颜色青白的花蕾期采收，此时产量以及有效成分中绿原酸含量较高；当金银花颜色变黄、开始盛放时，其产量和有效成分含量均有所下降。传统中医认为，入冬至春季抽茎出土前采收的天麻，商品名称"冬麻"，其质地坚实沉重、断面明亮、质量更佳；而春季茎苗出土后采收的"春麻"，质地轻泡、断面晦暗、质量较次。而现代研究也表明，天麻的有效成分为天麻素，冬麻所含天麻素含量比春麻更高。可见，采集时间也是影响中药质量的重要因素。孙思邈《千金方》云："早则药势未成，晚则盛时已歇。"强调了药材的采收必须在适当的时节采集。

（一）植物类药材的采集

每种植物都有一定的采收时节和方法，按不同的药用部位可归纳为以下几方面。

1. 全草类 多数在植物充分生长、枝叶茂盛时采集，一般割取地上部分，如薄荷、益母草、荆芥、紫苏等；有的以全株入药，如蒲公英、车前草、紫花地丁等。

2. 叶类 通常在盛叶期采收，此时枝繁叶茂、药力雄厚，最适宜采收，如枇杷叶、荷叶、大青叶、艾叶等。有些特定的药材如桑叶，须在深秋经霜后采集，以冬桑叶药效更佳。

3. 花类 一般在花蕾期或花朵刚开放时采收，如金银花、辛夷、丁香、槐米等；有些花类药材需要用开放的花朵入药，如菊花、旋覆花、洋金花等；对花期短的植物或花朵陆续开放，应分批及时摘取，如红花；对蒲黄以花粉入药，则须在花朵盛开时采收，但不宜迟收，以免过期花粉脱落。

4. 果实、种子类 果实类药物除青皮、枳实、覆盆子、乌梅等少数药材要在果实未成熟时采收外，一般都在果实成熟时采收，如瓜蒌、槟榔等。种子类药材必须在充分成熟后方可采收，如决明子、酸枣仁等。

5. 根及根茎类 一般以秋冬季节或初春萌芽前采收为佳，此时植物生长停止或进入休眠期，根或根茎中有效成分含量较高。如天麻、葛根、大黄、桔梗等。但也有少数例外，如半夏、太子参、延胡索等则要在夏天采收。

6. 皮类 通常在春夏时节采收，此时植物生长旺盛，浆液充沛，皮部和木部容易剥离，剥离后伤口易愈合，如杜仲、黄柏、厚朴等。另有些植物根皮则以秋末冬初采收为宜，并趁鲜抽去木心，如牡丹皮等。

你知道吗

茵陈应该什么时间采集？

清代潘荣陛《帝京岁时纪胜》："青蒿为蔬菜，四月食之，三月则采入药为茵陈，七月小儿取作星灯"。谚云："三月茵陈四月蒿，五月六月当柴烧。"

相传一代名医华佗，对于一场发生相当严重的疫情也是束手无策，苦于没有良药来救治。有一天华佗走到一个村子行医，对于前来的村民一一问诊之后，自己深感无奈，只能交代准备料理后事。第二年的时候，华佗又来到了这个村子，惊奇地发现，去年那些患病村民不但安然无恙，反而更加的健壮，华佗不禁暗暗称奇，深入村民家中，去了解其中原委，村民告诉华佗，由于疫情的发生，大家也都没有力气去种粮，无奈之下，就去山上采挖一些野菜充饥，而吃得最多的就是一种叶片灰绿的蒿。华佗后来对这种蒿经过几年时间的摸索，有了新的认知，这种俗称灰蒿的植物，在每年的三月份、清明前后进行采摘，才具有很好的作用，但过了这个早春季节之后，随着天气的变热，这种蒿就失去了应有的价值。因为这种蒿很容易跟青蒿蒿混淆，华佗将这种蒿命名为：茵陈。

（二）动物类与矿物类药材的采集

一般动物类药材要根据其种类和药用部位的不同，选择适宜的采收期，还需要根据各种药用动物的生长习性和活动规律采取不同采集方法。桑螵蛸为螳螂的卵鞘，多在秋季卵鞘形成后采集，并用开水煮烫以杀死虫卵，以免来年春天孵化成虫；再如蛇蜕为乌梢蛇等多种蛇类蜕下的皮膜，因其反复蜕皮，故全年可以采集，唯3~4月最多；又如石决明、牡蛎等贝壳类药材，多在夏秋季采集，此时发育生长旺盛、钙质充足、药效最佳。而大多动物类药材，虽然四季皆可捕捉，但一般宜在秋季猎取，唯有鹿茸必须在春季清明节前后雄鹿所生幼角尚未骨化时采集的质量最好。

矿物类全年皆可采收，不拘时间，择优采选即可。

你知道吗

中药采收歌诀

中药采收讲季节，冬春收根熟收果；全草宜在花前采，早打尖尖产量多；
用花要按品种来，全开菊花与红花；确保疗效收未开，金银月季土槐花；
根皮收获在冬春，树皮要在初夏刮；动物入药也讲法，捕虫秋季与春夏，
初春与夏桑螵蛸，蝉蜕最多秋交夏；蛇蜕皮在五六月，鹿茸春天未角化；
麝香要在八月取，冬季驴皮质最佳；矿物入药随时有，不论季节只管挖。

第三节 中药的炮制

PPT

岗位情景模拟

情景描述 中药炮制技术被列为国家级非特质文化遗产后，老百姓对中药炮制技术非常感兴趣，在药店工作时，我们会面临顾客对中药炮制技术的咨询。

讨论 1. 什么是中药炮制？
2. 中药炮制对中药会产生什么样的影响？

炮制，古时又称炮炙、修事、修治，是指药物在应用或制成各种剂型前，根据医疗、调剂、制剂的需要，而进行必要加工处理的过程，是我国一项传统的制药技术。根据不同药性和治疗要求又有多种炮制方法，同时有毒之品必须经过炮制后才能确保用药安全。炮制是否得当对保障药效、用药安全、便于制剂和调剂都有十分重要的意义。

一、炮制的目的

炮制目的总的来说是使临床用药更有效、更安全。对具体药物和具体炮制方法而言，同一药物采用不同炮制方法，可能有不同的目的；相同的炮制方法和辅料，对于不同的药物，其目的也不尽一致。炮制的目的大致可归纳为以下六方面。

1. 增强药物作用，提高临床疗效 增强药物的某些作用以提高其临床疗效是炮制的主要目的。如醋制延胡索增强活血止痛功效，蜜制麻黄增强其宣肺平喘作用，酒制丹参增强其活血祛瘀、调经止痛作用等。

2. 降低或消除药物毒副作用，保证用药安全 一些毒副作用较强的药物经过加工炮制后，可以明显降低药物毒副作用，确保临床用药安全，如砂炒马钱子可使其毒性明显降低；川乌、附子、天南星等毒性较强的药物，只有炮制品才能内服。

同时，由于中药材成分复杂，作用多样，如果一味药的某方面作用不为具体病情所需，即成为副作用，可能对患者产生不良影响。如麻黄既能平喘，又能发汗散寒，宜用于外感风寒，无汗而气喘，对肺热喘急而有汗之证，将麻黄蜜制后再用，不仅可削弱其发汗作用，还可增强其平喘之力，符合病情需要，也更加安全。

3. 改变药物性能功效，扩大其适应范围 部分药物炮制后其性能、功效及适应证会发生较大变化，从而使其适应范围扩大。如生地黄清热凉血，滋阴生津，对其依法蒸制成熟地黄后，药性由寒转温，成为补血滋阴，益精填髓之品；生首乌润肠通便，而制首乌专于补肝肾益精血。有些药物经炮制后，可在特定脏腑经络中发挥治疗作用。《本草蒙筌》中记载："入盐走肾脏""用醋注肝经"，可见药物炮制后可增强引药入经的作用。如知母、黄柏、杜仲经盐炒后可增强入肾经的作用；柴胡、香附经醋炒后可增强入肝经的作用，便于临床定向选择用药。

4. 改变药材性状，便于贮存和制剂 大部分药材从采集到临床应用之间都需要保管贮存，有的药物还须经过特殊炮制才能贮存运输。如马齿苋柔嫩多汁，必须入沸水焯后才能干燥；桑螵蛸必须蒸制杀死虫卵后再干燥贮存，否则可因虫卵孵化而失效。中药无论制成何种制剂，都必须对药材进行相应的炮制。如作汤剂的动植物药材，至少必须切制成一定规格的片、丝、块、段，多数矿物药需经过煅、淬、捣碎才便于煎煮。

5. 纯净药材，保证质量和称量准确 一般中药原药材，多附着异物及非药用部分，必须经过挑拣清洁，才能提供药用，以保证药材质量和称量准确。如茯苓洗净泥土、蝉蜕去头足、枳壳去瓤、远志去心等。

6. 矫味矫臭，便于服用 一些动物药及具有特殊臭味的药物，不易为患者接受，服用后容易引起恶心、呕吐等不良反应。这类药材经炮制后可矫味矫臭，减轻不良反应，如麸炒白僵蚕、醋炒五灵脂等，以便临床服用。

二、炮制的方法

中药炮制的方法种类繁多，历代均有发展。炮制方法一般可分为修治、水制、火制、水火共制和其他制法五大类。

1. 修治 包括纯净、粉碎、切制药材三道工序，为进一步的加工贮存、调剂、制剂和临床用药作好准备。

2. 水制 是以较低温度的水或其他液体处理药物的多种方法的总称。其目的主要是清洁药物、软化药物以便于切制，降低药物所含的盐分、不良气味及毒烈之性。常用方法有：漂洗、浸泡、闷润、喷淋、水飞等。

3. 火制 将药物用火加热，或加入少量液体或固体辅料拌炒的方法。根据加热的温度、时间和方法的不同，可分为炒、炙、烫、煅、煨、炮、燎、烘等八种。

4. 水火共制　既要用火又要用水或其他辅料。包括煮、蒸、炖、淬等。

5. 其他制法　常用的有发芽、发酵、制霜、精制和药拌等，如麦芽、六神曲、巴豆霜、西瓜霜、芒硝和朱砂拌茯神等。

你知道吗

九蒸九制的熟地黄炮制技术

中药化学成分复杂，是中药发挥临床治疗作用的主要物质基础。九蒸九晒是采用蒸晒等方法纠偏药材药性或增加药物成分，减少毒性成分，从而更好发挥药材功效，中药经过各种的加工炮制，可使其化学成分发生变化，某些成分含量的增加或减少、成分种类的增加或减少等，均会影响药物的疗效，中药炮制技术现已成为国家级非物质文化遗产之一。

九蒸九制即以生地黄为原料，经九蒸九晒至熟地黄，外观由原来的浅红黄色变为黑色，味道由苦变甘，由原来的凉血药变为补血药。在制作时选取优质个大的生地黄，洗净放入容器内，加黄酒搅拌均匀，封闭容器，使生地黄闷在该容器内直到将黄酒吸尽；对吸尽黄酒的生地黄加热蒸制，同时用容器收集流出的地黄汁，第一蒸蒸至48小时至生地黄发虚发黑为度，取出发虚发黑的熟地黄，晾晒一天，拌入容器收集的地黄汁和黄酒，再蒸24小时，取出，再晾晒一天，如此反复，蒸晒九次，经此九蒸九制而得的熟地黄黑如漆、光如油、甘如饴，才能发挥最佳药效。

三、新型中药饮片

中药饮片是指药材经过炮制后可直接用于中医临床或制剂生产使用的处方药品。在现行版《中国药典》或地方标准中，传统中药饮片是中医临床应用的主要方式之一，以数千年的应用经验与理论认识作为支撑，可随证加减，用时需煎煮。但因入药形态的粗糙和差异，易出现品质不均、质量难以控制的问题，且煎煮服用方式繁琐。现代社会崇尚简便、快捷，因而中药行业结合现代科技开展了多种针对传统饮片的改革尝试，出现了很多新型的中药饮片。

至今，中药饮片已经历了具有四代特征的发展历程，分别是传统中药饮片（《中国药典》或地方标准收载的中药饮片）、颗粒型饮片、单味浸膏颗粒和中药破壁饮片。现将近年来出现的新型中药饮片总结如下。

（一）小包装饮片

小包装饮片是指将经过规范加工炮制后的中药饮片用包装材料按一定的规格定量包装而成的一种中药饮片。小包装饮片与原来的药材具有相同功效，且可按照临床需要的不同用量进行各种规格的密封包装，包装上注明了药名、规格、作用、生产日期等。

1. 小包装饮片的优点

（1）控制重量差异，解决了"秤不准，分不匀"的问题。

（2）保持原药材的形状。

（3）保证调配的准确性。

（4）提高配方速度，减少患者的等候时间。

（5）改善工作环境，减少药材浪费。

2. 小包装饮片存在的问题

（1）透明度不高，同时透气性较差，这样使得部分中药饮片容易发霉变质。

（2）中药质量鉴别困难，增加了质量隐患。

（3）包装材料易造成环境污染。

（4）小包装饮片规格有限，有时还需要临方调配。

（二）颗粒型饮片

颗粒型饮片是在中医药理论的指导下，采用现代科学技术，对中药道地药材进行净选、闷润、切片、炮制、制粒、干燥、灭菌、单味定量包装而成的中药饮片。

1. 颗粒型饮片的优点

（1）体积小，表面积大，煎出率高。

（2）节省药材，方便贮存。

（3）计量准确，易于调剂和核对。

2. 颗粒型饮片存在的问题

（1）颗粒型饮片缺乏鉴别特征，质地坚硬的颗粒，煎出率差异较大。

（2）挥发性成分易损失。

（3）含淀粉或黏液质多的颗粒，煎煮时易糊化，过滤困难。

（三）中药配方颗粒

中药配方颗粒又称单味中药浓缩颗粒、中药新型颗粒饮片、免煎饮片等，是以符合炮制规范的中药饮片为原料，经现代工艺选料、去杂、提取、浓缩、干燥、制粒等工序精制而成的纯中药产品。它是依据中医药理论和临床应用需要，而对中药材及中药饮片进行特殊加工的一种便于携带和服用的疗效显著提高的新剂型。同时能将单味中药饮片浓缩颗粒剂，按方调配成复方，用水溶化配成汤剂，因其使用方法快捷简单，在我国及韩国、日本等地较为流行。颗粒剂明显满足人们对药物的"三小""三效""五方便"（即用量小、毒性小、不良反应小；高效、速效、长效；携带、服用、储藏、生产、运输方便）的要求。有效成分浓度高，溶解迅速，起效快，也可用于急症患者。免煎易服，有利于中医治疗市场的开拓。

1. 中药配方颗粒的优点

（1）质量标准统一，实现了中药饮片的机械化和现代化，有利于走向国际市场。

（2）单味药定量包装，剂量相对准确，减轻劳动强度。

（3）临床使用可随证组方、多途径给药。

（4）便于携带、调配、保管、服用。

2. 中药配方颗粒存在的问题　最主要的问题是复方汤剂的合煎与配方颗粒的分煎。

（1）合煎能改变饮片有效成分的溶解度、药物的口感，降低某些药物的毒性，增强其疗效，并能降低细菌的抗药，但是中药配方颗粒忽视了中药在煎煮过程中各种成分相互作用对药效的影响，现代研究还不能给出明确结论来解决这一问题。

（2）中药配方颗粒的质量标准及检测问题。

（3）配方颗粒品种、规格有限，医生随证加减受到一定限制。

（4）药价昂贵。

（四）破壁饮片

破壁饮片是运用现代超微粉碎技术，把药材细胞壁打破，其优点是保留了原中药饮片的全成分。中药饮片的物质基础没有改变，并有效提高了中药物质成分的利用率，使用剂量大幅减少，具有质量均匀可控和使用方便等特点。

1. 中药破壁饮片的优点

（1）最大限度地保留了原传统饮片的全成分。

（2）有效成分利用率高，减少了中药的浪费。

（3）质量均一，提高了中药质量的可控性。

（4）吸收率高、服用剂量小，安全性高。

（5）应用方式简单、快捷和应用方式灵活多样。

2. 中药破壁饮片存在的问题

（1）微生物易污染，农残、重金属含量易超标。

（2）复方运用的疗效还须要进一步探索与确认。

（五）冻干饮片

将饮片冷冻到 -20℃ 左右，使其中的水转变为冰，然后在较高真空环境下将冰转变为蒸气而除去的干燥方法，冻干饮片是采用冷冻和低温干燥法加工而成的。在整个加工过程中，温度保持在 0℃ 以下，因而对酶、蛋白质、核酸等不耐热的物质无破坏，可达到充分保留中药饮片有效成分及其生物活性的目的，经干燥后能去除 90% 左右的水分，有利于长期保存，并可保持鲜中药的外形不变。

1. 冻干饮片的特点

（1）冻干饮片用水浸泡后迅速恢复鲜中药的状态。

（2）质地疏松，吸收好。

（3）疗效确切，适宜打粉服用。

2. 冻干饮片存在的问题

（1）价格昂贵。

（2）品种较少。

（3）保管不当，易生虫、变质。

（六）新型中药饮片的趋势

中药传统饮片是传统医学的重要组成部分，中药调配自宋代以来一直沿袭"手抓戥秤、逐一分贴"的传统，但是随着社会的进步，传统调配模式的弊端越来越多的引起社会各方面的关注，随着国际上对植物药的青睐与日俱增，为中医药产品逐步打入国际市场提供了机遇。要抓住国际日趋盛行的绿色回归理念，提高中药在国际医药市场上的认可度，中药新型饮片的出现应成为发展的必然趋势。

然而，中药新型饮片的应用还有许多问题需要解决，需要政府、专家学者、企业、医疗单位及专业人员的共同努力，如果能够扬长避短，发扬其优点，克服其缺点，使中药新型饮片的应用做到规范、有序，健康发展，中药新型饮片将会有很好的前景。

第四节 中药的性能

PPT

岗位情景模拟

情景描述 在药店工作时，药店营业员经常会遇到顾客来咨询如何选择风寒感冒颗粒与风热感冒颗粒。

讨论 1. 中医是怎么认识"感冒"的？风热感冒与风寒感冒有什么临床表现？

2. 中药如何治疗疾病？

中药之所以能针对病情发挥祛除病邪、恢复脏腑功能的作用，是因为每种中药都具有各自的偏性，由于各种药物具有不同的药性：寒、热、温、凉；不同的味：酸、苦、甘、辛、咸；不同的升降浮沉趋势；不同的归经，最终调节人体阴阳平衡，产生治疗作用。中药性能包括四气五味、升降浮沉、归经、毒性、配伍、禁忌等内容。

药性理论是研究药性形成的机制及其运用规律，它是我国历代医家在长期医疗实践中，以阴阳、脏腑、经络学说为依据，根据药物的各种性质及所表现出来的治疗作用总结出来的用药规律，是学习、研究、运用中药所必须掌握的基本理论知识。

一、四气

四气，就是指药物的寒、热、温、凉四种不同药性，又称四性。《神农本草经》序例："药有酸咸甘苦辛五味，又有寒热温凉四气。"这是有关药性基本理论之一的四气五味的最早概括。它反映了药物对人体阴阳盛衰、寒热变化的作用倾向，为药性理论的重要组成部分。四气之中寓有阴阳含义，寒凉属阴，温热属阳，而寒与凉、温与热之间则仅是程度上的不同，即"凉次于寒""温次于热"。

药性的寒、热、温、凉是由药物作用于人体所产生的不同反应和所获得的不同疗效而总结出来的，它与所治疗疾病的寒热性质是相对而言的。凡是能减轻或消除高热烦渴、面红目赤、咽喉肿痛、脉洪数等热证的药物，称为寒凉药，如石膏、栀子、大黄等；凡是能减轻或消除四肢厥冷、面色苍白、脘腹冷痛、脉微欲绝等寒证的药物，称为温热药，如附子、干姜、肉桂等。此外，四性之外还有一类平性药，它是指寒热界限不很明显、药性平和、作用较缓和的一类药，如党参、山药、甘草等。

一般而言，寒凉药分别具有清热泻火、凉血解毒、滋阴清热、泻热通便、清热利尿、清化热痰、清心开窍、凉肝息风等作用；而温热药则分别具有温里散寒、暖肝散结、补火助阳、温阳利水、温经通络、引火归源、回阳救逆等作用。

总之，寒凉药用治热证，温热药用治阴寒证，即"寒者热之，热者寒之"是临床用药的基本规律。

二、五味

五味，是指药物有酸、苦、甘、辛、咸五种滋味。五味作为药性理论最早见诸于《黄帝内经》《神农本草经》中。《黄帝内经》不仅明确指出"药有酸、咸、甘、苦、辛五味"，还以五味配合四气，共同标明每种药物的药性特征，从而为五味学说的形成奠定了基础。经后世历代医家的补充，逐步完善了五味理论。有些药物具有淡味或涩味，前人认为淡味是甘味的余味，而附于甘味；涩味是酸味的变味，而附于酸味。但五味是最基本的五种滋味，所以仍然称为五味。

五味的产生，是用人的感觉器官辨别出来的，它是部分药物真实味道的反映。然而和四气一样，五味理论是通过长期的临床实践，观察不同味道的药物作用于人体后产生不同的治疗效果，从而总结归纳出来的。因此说，五味不仅体现部分药物的真实味道，更重要的是对药物作用规律的高度概括。

现将五味所代表的药效特点及主治病证分述如下，见表1-1。

表1-1　五味所代表的药效特点及主治病证

五味	药效特点	主治病证	举例
辛	能散：解表、透疹、通经脉、祛风湿； 能行：行气、活血	表证及气血阻滞之证	解表药、行气药、活血化瘀药，如麻黄、川木香、川芎等
甘	能补：补益气血阴阳； 能缓：缓急止痛； 能和：和中、调和药性	正气虚弱、身体诸痛；调和药性及中毒解救	补虚药、止痛药及调和药性的药物，如人参、饴糖、甘草等
酸	能收敛：敛肺止咳、收敛止汗； 能固涩：涩肠止泻、固精缩尿、固崩止带	体虚多汗、肺虚久咳；久泻肠滑、遗精滑精；遗尿尿频、崩带不止	乌梅敛肺止咳，麻黄根固表止汗，五倍子涩肠止泻，山茱萸涩精止遗，芡实固崩止带等
苦	能泄：通泄积滞； 清泄：清热泻火； 降泄：泄降气逆； 能燥：苦温燥湿、苦寒燥湿； 坚阴：泻火存阴	热证、火证、便秘；喘咳、呕恶、湿证	大黄泻热通便；黄芩、栀子清热泻火；杏仁降气平喘，半夏降逆止呕；黄芩、黄连清热燥湿；苍术、厚朴苦温燥湿；大黄急下泻火存阴
咸	能软：软坚散结； 能下：泻下通便	大便燥结、痰核、瘰疬、癥瘕痞块	海藻、牡蛎消散瘰疬；芒硝软坚泻下

每种药物都同时具有性和味，因此两种性能必须综合分析，才能准确地辨别药物的作用。一般来讲，同一类药物气味相同，作用大都相近，如辛温的药物多具有发散风寒的作用，甘温的药物多具有补气助阳的作用。气味不同，作用有别，如黄芩苦寒，党参甘温，黄芩能清热燥湿，党参则补中益气。而气同味异、味同气异其所代表药物的作用则各有不同，如黄连与苍术功效相差很大。因此，既要熟悉四气五味的一般规律，又要掌握每一味药物的特殊治疗作用以及气味配合规律，这样才能很好地掌握药性，指导临床用药。

你知道吗

1. 淡味 "能渗、能利"，即具有渗湿利小便的作用，有些利水渗湿的药物具有淡味。淡味药多用于治水肿、脚气、小便不利之症。如薏苡仁、通草、灯心草、茯苓、猪苓、泽泻等。

2. 涩味 与酸味药的作用相似，多用于治虚汗、泄泻、尿频、遗精、滑精、出血等。如莲子固精止带，乌贼骨收涩止血等。

3. 芳香药性 芳香药在古代早期多用作调香品以辟秽防病，宋代以后其应用范围日益扩大，逐步形成芳香药性理论，其主要作用有：辟秽防疫、解表散邪、悦脾开胃、化湿去浊、通窍止痛、行气活血、开窍醒神等。

三、升降浮沉

升降浮沉是药物对人体作用的不同趋向性。升，即上升提举，趋向于上；降，即下达降逆，趋向于下；浮，即向外发散，趋向于外；沉，向内收敛，趋向于内。升降浮沉也就是指药物对机体有向上、向下、向外、向内四种不同作用趋向。它是与疾病所表现的趋向性相对而言的。按阴阳属性区分，则升浮属阳，沉降属阴。升降浮沉表明了药物作用的趋势概念，是药物作用的理论基础之一，是通过药物作用于机体所产生的疗效而概括出来的用药理论。

药物升降浮沉作用趋向性的形成，主要是与药物作用于机体所产生的不同疗效、所表现出的不同作用趋向密切相关。疾病在病势上常常表现出向上（如呕吐、咳喘）、向下（如脱肛、崩漏、下肢病变）、向外（如汗出、风疹）、向内（肝气郁滞）；在病位上则有在表（如表证）、在里（如里实证）、在上（如眩晕）、在下（如下肢痹痛）等的不同，因能够针对病情，改善或消除这些病证的药物，相对来说也就分别具有升降浮沉的作用趋向性。药物升降浮沉主要与药物四气五味及质地轻重有密切关系，并受到炮制和配伍的影响。

1. 四气五味 一般来讲，凡味属辛、甘，气属温、热的药物，大都是升浮药，如麻黄、升麻、黄芪等药；凡味属苦、酸、咸，气属寒、凉的药物，大都是沉降药，如大黄、芒硝、栀子等。但也有部分例外，如杏仁、厚朴等药。

2. 质地轻重 一般来讲，花、叶、皮、枝等质轻的药物大多为升浮药，如苏叶、菊花、蝉衣等；而种子、果实、矿物、贝壳及质重者大多都是沉降药，如苏子、枳实、代赭石等。除上述一般规律外，某些药也有特殊性，如：旋覆花虽然是花，但功能降气消痰、止呕，药性沉降而不升浮；苍耳子虽然是果实，但功能通窍发汗，药性升浮而不沉降，故有"诸花皆升，旋覆独降；诸子皆降，苍耳独升"之说。此外，部分药物本身就具有双向性，如川芎能上行头目、下行血海，白花蛇能内走脏腑、外彻皮肤。

3. 炮制　药物的炮制可以影响其升降浮沉的性能。有些药物酒制则升，姜炒散，醋炒收敛，盐炒下行。如大黄，属于沉降药，峻下热结、泻热通便，经酒炒后，大黄则可清上焦火热，可治目赤头痛。

4. 配伍　药物的升降浮沉通过配伍也可发生转化，如牛膝引血下行为沉降药，与红花、桔梗、柴胡、枳壳等升达清阳、开胸行气药同用，也随之上升，主治胸中瘀血证。

药物具有升降浮沉的性能，可以调整脏腑阴阳、气机的升降出入，使之恢复正常的生理功能，或作用于机体的不同部位，因势利导，驱邪外出，从而达到治愈疾病的目的。具体而言，病位在上在表宜升浮不宜沉降，如外感风热则应选用薄荷、菊花等升浮药来疏散；病位在下在里宜沉降不宜升浮，如热结肠燥大便秘结则应选用大黄、芒硝等沉降药来泻热通便；病势上逆，宜降不宜升，如肝阳上亢所致头晕目眩则应选用代赭石、石决明等沉降药来平肝潜阳；病势下陷，宜升不宜降，如气虚下陷所致久泻脱肛，则应用黄芪、升麻、柴胡等升浮药来升阳举陷。总之，必须针对病位的在上在下在表在里及病势的上逆下陷的区别，根据药物有升降浮沉的不同特性，恰当选用药物，这也是指导临床用药必须遵循的重要原则。

四、归经

归经是指药物对于机体某部分的选择性作用，即某药对人体某些脏腑经络有特殊的亲和作用，因而对这些部位的病变起着主要或特殊的治疗作用。归经指明了药物对人体的脏腑经络的选择性作用，也就是说明了药效所在部位，是指导临床用药的药性理论之一。

中药归经理论形成是以脏腑、经络学说为基础，以所治的具体病证为依据，经过长期临床实践总结出来的用药理论。由于发病所在脏腑及经络循行部位不同，临床上所表现的症状则各不相同，如肝经病变常见胸胁胀痛、月经不调等症；心经病变多见心悸、失眠等症；肺经病变常见胸闷喘咳等症。临床用柴胡能治愈胸胁胀痛、月经不调，说明它能归肝经；用酸枣仁能治愈心悸失眠，说明它归心经；用麻黄能治愈咳嗽喘息，说明它归肺经。可见，归经理论是通过临床疗效观察总结出来的用药理论。

掌握归经便于临床辨证用药，即根据疾病的临床表现，通过辨证审因，诊断出病变所在脏腑经络部位，按照归经来选择适当药物进行治疗。如肺热咳喘，当用黄芩、桑白皮等归肺经药来泻肺平喘；若胃火牙痛则选石膏、黄连等归胃经药来清泻胃火。

在应用药物时，归经还应结合四气五味、升降浮沉等性能，以指导临床应用。因某一脏腑、经络发生的病变有寒、热、虚、实之分，归同一经的药物其作用有温、清、补、泻等的区别。如肺病咳喘，虽然黄芩、干姜、百合、葶苈子都归肺经，但黄芩主清肺热，干姜能温肺化饮，百合滋阴润肺，而葶苈子则泻肺实，故在临床具体运用时不能仅凭归经而不考虑疾病的寒热虚实而盲目运用。

掌握归经理论还有助于区别功效相似的药物。如同是利尿药，由于归经不同，则功效也不相同，如麻黄的宣肺利尿、黄芪的健脾利尿、附子的温阳利水、茯苓的健脾利湿。因此，在熟悉药物功效的同时，掌握药物的归经对相似药物的鉴别应用有十分重要的意义。

五、毒性

近年来一些中草药如关木通及广防己、马兜铃等引起的肾损害已日益受到人们重视，现知这些中草药都含有马兜铃酸（aristolochic acid，AA），且肾损害与其相关。现行版《中国药典》已经将马兜铃删除，那中药的毒性指什么呢？

古代常把毒药认为是一切药物的总称，而把药物毒性看作是药物的偏性。《药治通义》："凡药皆有毒也，非指大毒、小毒谓之毒。"阐明了毒性就是药物的偏性。《神农本草经》三品分类法也是以药物毒性的大小、有毒无毒作为分类依据的。后来的医家们认为毒药只是有毒之药对人体的损害，是少数药物特有的性能，故现代关于"毒"的含义已不是古代广义的概念。

现代药物毒性是指药物对机体所产生的不良影响及损害性，是反映药物安全程度的指标。所谓毒药一般指对机体发生化学或物理作用，能损害机体引起功能障碍甚至死亡的物质。

中药的副作用有别于毒性作用，副作用是指在常用剂量时出现与治疗需要无关的不适反应，一般比较轻微，对机体危害不大，停药后可自行消失。如临床常见服用某些中药可引起恶心、呕吐、胃痛、腹泻或皮肤瘙痒等不适反应。

为了保证用药安全，《中国药典》根据药物毒性强弱的程度，标明有毒如半夏、甘遂等，或有小毒如贯众、常山等；具有明显毒性的药物，常标以大毒如马钱子、川乌等。在具体运用时，应根据患者病情的轻重和体质强弱，选择适当的药物和剂量，并通过恰当的炮制后，酌情使用。

产生中药中毒的主要原因：一是剂量过大或服用时间过长，如砒霜、胆矾、斑蝥、蟾酥、马钱子、附子、乌头等毒性较大的药物；二是误服伪品，如误将华山参、商陆代人参，独角莲代天麻使用；三是炮制不当，如使用未经炮制的生附子、生乌头；四是服法不当，如乌头、附子中毒，多因煎煮时间太短，或服后受寒、进食生冷；五是配伍不当，如甘遂与甘草同用，乌头与瓜蒌同用而致中毒。此外，还有辨证不准、药不对证、年龄、孕产妇用药及个体差异也是引起中毒的常见原因。

但从另一方面来看，现大部分中药是安全的，尤其与化学药相比，中药低毒的优势就更加突出。因此应传承精华，守正创新，发挥中药的优势，为人类健康做出贡献。

你知道吗

有毒中药的分类与解救

处方中的有毒中药是指列入国务院《医疗用毒性药品管理办法》的中药品种：砒石、砒霜、水银、生马钱子、生川乌、生草乌、生白附子、生附子、生半夏、生南星、生巴豆、斑蝥、青娘虫、红娘虫、生甘遂、生狼毒、生藤黄、生千金子、生天仙子、闹羊花、雪上一枝蒿、红升丹、白降丹、蟾酥、洋金花、红粉、轻粉、雄黄。

1. 有毒中药　按化学成分可分为如下几类。①生物碱类：川乌、草乌、附子、马钱子、曼陀罗等。②毒苷类：万年青、苦杏仁、天南星、蟾蜍等。③毒蛋白类：巴豆、苍耳子、蜈蚣、毒蝎等。④金属元素类：水银、砒霜、雄黄、硫黄等。

2. 中毒解救

（1）尽快清除未吸收的毒物

1）催吐法　口服 2~3 小时内，病情轻而且清醒者。

2）洗胃法　口服 4~6 小时内。

3）导泻法　用于清除肠道毒素。

4）清洗法　用于皮肤或黏膜表面。

（2）加快已吸收毒物的排出和解毒

1）增加肾脏排泄　使用利尿剂、改变尿液的酸碱度。

2）透析法　血液透析、腹膜透析。

3）稀释法　静脉输液。

4）解毒法　中和毒性。

（3）支持疗法　若患者出现烦躁不安、惊厥，可给予镇静剂；若患者出现痰阻，可行吸痰法；若患者呼吸困难，可采取坐位或吸氧；若患者呼吸衰竭，可用呼吸兴奋剂；若患者心律不齐，可用强心剂；若患者血压降低，可用升压药。

请你想一想

为什么现行版《中国药典》不再收载马兜铃、穿山甲二味中药？

第五节　中药的应用

PPT

岗位情景模拟

情景描述　顾客到医院或药店调配中药后，我们需要给顾客仔细交待如何煎煮中药以及服用注意事项。

讨论　1. 中药的煎煮方法有哪些？

　　　　2. 中药的服用应注意哪些事项？

一、配伍

根据病情需要和用药法度,有选择地将两种及以上的药物合在一起应用,称为配伍。配伍的意义在于既照顾到复杂病情,又增进了疗效,减少了毒副作用。

药物配合应用,相互之间必然产生一定的作用,有的可以增强原有的功效,有的则削弱或抵消原有的功效,有的可以降低或消除毒副作用,有的合用则产生毒副作用。《神农本草经》记载"有单行者,有相须者,有相使者,有相畏者,有相恶者,有相反者,有相杀者,凡此七情,合和视之"。即将单味药的应用和药物之间的配伍关系总结为七个方面,称为中药的"七情"。

1. 单行 就是单用一味药来治疗某种病情单一的疾病。对病情比较单纯的往往选择一种针对性较强的药物即可达到治疗目的。如古方中的独参汤,即单用一味人参,治疗大失血所引起元气虚脱的危重病证;清金散,即单用一味黄芩,治疗肺热所致咳嗽、痰黄等症。

2. 相须 使用两种功效类似的药物配合应用,以增强原有药物的功效。如麻黄配桂枝,能增强发汗解表、祛风散寒的作用;石膏配知母可以增强清热泻火的功效;附子配干姜,以增强温阳守中、回阳救逆的功效。它构成了复方用药的配伍核心,是中药配伍应用的主要形式。

3. 相使 就是以一种药物为主,另一种药物为辅,两药合用,辅药可以提高主药的功效。如黄芪补气利水,茯苓利水健脾,配伍使用茯苓能增强黄芪利水的作用;知母配贝母,可以增强养阴润肺、化痰止咳的作用;枸杞为养肝明目的主药,菊花清肝明目,配伍使用可以增强枸杞的明目作用;清热泻火的黄芩与攻下积滞的大黄配伍使用,大黄能提高黄芩的清热泻火的功效。

在临床实践中,以上两种配伍方法都是临床大量使用的方法。

4. 相畏 就是一种药物的毒副作用能被另一种药物所抑制。如生半夏和生南星畏生姜,即生半夏和生南星的毒副作用被生姜抑制。其药物组合特点是有毒的药物在前面,解毒的药物在后面。

5. 相杀 就是一种药物能够消除另一种药物的毒副作用。如生姜可以减轻或消除生半夏和生南星的毒副作用,故生姜杀生半夏和生南星的毒。相畏和相杀没有质的区别,是同一配伍关系的两种不同提法。正如李时珍所说"相杀者,制彼之毒也""相畏者,受彼之制也"。其药物组合特点是解毒的药物在前面,有毒的药物在后面。

在临床实践中,以上两种配伍方法都是可以运用的方法。

6. 相恶 就是两药配伍后,能互相牵制而使功效降低或丧失。如人参恶莱菔子,莱菔子能削弱人参的补气作用;生姜恶黄芩,黄芩能削弱生姜的温胃止呕的作用。在临床实践中,应该避免此类药物的相互使用。

7. 相反 就是两种药物配伍,能产生毒副作用。如甘草反甘遂,贝母反乌头等,详见用药禁忌"十八反""十九畏"中具体药物。在临床实践中,属于配伍用药的禁忌，现代研究对此存在异议。

上述七情除单行外，其余的配伍关系可概括为以下四方面。①相须、相使可以发挥协同作用，提高药效，是临床常用的配伍方法。②相畏、相杀可以抑制毒副作用，保证安全用药，是使用毒副作用较强药物的配伍方法，也可用于有毒中药的炮制及中毒解救。③相恶则使药物产生拮抗作用而降低或抵消药物的原有功效，用药时应注意避免相恶配伍。④相反能使药物相互作用产生毒性反应或强烈的副作用，故相反是配伍用药的禁忌。

你知道吗

中药七情歌

相使一药助一药，相须互用功效添，相杀能制它药毒，相畏毒性被制限，

相反增毒要记牢，相恶配伍功效减，单行无须它药配，七情配伍奥妙显。

二、中药的用药禁忌

明代李时珍在《本草纲目》上标明鹿茸"善于补肾壮阳，生精益血，补髓健骨"。鹿茸这么滋补，但也不是所有人都能受补。有以下情况不宜服用鹿茸：阴虚火旺、热毒炽盛、外感发热、肝阳上亢的人。因此中药在临床运用时为了确保疗效、安全用药，必须注意用药禁忌。

（一）配伍禁忌

所谓配伍禁忌，就是指某些药物合用会产生剧烈的毒副作用或降低和破坏药效，因而应该避免配合应用，也即《神农本草经》所谓："勿用相恶、相反者。"

"十八反歌"最早见于《儒门事亲》，共载相反中药十八种，即：乌头（川乌、附子、草乌）反半夏、瓜蒌（全瓜蒌、瓜蒌皮、瓜蒌仁、天花粉）、贝母（川贝、浙贝）、白蔹、白及；甘草反海藻、大戟、甘遂、芫花；藜芦反人参、党参、丹参、玄参、沙参、细辛、芍药（赤芍、白芍）。

"十九畏"歌诀首见于《医经小学》，指出了共19个相畏（反）的药物：硫黄畏朴硝（包括芒硝、玄明粉），水银畏砒霜，狼毒畏密陀僧，巴豆（包括巴豆霜）畏牵牛子，丁香（包括母丁香）畏郁金，川乌（包括附子）、草乌畏犀角，芒硝（包括玄明粉）畏三棱，官桂畏赤石脂，人参畏五灵脂。

（二）证候禁忌

由于药物的药性和适应范围不同，因此，临床用药也就有禁忌，称"证候禁忌"。如麻黄性味辛温，功能发汗解表、宣肺平喘、利水消肿，故只适宜于外感风寒表实无汗或肺气不宣的喘咳，而对表虚自汗及阴虚盗汗、肺肾虚喘则应忌用或慎用。

（三）妊娠用药禁忌

某些药物具有损害胎元以致堕胎的副作用，所以应作为妊娠禁忌的药物。根据药物对胎元损害程度的不同，一般可分为禁用与慎用两大类。禁用的药物是指毒性较强或药性猛烈的药物，如斑蝥、水蛭、雄黄、麝香、三棱、莪术、大戟、商陆等；而慎用的药物包括活血祛瘀、行气破滞及辛热滑利之品，如枳实、桃仁、红花、肉桂、干姜等。凡禁用的药物绝对不能使用，慎用的药物可以根据病情的需要，斟酌使用。

（四）饮食禁忌

饮食禁忌是指服药期间对某些食物的禁忌，俗称忌口。在服药期间，一般应忌食生冷、油腻、腥膻、有刺激性的食物。

此外，根据病情的不同，饮食禁忌也有区别。如热性病，应忌食辛辣、油腻、煎炸性食物；寒性病，应忌食生冷食物、清凉饮料等；胸痹患者应忌食肥肉、脂肪、动物内脏及烟、酒等；肝阳上亢所致头晕目眩、烦躁易怒等患者应忌食胡椒、辣椒、大蒜、白酒等辛热助阳之品；黄疸胁痛应忌食动物脂肪及辛辣烟酒刺激物品；脾胃虚弱者应忌食油炸黏腻、寒冷坚硬、不易消化的食物；肾病水肿应忌食盐和酸辣太过的刺激食品；疮疡、皮肤病患者，应忌食鱼、虾、蟹等腥膻发物及辛辣刺激性食品。

古代文献记载：甘草、黄连、桔梗、乌梅忌猪肉；鳖甲忌苋菜；常山忌葱；地黄、何首乌忌葱、蒜、萝卜；丹参、茯苓、茯神忌醋；土茯苓、使君子忌茶；薄荷忌蟹肉以及蜜反生葱、柿反蟹等，也可作为服药禁忌的参考。

你知道吗

十八反歌

本草明言十八反，半蒌贝蔹及攻乌，藻戟遂芫俱战草，诸参辛芍叛藜芦。

十九畏歌

硫黄原是火中精，朴硝一见便相争，水银莫与砒霜见，狼毒最怕密陀僧，
巴豆性烈最为上，偏与牵牛不顺情，丁香莫与郁金见，牙硝难合荆三棱，
川乌草乌不顺犀，人参最怕五灵脂，官桂善能调冷气，若逢石脂便相欺，
大凡修合看顺逆，制药配方莫相依。

妊娠服药禁忌歌

斑蝥水蛭及虻虫，乌头附子配天雄，野葛水银并巴豆，牛膝薏苡与蜈蚣，
三棱芫花代赭麝，大戟蝉蜕黄雌雄，牙硝芒硝牡丹桂，槐花牵牛皂角同，
半夏南星及通草，瞿麦干姜桃仁通，硇砂干漆蟹爪甲，地胆茅根都失中。

三、中药的剂量与用法

（一）中药的剂量

中药的剂量是指中药临床应用时的量，它主要指明了每味药的成人一日用量（需注意，本教材中每味药物标明的用量，除特别注明以外，都是指干燥后生药，在汤剂

中成人一日内用量，并以现行版《中国药典》为标准）。一般来说，确定中药的剂量，应考虑以下因素。

1. 药物性质　凡有毒药或峻烈的药物，剂量宜小，应严格控制剂量，从小剂量开始，逐渐加量，一旦病情好转后，应当立即减量或停服，防止过量或蓄积中毒。一般药物，成分较易溶出，剂量宜小；成分难于溶出药物，剂量宜大，鲜品药材含水分较多剂量宜大（一般为干品的4倍）。

2. 剂型、配伍　在一般情况下，同样的药物入汤剂比入丸、散剂的剂量要大些；单味药使用比复方中应用剂量要大些；在复方配伍使用时，主要药物比辅助药物剂量要大些。

3. 年龄、体质及病情　由于年龄、体质的不同，对药物耐受程度不同，则药物剂量也有差别。一般老年、小儿、妇女产后及体质虚弱的患者，剂量须减少；成人及平素体质壮实的患者剂量宜大；一般5岁以下的小儿剂量为成人剂量的1/4；一般病情轻、病势缓、病程长者剂量宜小；病情重、病势急、病程短者剂量宜大。

4. 季节变化　夏季发汗解表药及辛温大热药不宜多用；冬季发汗解表药及辛热大热药可以多用；夏季苦寒降火药剂量宜大；冬季苦寒降火药则剂量宜小。

除了剧毒药、峻烈药及某些贵重药外，一般中药常用内服剂量（即有效剂量）为5~10g；部分常用量较大剂量为15~30g；新鲜药物常用量为30~60g。

中药用量的计量单位，自1979年起我国对中药计量统一采用公制，即1公斤=1000克=1000000毫克。为了处方和调剂计算方便，特别是古方的配用需要进行换算时的方便，按规定以如下的近似值进行换算：1市两（16进位制）=30克；1钱=3克；1分=0.3克；1厘=0.03克。

（二）中药的用法

本教材所述中药的用法，主要是指汤剂的煎煮及不同剂型的服用方法。

1. 汤剂煎煮法　汤剂是中药最为常用的剂型之一，汤剂的制作对煎具、用水、火候、煮法都有一定的要求。

（1）煎药用具　大多选用砂锅、瓦罐、搪瓷罐、不锈钢锅，忌用铁锅，以免发生化学变化影响疗效。

（2）煎药用水　古时曾用长流水、井水、雨水、泉水、米泔水等煎煮。现在多用自来水、井水、蒸馏水等，但总的来讲，以水质洁净新鲜为好。用水量视药量而定，一般以浸过药面1~3cm为宜，大剂量和松泡易吸水的药物可适当增加用水量。

（3）煎药火候　有文、武火之分。文火，是指使温度上升及水液蒸发缓慢的火候；而武火，又称急火，是指使温度上升及水液蒸发迅速的火候。一般宜先武后文。

（4）煎煮方法　先将药材浸泡30~60分钟，一般中药煎煮两次，第二煎加水量为第一煎的1/3~1/2，煎药时间可略短些，两次煎液去渣滤净混合后分两次服用。煎煮的火候和时间，要根据药物性能而定，一般而言，解表药、清热药宜武火煎煮，时间宜短，煮沸后煎3~5分钟即可；补益药需用文火慢煎，时间宜长，煮沸后再续煎30~

60 分钟。某些药物因其质地不同，煎法比较特殊，处方上需加以注明，归纳起来有以下几种不同煎煮法。

1）先煎 一些矿物、介壳类药物如代赭石、生石膏、牡蛎、海蛤壳、龟板、鳖甲等，有效成分难溶于水，应打碎先煎，煮沸 30～60 分钟，再下其他药物同煎，以使有效成分充分煎出。此外，还应特别注意的是如附子、乌头等毒副作用较强的药物，应先煎 60～120 分钟再下其他药，久煎可以降低毒性，安全用药。

2）后下 主要指一些气味芳香，有效成分易挥发的药物，如薄荷、木香、砂仁、白豆蔻等，须在其他药物煎沸 10～30 分钟后放入。此外，有些药物虽不属芳香药，但久煎也能破坏其有效成分，如钩藤、大黄、番泻叶等亦属后下之列。

3）包煎 主要指某些黏性强、粉末状及带有绒毛的药物，宜先用纱布袋装好，再与其他药物同煎，以防止药物沉于锅底引起焦化或药液混浊刺激咽喉引起咳嗽。如蛤粉、滑石、青黛、旋覆花、车前子、蒲黄等。

4）另煎或另炖 某些贵重药材，如人参、西洋参、鹿茸等，应切成小片，单独另煎或另炖 2～3 小时。煎液可以另服，也可与其他煎液混合服用。

5）烊化 即溶化。凡属胶类药物及黏性大而易溶的药物，为避免黏锅或黏附其他药物影响煎煮，应先将其他药物煎好后再将其放入搅匀溶化后服用，或单独加热溶化后，再兑入煎好的药液中加热烊化后服用，如阿胶、鹿角胶、龟板胶、蜂蜜等。

6）泡服 又称焗服，主要是指某些有效成分易溶于水或久煎容易破坏药效的药物，可以用少量开水或复方中其他药物滚烫的煎出液趁热浸泡，加盖闷润，减少有效成分的挥发，半小时后去渣即可服用，如藏红花、番泻叶、胖大海等。

7）冲服 主要指某些贵重、不耐高温或有效成分难溶于水的药物，常需研末制成散剂用温开水或复方其他药物煎液冲服，如麝香、牛黄、朱砂、珍珠等。此外，还有一些液体药物如竹沥汁、姜汁、藕汁等也须冲服。

2. 中药的服药方法

（1）服药时间 具体服药时间应根据胃肠的状况、病情需要及药物特性来确定。

1）空腹服 胃及十二指肠内均无食物，药物可避免与食物混合，能迅速入肠中，充分发挥药效。峻下逐水药、攻积导滞药、驱虫药晨起空腹时服药，不仅有利于药物迅速入肠发挥作用，且可避免频频起床影响睡眠。

2）饭前服 因饭前胃腑空虚，有利于药物迅速进入小肠消化吸收，故多数药特别是补虚药宜饭前服用。

3）饭后服 胃中存在较多食物，药物与食物混和，可减轻其对胃肠的刺激，故对胃肠道有刺激性的药宜饭后服，消食药亦宜饭后及时服用。

4）睡前服 如安神药用于安眠时宜在睡前 30 分钟至 1 小时服，以便安眠；涩精止遗药宜在临睡时服，以便治疗梦遗滑精；缓下剂宜在睡前服，以便翌日清晨排便。

5）定时服 截疟药应在疟疾发作前 2 小时服药。

6）不拘时服 病情急险，则当不拘时服，以便力挽狂澜。

（2）服药次数

1）一般疾病多采用每日一剂，每剂分二服或三服。

2）病情急重者，可每隔四小时左右服药一次，昼夜不停，使药力持续，顿挫病势。

3）病情缓轻者，亦可间日服或煎汤代茶饮，以图缓治。

此外，危重患者宜少量频服；呕吐患者可以浓煎药汁，少量频服。在应用发汗、泻下、清热药时，若药力较强，要注意患者个体差异，一般得汗、泻下、热降即可停药，适可而止，不必尽剂，以免汗、下、清热太过，损伤人体的正气。

（3）服药方法

1）汤剂　一般宜温服。但辛温解表药要偏热服，服后还须覆盖好衣被，或进热粥，以助汗出；寒证用热药宜热服，热证用寒药宜冷服，以防格拒于外。如出现真热假寒，当寒药温服；真寒假热，则当热药冷服。此即《内经》所谓"治热以寒，温以行之；治寒以热，凉以行之"的服药方法。

2）丸剂　颗粒较小，可直接用温开水送服；大蜜丸，可以分成小粒吞服；若水丸质硬，可用开水溶化后服。

3）散剂、粉剂　可用蜂蜜加以调和送服，或装入胶囊中吞服，避免直接吞服，刺激咽喉。

4）膏剂　宜用开水冲服，避免直接倒入口中吞咽，以免黏喉引起呕吐。

5）冲剂、糖浆剂：冲剂宜用开水冲服；糖浆剂可以直接吞服。

你知道吗

中西药的配伍禁忌

中西药联用的方式被逐渐应用于疾病治疗中，以取长补短，达到协同增效或减少毒性的效果。但中西药配伍也存在禁忌，以下几种情况需要注意。

1. 产生难溶性螯合物、复合物或沉淀，容易降低疗效　含金属离子的中成药或中药，如复方罗布麻片（内含泛酸钙、三硅酸镁）、牛黄解毒片（内含石膏）、牡蛎、瓦楞子可使四环素类药物的抗菌作用降低。

2. 药物的毒副作用　含阿托品类生物碱的中药，如华山参、天仙子、莨菪根等与含石膏、钟乳石的中药不宜合用强心药。

3. 发生酸碱中和　含有有机酸的中药及其制剂，与碱性药物配伍时，容易发生酸碱中和、降低疗效。如中药五味子、乌梅、陈皮、山楂及其制剂如五味子糖浆、乌梅丸、山楂丸、生脉散、六味地黄丸等均含有丰富的苹果酸、酒石酸、枸橼酸等酸性成分，不宜与红霉素、复方氢氧化铝、四环素、利福平、吲哚美辛、阿司匹林等碱性西药合用。

4. 药物的协同作用　中西药配伍时，药物的协同作用也会产生对机体的损害。如中药桂枝、麻黄等解表发汗药不宜与布洛芬、阿司匹林等解热镇痛药合用，以免引起发汗过多而虚脱。

目标检测

单项选择题

1. 集我国 16 世纪以前药学成就之大总结的本草著作是（　　）
  A.《神农本草经》   B.《本草纲目》
  C.《证类本草》   D.《新修本草》

2. 我国现存最早的药物学专著是（　　）
  A.《神农本草经》   B.《本草纲目》
  C.《本草经集注》   D.《新修本草》

3. 世界上第一部具有药典性质的官修本草是（　　）
  A.《神农本草经》   B.《本草纲目》
  C.《本草纲目拾遗》   D.《新修本草》

4. 开创图文对照法编写的本草著作是（　　）
  A.《神农本草经》   B.《本草纲目》
  C.《本草纲目拾遗》   D.《新修本草》

5. 首创了自然属性分类法的本草著作是（　　）
  A.《神农本草经》   B.《本草经集注》
  C.《证类本草》   D.《新修本草》

6. 根及根茎类药物采收的时间是（　　）
  A. 开花前 B. 冬末春初 C. 盛叶期 D. 植物生长旺盛时

7. 怀牛膝的道地产区是（　　）
  A. 四川   B. 广东   C. 甘肃   D. 河南

8. 东北的道地药材是（　　）
  A. 人参   B. 槟榔   C. 麦冬   D. 天麻

9. 以花蕾入药的药材是（　　）
  A. 菊花   B. 红花   C. 金银花   D. 洋金花

10. 以成熟果实入药的药材是（　　）
  A. 乌梅   B. 瓜蒌   C. 青皮   D. 枳实

11. 中药炮制的目的不包括（　　）
  A. 增强疗效 B. 降低毒性 C. 改变药性 D. 外观好看

12. 下列哪味中药适合用盐炒（　　）
  A. 杜仲   B. 香附   C. 甘草   D. 决明子

13. 下列哪味中药适合用醋炙（　　）
  A. 香附   B. 白术   C. 佛手   D. 黄连

14. 下列哪味中药可以酒炙（　　）

A. 大黄   B. 麻黄   C. 桂枝   D. 白术

15. 以下药材中，其炮制目的为降低毒性的是（   ）

A. 附子   B. 黄连   C. 生姜   D. 大黄

16. 有效成分易挥发药物的煎煮法是（   ）

A. 另煎   B. 先煎   C. 后下   D. 包煎

E. 烊化兑服

17. 所谓中药的剂量，一般是指（   ）

A. 单味药成人一次量   B. 单味药小儿一次量

C. 单味药成人一日量   D. 单味药小儿一日量

E. 一剂量的分量

18. 入汤剂宜先煎的药物是（   ）

A. 芳香性药物   B. 贝壳、甲壳、化石及多种矿物药

C. 较贵重的药物   D. 某些粉末状药物及细小的植物种子药物

E. 胶质的药物

19. 人参入汤剂的煎服方法是（   ）

A. 先煎   B. 后下   C. 包煎   D. 另煎

E. 烊化

20. 补益药的服药时间是（   ）

A. 饭前服   B. 饭后服   C. 定时服   D. 空腹服

E. 睡时服

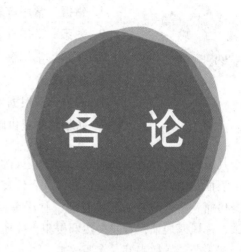

各　论

第二章 解表药

学习目标

知识要求

1. **掌握** 常用解表药的性味归经、功效与应用。
2. **熟悉** 常用解表药的使用注意、不良反应。
3. **了解** 常用解表药的调剂与养护。

能力要求

1. 初步具备根据疾病及证候合理选用解表药的能力。
2. 初步具备提供解表类中药药学服务的能力。

凡以发散表邪为主要功效，治疗表证的药物，称为解表药。

表证是由六淫之邪或疫疠邪气从人体皮毛或口鼻侵入，病位在表，引起恶寒发热、头身疼痛、舌苔薄、无汗或有汗、脉浮等症状。以感受风邪为主，兼夹寒邪侵犯人体所致，称风寒表证；若兼夹热邪侵犯人体所致，称风热表证。

解表药能发散表邪，多具辛味，主归肺、膀胱经。主治风寒表证的药物，多为温性；主治风热表证的药物，多偏寒凉。根据其性能特点和功效主治的不同，解表药可分为发散风寒药和发散风热药两类。

应用解表药时，必须根据表证的类型、患者的体质和四时气候变化，选择相应的药物进行适当配伍。如表证挟湿，宜选用兼有祛风胜湿功效的解表药，也可与化湿药配伍；表证而体虚，可视其气虚、血虚、阴虚、阳虚等不同，分别与补气、补血、补阴、补阳等药物配伍，以扶正祛邪；对温病初起，邪在卫分，除选用发散风热药物外，应同时配伍清热药。

发汗力强的解表药，用量不宜过大，以微汗出为宜；凡自汗、盗汗、疮疡日久、淋证、失血等正气不固、津血亏虚，虽有表证也应慎用或忌用。解表药多为芳香辛散之品，易挥发、流失，故入汤剂不宜久煎，以免降低疗效。

第一节 发散风寒药

PPT

岗位情景模拟

情景描述 冬季，一个孩童在外玩耍，回家后出现头痛发热、恶风、鼻塞等症状。医生诊断为风寒表证，然后为孩童开了二剂桂枝汤，并叮嘱他服完药后需多饮开水、覆被保暖，以全身微汗为宜。孩童按时服药，谨遵医嘱，第二天症状即减轻大半。

讨论 1. 风寒表证有什么临床表现？

2. 桂枝汤中的桂枝属于什么药？主要起到什么作用？

以发散风寒表邪为主要作用，主治风寒表证的药物，称为发散风寒药。其性温味辛，又称辛温解表药。风寒表证以恶寒发热，无汗，头身疼痛，鼻塞，流清涕，口不渴，舌苔薄白，脉浮为主要表现。

部分药物分别兼有止咳、祛风湿、止痛、通鼻窍、止呕等功效，可治疗咳喘、风湿痹痛、水肿等病证，尤其兼有风寒表证，更为适宜。

本类药物性偏温燥，多数药物具有发汗作用，对阴虚血亏、里热偏盛不宜使用。

麻黄 Mahuang　微课1
《神农本草经》

【来源】为麻黄科植物草麻黄 *Ephedra sinica* Stapf、中麻黄 *Ephedra intermedia* Schrenk et C. A. Mey. 或木贼麻黄 *Ephedra equisetina* Bge. 的干燥草质茎。秋季采割绿色的草质茎，晒干。

【性味归经】辛、微苦，温。归肺、膀胱经。

【功效】发汗散寒，宣肺平喘，利水消肿。

【应用】

1. 风寒表实无汗证　本品发汗力强，为发汗解表第一要药。适宜于外感风寒所致恶寒、发热、无汗，常与桂枝配伍，以增强解表散寒发汗之力，如麻黄汤。

2. 胸闷喘咳　本品具有良好的宣肺平喘功效，为治疗肺气壅遏致喘咳之要药。不论风寒、痰浊、肺热等各种原因引起的喘咳气急，均可配伍应用。因其能发汗解表，故最适宜风寒束肺之喘咳，常与杏仁、甘草配伍，如三拗汤；治肺热喘咳，常与石膏配伍，如麻杏石甘汤；治寒饮喘咳，常与细辛、干姜等药配伍，如小青龙汤。

3. 风水浮肿　本品宣肺利尿以消肿，并可解表，适宜于水肿、小便不利兼风寒表证。

【用法用量】煎服，2～10g。发汗解表宜生用，止咳平喘宜蜜炙用。小儿及年老体弱者宜用麻黄绒。

【药学服务】

常用处方名	麻黄、净麻黄、去节麻黄、炙麻黄、麻黄绒
不良反应	大剂量使用可出现中枢神经和交感神经兴奋症状，如烦躁不安、神经过敏、耳鸣、失眠、恶心等，严重排尿困难、心动过缓、心律失常，还可见心力衰竭、心室颤动及呼吸衰竭
注意事项	本品发汗力强，药性温燥，凡体虚汗出、头痛失眠不宜使用
贮藏	置通风干燥处。注意防潮

你知道吗

麻黄的主要有效成分是麻黄碱和伪麻黄碱，经过处理后可转变成甲基苯丙胺，其右旋体盐酸盐就是"冰毒"；它的另一种衍生物3,4-亚甲二氧基甲基苯丙胺，就是俗称的摇头丸。由于麻黄草易制毒品的情况，2013年5月，最高人民法院、最高人民检察院、公安部、农业部、国家食品药品监督管理总局联合印发《关于进一步加强麻黄草管理严厉打击非法买卖麻黄草等违法犯罪活动的通知》（公通字〔2013〕16 号），要求进一步加强麻黄草管理，严厉打击非法买卖麻黄草等违法犯罪行为。

桂枝 Guizhi
《名医别录》

【来源】为樟科植物肉桂 *Cinnamomum cassia* Presl 的干燥嫩枝。春、夏二季采收，除去叶，晒干，或切片晒干。

【性味归经】辛、甘，温。归心、肺、膀胱经。

【功效】发汗解肌，温通经脉，助阳化气，平冲降气。

【应用】

1. **风寒感冒** 本品发汗之力较麻黄缓和，有发汗解肌之功，无论有汗、无汗均可应用。治表虚有汗，常与白芍配伍，如桂枝汤；治表实无汗，常与麻黄配伍，如麻黄汤。

2. **寒凝血滞诸痛证** 本品具有温通经脉，散寒止痛之功。治脘腹冷痛，常与白芍、饴糖等药配伍，如小建中汤；治血寒经闭、痛经，常与当归、吴茱萸等药配伍，如温经汤；治关节痹痛，肩臂疼痛，常与附子、生姜等药配伍，如桂枝附子汤。

3. **痰饮、水肿** 本品既可温脾阳以助运水，又可温肾阳促膀胱气化，为治疗痰饮病、蓄水证的常用药。治脾阳不运、痰湿内生所致眩晕、痰饮等，常与补脾、利湿、化痰药物配伍，如苓桂术甘汤；治脾阳虚所致水湿不运及肾阳虚气化不行之水肿、小便不利，常与茯苓、白术等药配伍，如五苓散。

4. **心悸、奔豚** 本品辛甘性温，助阳化气，用于心阳不振之心动悸、脉结代，常与炙甘草、麦冬等药配伍，如炙甘草汤；还能平冲降气，治阴寒内盛，引动下焦之气上凌心胸所致奔豚，常重用本品，如桂枝加桂汤。

【用法用量】煎服，3～10g。

【使用注意】孕妇慎用。

【药学服务】

常用处方名	桂枝、嫩桂枝
注意事项	本品辛温助热，凡外感热病、阴虚火旺、血热妄行忌用。孕妇及月经过多慎用
贮藏	置阴凉干燥处

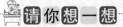 请你想一想

麻黄与桂枝在功效与应用上有什么区别？

紫苏叶 Zisuye
《名医别录》

【来源】为唇形科植物紫苏 *Perilla frutescens*（L.）Britt. 的干燥叶（或带嫩枝）。夏

季枝叶茂盛时采收，除去杂质，晒干。

【性味归经】辛，温。归肺、脾经。

【功效】解表散寒，行气和胃。

【应用】

1. 风寒感冒咳嗽 本品发汗解表散寒之力较为缓和，治风寒犯肺而兼有气喘咳嗽，常与杏仁、桔梗等药配伍，如杏苏散；治外感风寒兼气滞胸闷，常与香附等药配伍，如香苏散。

2. 脾胃气滞所致胸闷呕吐或妊娠呕吐 本品醒脾宽中，为行气止呕之良药，并有理气安胎作用。治外感风寒、内伤湿滞、胸闷呕吐，常与藿香等药配伍，如藿香正气散；治胎气上逆、胎动不安，常与砂仁、陈皮等理气安胎药配伍。

3. 鱼蟹中毒 对于进食鱼蟹中毒而致腹痛吐泻，可大量单用本品煎汤服，或与生姜、陈皮等药配伍使用。

【用法用量】煎服，5~10g。

【药学服务】

常用处方名	紫苏叶、苏叶、紫苏
药膳 紫苏鲫鱼汤	（1）组成：紫苏叶、鲫鱼、豆腐、姜片等。 （2）作用：散寒解表，理气宽中。 （3）适宜人群：外感风寒，不欲饮食，腹胀欲呕之人食用
贮藏	置阴凉干燥处

你知道吗

气味芳香、药食两用的紫苏

紫苏在我国有近2000年的应用历史了，是唇形科一年生草本植物，叶片卵圆，单面或双面呈现紫色为紫苏，叶片纯绿为白苏，两药性味相似，常混作一谈。紫苏古称"桂荏"，"荏"为白苏，萌发之初风姿怯弱，颇得文人墨客的喜爱。

紫苏全株具特殊芳香气息，叶叫"苏叶"，是发表散寒的要药；茎叫"苏梗"，有理气宽中、安胎的功效；果实叫"苏子"，可化痰降气、平喘润肠；全草入药，则称为"全紫苏"，为治疗胃肠型感冒的常用药。

除此之外，紫苏亦为药食两用之佳品，我国很早就有紫苏入馔的记载，汉代枚乘的《七发》中吴客向楚太子描述饮食之美，讲到了"鲜鲤之鲙，秋黄之苏"，就是用秋天的紫苏叶搭配生切鲤鱼片食用。紫苏叶可用于烹制各种菜肴，如紫苏炒田螺、苏盐贴饼、紫苏百合炒羊肉等。佐鱼蟹食用时，可以解鱼蟹毒。

香薷 Xiangru

《名医别录》

【来源】为唇形科植物石香薷 *Mosla chinensis* Maxim. 或江香薷 *Mosla chinensis* 'Jiangxiangru' 的干燥地上部分。前者习称"青香薷"，后者习称"江香薷"。夏季茎叶茂盛、花盛时择晴天采割，除去杂质，阴干。

【性味归经】辛，微温。归肺、胃经。

【功效】发汗解表，化湿和中。

【应用】

1. 暑湿感冒　本品既能发汗解表，又能化湿和胃以解暑，多用于夏季乘凉饮冷、阳气被遏之阴暑证，故称"夏月解表之药"。治夏季感冒伤阴暑之恶寒发热、头痛身重、无汗、腹胀纳差、恶心呕吐，常与厚朴、扁豆等药配伍，如香薷散。

2. 水肿，小便不利　本品通畅水道，利尿消肿，多用于水肿兼有表证。可单用，或与健脾利水药配伍。

【用法用量】煎服，3～10g。解表化湿宜水煎凉服，利水消肿宜浓煎服或为丸服。

【药学服务】

常用处方名	香薷、陈香薷、江香薷
注意事项	表虚有汗及暑热证当慎用
贮藏	置阴凉干燥处

荆芥 Jingjie

《神农本草经》

【来源】为唇形科植物荆芥 *Schizonepeta tenuifolia* Briq. 的干燥地上部分。夏、秋二季花开到顶、穗绿时采割，除去杂质，晒干。

【性味归经】辛，微温。归肺、肝经。

【功效】解表散风，透疹，消疮。

【应用】

1. 感冒头痛　本品药性和缓，长于祛风解表，被誉为"风药之平剂"。对于外感表证，无论风寒、风热，均可配伍应用。治风寒感冒常与防风、羌活等药配伍，如荆防败毒散；治风热感冒常与金银花、连翘等药配伍，如银翘散。

2. 麻疹不透及风疹瘙痒　本品祛风止痒，透疹解毒。常与薄荷、蝉蜕等药配伍，用于麻疹不透，如透疹汤；或与防风、苦参、赤芍等药配伍，治疗风疹瘙痒，如消风散。

3. 疮疡初起　本品能透散邪气，宣通壅结而达消疮之功，治疗疮疡初起而有表证，常与银花、连翘、柴胡等药配伍。

4. 止血　本品炒炭后具有理血止血功效，可用于多种出血证。常与生地黄、白茅根等凉血止血药配伍，治疗血热妄行之吐血、衄血；或与棕榈炭、血余炭等药配伍，治疗妇女崩漏下血。

【用法用量】煎服，5～10g。解表透疹宜生用；止血宜炒炭用。

【药学服务】

常用处方名	荆芥、荆芥穗、荆芥炭、假苏
贮藏	置阴凉干燥处

你知道吗

荆芥穗为唇形科植物荆芥 *Schizonepeta tenuifolia* Briq. 的干燥花穗，与荆芥的功效相同，但其发散之力更强，长于祛风。

防风 Fangfeng

《神农本草经》

【来源】为伞形科植物防风 *Saposhnikovia divaricata*（Turcz.）Schischk. 的干燥根。春、秋二季采挖未抽花茎植株的根，除去须根及泥沙，晒干。

【性味归经】辛、甘，微温。归膀胱、肝、脾经。

【功效】祛风解表，胜湿止痛，止痉。

【应用】

1. 感冒头痛 本品善于祛风，微温而不燥，为"风药之润剂"。治风寒表证，常与荆芥、羌活等药配伍，如荆防败毒散；治外感风湿，头身重痛，常与羌活、川芎等药配伍，如羌活胜湿汤；治风热表证，常与薄荷、连翘等辛凉解表药配伍。

2. 风湿痹痛 本品能祛风散寒，胜湿止痛，治风寒湿痹，肢节疼痛、筋脉挛急，可与羌活、藁本等药配伍，如蠲痹汤。

3. 风疹瘙痒 本品祛风止痒，功似荆芥。治风疹瘙痒，湿疹痒痛，常与当归、苦参等药配伍，如消风散。

4. 破伤风 本品既辛散外风，又息内风以止痉。治破伤风所致肌肉痉挛，四肢抽搐，项背强急，角弓反张，常与天麻、白附子等药配伍，如玉真散。

【用法用量】煎服，5～10g。

【药学服务】

常用处方名	防风、关防风
注意事项	本品药性偏温，伤阴血而助火，故血虚发痉及阴虚火旺慎用
贮藏	置阴凉干燥处，防蛀

羌活 Qianghuo

《神农本草经》

【来源】为伞形科植物羌活 *Notopterygium incisum* Ting ex H. T. Chang 或宽叶羌活 *Notopterygium franchetii* H. de Boiss. 的干燥根茎和根。春、秋二季采挖，除去须根及泥沙，晒干。

【性味归经】辛、苦，温。归膀胱、肾经。

【功效】解表散寒，祛风除湿，止痛。

【应用】

1. 风寒感冒，头痛项强 本品辛温苦燥，有较强的解表散寒之功，善治风寒湿邪所致恶寒发热、肌表无汗、头痛项强，常与防风、细辛等药配伍，如九味羌活丸。

2. 风寒湿痹，肩背酸痛 本品有较强的祛风湿、止痛作用，且作用部位偏上，善治腰以上风寒湿痹，尤以肩背肢节疼痛佳，常与防风、当归等药配伍，如蠲痹汤。

【用法用量】煎服，3~10g。

【药学服务】

常用处方名	羌活、川羌活、西羌活
注意事项	本品药性温燥，故血虚痹痛、阴虚头痛慎用。本品气味浓烈，用量过大易致呕吐，脾胃虚弱慎服
贮藏	置阴凉干燥处，防蛀

细辛 Xixin

《神农本草经》

【来源】 为马兜铃科植物北细辛 *Asarum heterotropoides* Fr. Schmidt var. *mandshuricum* (Maxim.) Kitag.、汉城细辛 *Asarum sieboldii* Miq. var. *seoulense* Nakai 或华细辛 *Asarum sieboldii* Miq. 的干燥根和根茎。前二种习称"辽细辛"。夏季果熟期或初秋采挖，除净地上部分和泥沙，阴干。

【性味归经】辛，温。归心、肺、肾经。

【功效】解表散寒，祛风止痛，通窍，温肺化饮。

【应用】

1. 风寒感冒 本品有解表散寒、通鼻窍、止痛之功。适用于外感风寒，头身疼痛较甚，常与羌活、川芎、白芷等药配伍，如九味羌活汤；本品止痛，还能通鼻窍，亦宜于感冒之鼻塞流涕，常配伍黄芩、黄芪、白术、防风等药，如辛芩颗粒；其还入肾经以除里寒，治阳虚外感，恶寒无汗，常与麻黄、附子等药配伍，如麻黄附子细辛汤。

2. 疼痛 本品止痛作用强，适宜于头痛、牙痛、风湿痹痛等多种痛证。尤善治疗少阴头痛，常与独活、川芎等药配伍，如独活细辛汤；治风冷头痛，与川芎、麻黄、附子等药配伍，如细辛散；治风冷牙痛，可单用或与白芷、荜茇煎汤含漱；治胃火牙痛，常与生石膏、黄连、升麻等药配伍；治风寒湿痹，腰膝冷痛，常与独活、桑寄生、防风等药配伍，如独活寄生汤。

3. 鼻渊头痛 本品有通鼻窍、止痛作用，为治鼻渊之良药，用于治鼻渊之鼻塞、流涕、头痛，常与白芷、苍耳子、辛夷等药配伍，如鼻渊舒口服液。

4. 痰饮咳喘 本品能温肺祛寒以宣畅肺气，又可降肺逆而止咳喘。故可治外感风寒、水饮内停之恶寒发热、无汗、喘咳、痰多清稀，常与麻黄、桂枝、干姜等药配伍，如小青龙汤。

【用法用量】煎服，1~3g；散剂每次服0.5~1g；外用适量。

【使用注意】不宜与藜芦同用。

【药学服务】

常用处方名	细辛、北细辛、辽细辛、华细辛
不良反应	大剂量使用可致头痛、呕吐、烦躁、汗出、口渴、面色潮红、意识不清、呼吸麻痹
注意事项	本品辛香温散，热盛及阴血不足忌用。有小毒，不宜过量
贮藏	置阴凉干燥处

白芷 Baizhi

《神农本草经》

【来源】为伞形科植物白芷 *Angelica dahurica*（Fisch. ex Hoffm.）Benth. et Hook. f. 或杭白芷 *Angelica dahurica*（Fisch. ex Hoffm.）Benth. et Hook. f. var. *formosana*（Boiss.）Shan et Yuan 的干燥根。夏、秋间叶黄时采挖，除去须根及泥沙，晒干或低温干燥。

【性味归经】辛，温。归胃、大肠、肺经。

【功效】解表散寒，祛风止痛，宣通鼻窍，燥湿止带，消肿排脓。

【应用】

1. 风寒感冒，鼻塞流涕 本品祛风解表散寒之力较温和，可用于外感风寒所致头痛，鼻塞流涕，常与羌活、防风等药配伍，如九味羌活汤。

2. 阳明头痛，鼻渊，牙痛 本品有良好的止痛作用，为治阳明经头痛之要药。且芳香上达，善通鼻窍。治外感风寒所致的头痛、眉棱骨痛，可单用，或与川芎等药配伍，如川芎茶调散；治外感风热所致鼻渊头痛，常与苍耳子、辛夷等药配伍，如苍耳子散。本品还善治牙痛，若属风冷，与细辛配伍；若属风热，与石膏、黄连配伍。

3. 带下 本品能燥湿止带，治寒湿下注所致白带清稀过多，常与白术、山药等药配伍；治湿热下注所致带下黄赤，常与黄柏等药配伍，如白带丸。

4. 疮痈肿痛 本品能消肿排脓、止痛，治疗疮疡初起、红肿热痛，常与金银花、天花粉等药配伍，如仙方活命饮。

【用法用量】煎服，3~10g。外用适量。

【药学服务】

常用处方名	白芷、杭白芷、香白芷、禹白芷、祁白芷、川白芷
药膳 白芷粥	（1）组成：白芷（打碎）、粳米。 （2）作用：散风解表、止痛。 （3）适宜人群：外感风寒初起，恶风，头痛的人食用
注意事项	本品辛香温燥，阴虚火旺及血热忌用
贮藏	置阴凉干燥处，防蛀

苍耳子 Cang'erzi

《神农本草经》

【来源】 为菊科植物苍耳 *Xanthium sibiricum* Patr. 的干燥成熟带总苞的果实。秋季果实成熟时采收，干燥，除去梗、叶等杂质。

【性味归经】 辛、苦，温；有毒。归肺经。

【功效】 散风寒，通鼻窍，祛风湿。

【应用】

1. 风寒感冒 本品能外散风寒，但发汗解表力甚弱，治外感风寒所致头痛、鼻塞流涕，常与防风、白芷等药配伍使用。

2. 鼻渊 本品善通鼻窍以除鼻塞、止前额痛，为治鼻渊之良药，尤宜于鼻渊而兼外感风寒，常与辛夷、白芷等药配伍，如苍耳子散；若鼻渊证属风热外袭或湿热内蕴，又常与薄荷、黄芩等药配伍。

3. 湿痹拘挛 本品能祛风除湿，通络止痛，治风寒湿痹所致关节疼痛、四肢拘挛，可单用或与羌活、威灵仙、木瓜等药配伍。

4. 风疹瘙痒 本品与地肤子、白鲜皮、白蒺藜等药配伍，可治风疹瘙痒。也可研末，用大风子油为丸，治疥癣麻风。

【用法用量】 煎服，3～10g。或入丸、散。本品宜炒后碾去刺用。

【药学服务】

常用处方名	苍耳子、苍耳、炒苍耳子
不良反应	过量易中毒，中毒后可出现头晕、嗜睡、昏迷、痉挛、肝肿大、黄疸、肝功能障碍、尿蛋白，甚至呼吸、循环、肾功能衰竭而死亡
注意事项	血虚阴亏慎用。过量易致中毒
贮藏	置干燥处

辛夷 Xinyi

《神农本草经》

【来源】 为木兰科植物望春花 *Magnolia biondii* Pamp.、玉兰 *Magnolia denudata* Desr. 或武当玉兰 *Magnolia sprengeri* Pamp. 的干燥花蕾。冬末春初花未开放时采收，除去枝梗，阴干。

【性味归经】 辛，温。归肺、胃经。

【功效】 散风寒，通鼻窍。

【应用】

1. 风寒感冒，头痛鼻塞 本品略能发散风寒，又可宣通鼻窍。治外感风寒之恶寒发热、头痛鼻塞，常与防风、白芷等药配伍，如苍耳子散；偏风热，多与薄荷、连翘、黄芩等药配伍。

2. 鼻鼽，鼻渊 本品外能祛风散寒，内能升达肺卫清气，尤长于宣通鼻窍，为治鼻渊头痛、鼻塞流涕之要药。治疗鼻塞流涕偏风寒，常与苍耳子、白芷等散风寒、通鼻窍之药配伍；治胆腑郁热鼻渊，可与黄芩、栀子、柴胡、细辛等药配伍，如鼻渊舒口服液。

【用法用量】煎服，3~10g；入汤剂宜包煎。外用适量。

【药学服务】

常用处方名	辛夷、辛夷花、木笔花、毛辛夷
注意事项	阴虚火旺忌用
贮藏	置阴凉干燥处

其他发散风寒药介绍见表2-1。

表2-1 其他发散风寒药介绍

药名	性能	功效	主治	用量用法
藁本	辛，温。归膀胱经	祛风，散寒，除湿；止痛	风寒感冒，巅顶疼痛；风湿痹痛	3~10g，煎服
生姜	辛，微温。归肺、脾、胃经	解表散寒，温中止呕；化痰止咳，解鱼蟹毒	风寒感冒，胃寒呕吐；寒痰咳嗽；鱼蟹中毒	3~10g，煎服，或捣汁服
鹅不食草	辛，温。归肺经	发散风寒，通鼻窍；止咳	风寒头痛，咳嗽痰多；鼻塞不通，鼻渊流涕	6~9g，煎服，外用适量

第二节 发散风热药

PPT

岗位情景模拟

情景描述 夏初，一个孩童出现发热、微恶风寒、头痛、咽干口渴等症状，医生经过诊断后为孩童开了一盒银翘解毒丸。家长有些疑惑，上次感冒发热开的药是桂枝汤，同样都是感冒，为什么这次的药不一样呢？

讨论 1. 同样都是感冒，为什么这次用药不一样呢？

2. 银翘解毒丸主要由金银花、连翘、薄荷、牛蒡子等药组成，请问这些药在方中主要起到什么作用？

以发散风热表邪为主要作用，主治风热表证的药物，称为发散风热药。其味辛，性偏寒凉，又称辛凉解表药。风热表证以发热、微恶风寒、咽干口渴、舌苔薄黄、脉浮数为主要表现。

部分药物分别兼有清肺止咳、利头目、清咽喉、散风透疹等功效，可治疗风热咳嗽、头痛、咽痛、目赤肿痛、疹出不透等病证，常与清热解毒药配伍使用。

薄荷 Bohe

《新修本草》

【来源】为唇形科植物薄荷 *Mentha haplocalyx* Briq. 的干燥地上部分。夏、秋二季茎叶茂盛或花开至三轮时，选晴天，分次采割，晒干或阴干。

【性味归经】辛，凉。归肺、肝经。

【功效】疏散风热，清利头目，利咽，透疹，疏肝行气。

【应用】

1. 风热感冒，风温初起　本品为疏散风热的常用之品，治风热感冒或风温初起邪在卫分，常与金银花、连翘等药配伍，如银翘散。

2. 头痛目赤，喉痹　本品善疏散上焦风热，清头目、利咽喉。治风热上攻之头痛目赤，常与川芎、石膏等配伍，如上清丸；治风热上攻之咽喉肿痛，常与熊胆等药配伍，如复方熊胆薄荷含片。

3. 风疹瘙痒，麻疹不透　本品有宣毒透疹，祛风止痒之功。治风热束表、麻疹不透，常与蝉蜕、牛蒡子等药配伍，如透疹汤；还可与苦参等药配伍，治风疹瘙痒。

4. 肝郁气滞，胸胁胀闷　本品入肝经，常与柴胡、白芍等药配伍，治肝郁气滞之胸闷胁痛、月经不调，如逍遥丸。

【用法用量】煎服，3～6g。入汤剂宜后下。其叶长于发汗，梗偏于理气。

【药学服务】

常用处方名	薄荷、薄荷叶、苏薄荷、鸡苏
药膳 金银薄荷茶	（1）组成：薄荷、金银花用沸水冲泡，加盖闷5分钟。 （2）作用：清利咽喉。 （3）适宜人群：夏季暑热头晕、头痛、口干咽痛之人食用
注意事项	本品芳香辛散，发汗耗气，故体虚多汗不宜使用
贮藏	置阴凉干燥处

你知道吗

一物多用的薄荷

薄荷，又称"银丹草"，为唇形科植物，多生于山野湿地河旁。薄荷清香怡人，气香无毒，《本草纲目》记载："薄荷辛能发散，凉能清利，专于消风散热。"中医学认为，薄荷有疏散风热，清利头目，利咽，透疹，疏肝行气之功。

《新修本草》将薄荷列于菜部，称其"亦堪生食"。现在薄荷亦常被用于菜肴、糕点和饮料制作，为食疗常用之品。《食医心镜》中提到："薄荷煎豉汤，暖酒和饮，煎茶生食，并宜。盖菜之有益者也。"是说薄荷的食用方法很多，可以和豆豉一起煮汤，可以泡酒，可以当茶点，这样会对身体都非常有益。

除了食用，薄荷外用也有妙处，夏天如果身上生了痱子、小疮疖，或者被蚊虫叮咬等，用新鲜薄荷捣碎后敷在患处，便会痒痛尽除，顿感清凉舒适。

请你想一想

有哪些含有薄荷的常用中成药？

牛蒡子 Niubangzi

微课 2

《名医别录》

【来源】为菊科植物牛蒡 *Arctium lappa* L. 的干燥成熟果实。秋季果实成熟时采收果序，晒干，打下果实，除去杂质，再晒干。

【性味归经】辛、苦，寒。归肺、胃经。

【功效】疏散风热，宣肺透疹，解毒利咽。

【应用】

1. **风热感冒，咽喉肿痛** 本品长于宣肺祛痰，清利咽喉，故尤宜于外感风热或温病初起所致咽喉疼痛，常与金银花、连翘、桔梗等药配伍，如银翘散；若治风热咳嗽、痰多不畅，常与黄芩、荆芥、桔梗等药配伍。

2. **麻疹不透，风疹瘙痒** 本品能透泄热毒而促使疹点透发，治麻疹不透或透而复隐，常与薄荷、柽柳、竹叶等药配伍，如透疹汤。

3. **痈肿疮毒，痄腮，丹毒** 本品能外散风热、内解热毒，且性偏滑利，兼可通二便。可治外感风热之火毒内结，痈肿疮毒，兼有便秘，常与大黄、栀子、连翘等药配伍；治疗乳痈肿痛，尚未成脓，可与连翘、栀子、瓜蒌等药配伍，如牛蒡子汤；治痄腮、丹毒等热毒之证，常配伍玄参、黄芩、黄连等药，如普济消毒饮。

【用法用量】煎服，6~12g。用时捣碎，炒用可降低寒性。

【药学服务】

常用处方名	牛蒡子、炒牛蒡子、大力子、牛蒡子、牛子、恶实
注意事项	本品性寒，有滑肠之功，脾虚便溏者慎用
贮藏	置通风干燥处

桑叶 Sangye

《神农本草经》

【来源】为桑科植物桑 *Morus alba* L. 的干燥叶。初霜后采收，除去杂质，晒干。

【性味归经】甘、苦，寒。归肺、肝经。

【功效】疏散风热，清肺润燥，清肝明目。

【应用】

1. **风热感冒** 本品既能疏散风热，又能清肺止咳，用于外感风热或温病初起发热，咽痒、咳嗽等症，常与菊花、薄荷等药配伍，如桑菊饮。

2. 肺热燥咳　本品能清肺热、润肺燥，可用于燥热伤肺之咳嗽痰少、色黄而黏稠，或干咳少痰，咽痒等症。轻者可与杏仁、沙参、贝母等药配伍，如桑杏汤；重者可与生石膏、麦冬、阿胶等药配伍，如清燥救肺汤。

3. 头晕头痛，目赤昏花　本品苦寒，兼入肝经，能清泄肝热，又能明目。治肝阳上亢所致头痛眩晕、肝火上攻所致目赤肿痛、肝肾不足所致眼目昏花均可配伍使用。

【用法用量】煎服，5~10g；或入丸、散。肺热咳嗽多蜜炙用。

【药学服务】

常用处方名	桑叶、冬桑叶、霜桑叶、炙桑叶
药膳 桑叶茶	（1）组成：嫩桑叶（炒制）。 （2）作用：清肝明目、降血糖。 （3）适宜人群：肝经有热或糖尿病患者食用
贮藏	置干燥处

菊花 Juhua
《神农本草经》

【来源】为菊科植物菊 *Chrysanthemum morifolium* Ramat. 的干燥头状花序。9~11月花盛开时分批次采收，阴干或焙干，或熏、蒸后晒干。药材按产地和加工方法不同，分为亳菊、滁菊、贡菊、杭菊、怀菊。

【性味归经】甘、苦，微寒。归肺、肝经。

【功效】散风清热，平肝明目，清热解毒。

【应用】

1. 风热感冒　本品长于疏散肺经风热，治风热感冒或风温初起所致发热、头痛、咳嗽等症，常与桑叶相须为用，如桑菊饮。

2. 头痛眩晕，目赤肿痛，眼目昏花　本品长于清肝明目，为明目要药。治肝肾不足所致目失所养、视物不清，常与枸杞子、熟地黄等药配伍，如杞菊地黄丸。治肝火上炎所致头痛眩晕，常与羚羊角等药配伍，如羚角钩藤汤。

3. 疮痈肿毒　本品能清热解毒，可治疮痈肿毒，常与金银花、连翘等药配伍。

【用法用量】煎服，5~10g。

【药学服务】

常用处方名	菊花、白菊花、黄菊花、亳菊、滁菊、贡菊、杭菊、怀菊
药膳 杞菊决明子茶	（1）组成：枸杞子、菊花、决明子（炒）。 （2）作用：清肝明目、降压降脂。 （3）适宜人群：高血压、高血脂的人群
贮藏	置阴凉干燥处，密闭保存，防霉，防蛀

你知道吗

本品按花的颜色不同，可分为黄菊和白菊。黄菊性味偏苦寒，长于疏风清热、清热解毒；白菊长于清热明目，平肝潜阳。

柴胡 Chaihu
《神农本草经》

【来源】 为伞形科植物柴胡 *Bupleurum chinense* DC. 或狭叶柴胡 *Bupleurum scorzoneri-folium* Willd. 的干燥根。按性状不同，分别习称"北柴胡"和"南柴胡"。春、秋二季采挖，除去茎叶和泥沙，干燥。

【性味归经】 辛、苦，微寒。归肝、胆、肺经。

【功效】 疏散退热，疏肝解郁，升举阳气。

【应用】

1. 感冒发热，寒热往来 本品善于疏散少阳半表半里之邪，为治少阳证之要药，常与黄芩配伍，如小柴胡汤；治外感风寒所致恶寒发热、头身疼痛，常与防风、生姜等药配伍，如正柴胡饮。

2. 肝郁气滞之胸胁胀痛，月经不调 本品善疏肝解郁，治肝失疏泄，气机郁阻之胸胁少腹胀痛、经行乳胀、月经不调、痛经，常与当归、白芍、茯苓等药配伍，如逍遥丸；或与香附、川芎、白芍等药配伍，如柴胡疏肝散。

3. 中气下陷之脏器下垂 本品长于升举脾胃清阳之气，可治中气下陷之胃下垂、脱肛、子宫脱垂、肾下垂等，常与人参、黄芪、升麻等药物配伍，如补中益气丸。

【用法用量】 煎服，3～10g。和解退热宜生用，疏肝解郁宜醋炙。

【药学服务】

常用处方名	柴胡、北柴胡、南柴胡、醋柴胡
不良反应	过量服用柴胡可以导致血压升高、恶心、呕吐、水肿、少尿或无尿
注意事项	柴胡其性升散，肝阳上亢、肝风内动及气机上逆忌用或慎用
贮藏	置通风干燥处，防蛀

你知道吗

大柴胡 *Bupleurum longiradiatum* Turcz. 的干燥根茎，表面密生环节，有毒，不可当柴胡用。

葛根 Gegen
《神农本草经》

【来源】 为豆科植物野葛 *Pueraria lobata*（Willd.）Ohwi 的干燥根。习称野葛。秋、冬二季采挖，趁鲜切成厚片或小块；干燥。

【性味归经】甘、辛，凉。归脾、胃、肺经。

【功效】解肌退热，生津止渴，透疹，升阳止泻，通经活络，解酒毒。

【应用】

1. 外感表证 若外感风寒，郁而化热症见发热头痛，常与柴胡配伍，如柴葛解肌汤；如风外风寒症见恶寒无汗，项背强直，常与麻黄、桂枝等药配伍，如葛根汤。

2. 麻疹不透 本品有发表散邪，透发麻疹之功，可用治麻疹初起，表邪外束，疹出不畅，常与升麻、芍药、甘草等配伍，如升麻葛根汤。

3. 热病口渴，阴虚消渴 本品有生津止渴之功。治热病津伤口渴，常与芦根、天花粉、知母等药配伍；治疗阴津不足之消渴，可与天花粉、鲜地黄、麦冬等药配伍。

4. 湿热泻痢，脾虚泄泻 本品能升脾胃清阳以止泻，尤其适宜于脾虚泄泻，常配伍人参、白术、木香等药，如七味白术散。治表证未解、邪热入里之下利臭秽、肛门灼热，或湿热泻痢，常与黄芩、黄连、甘草等药配伍，如葛根芩连汤。

5. 眩晕头痛，中风偏瘫，胸痹心痛 本品具有平肝阳、通络之功效，可治眩晕头痛、中风偏瘫、胸痹心痛等病证，常与天麻、地龙等药配伍，或配伍丹参、川芎，如通脉颗粒。

6. 酒毒伤中 本品能解酒毒，治饮酒过度，可单用煎服，或配木香、陈皮等药。

【用法用量】煎服，10～15g。升阳止泻宜煨用，退热生津宜生用，鲜葛根生津最佳。

【药学服务】

常用处方名	葛根、粉葛根、煨葛根	
药膳 葛根粥	（1）组成：葛根、粳米。 （2）作用：生津止渴，降血压，降血糖。 （3）适宜人群：高血压、糖尿病的人群食用	
贮藏	置通风干燥处，防蛀	

你知道吗

粉葛为豆科植物甘葛藤 *Pueraria thomsonii* Benth. 的干燥根。其药性与功效与葛根相似。

升麻 Shengma

《神农本草经》

【来源】为毛茛科植物大三叶升麻 *Cimicifuga heracleifolia* Kom.、兴安升麻 *Cimicifuga dahurica*（Turcz.）Maxim. 或升麻 *Cimicifuga foetida* L. 的干燥根茎。秋季采挖，除去泥沙，晒至须根干时，燎去或除去须根，晒干。

【性味归经】辛、微甘，微寒。归肺、脾、胃、大肠经。

【功效】 发表透疹，清热解毒，升举阳气。

【应用】

1. 风热头痛 本品有解表退热之功，治风热表证或温病初起所致发热、头痛等症，可与菊花、薄荷、连翘等配伍。

2. 麻疹不透 本品能透发麻疹，又可解毒，治疹出不畅，常与葛根、白芍、甘草等配伍，如升麻葛根汤。

3. 多种热毒病证 本品清热解毒，可用治热毒所致的多种病证。治牙龈肿痛、口舌生疮，常与生石膏、黄连等配伍，如清胃散；治阳毒发斑，常与生石膏、大青叶、紫草等配伍；治疗疮腮，可与黄连、连翘、牛蒡子等药配伍，如升麻黄连汤。

4. 中气下陷之脏器下垂 本品善引脾胃清阳之气上升，其升提之力较柴胡强。常用治中气不足，气虚下陷所致的脘腹重坠作胀，食少倦怠，久泻脱肛，子宫下垂，肾下垂等脏器脱垂，常与黄芪、人参、柴胡等药配伍，如补中益气丸；治疗气虚下陷、月经量多或崩漏，常与人参、黄芪、白术等补中益气药配伍，如举元煎。

【用法用量】 煎服，3～10g。发表透疹、清热解毒宜生用，升阳举陷宜蜜炙用。

【药学服务】

常用处方名	升麻、川升麻、绿升麻、炙升麻
注意事项	本品具升浮之性，凡阴虚火旺、麻疹已透以及阴虚阳亢，均当忌用
贮藏	置通风干燥处

其他发散风热药介绍见表2-2。

表2-2 其他发散风热药介绍

药名	性能	功效	主治	用量用法
蝉蜕	甘，寒。归肺、肝经	疏散风热，利咽，透疹；明目退翳，解痉	风热感冒，咽痛音哑；麻疹不透，风疹瘙痒；目赤翳障，惊风抽搐，破伤风	3～6g，煎服
蔓荆子	辛，苦，微寒。归膀胱、肝、胃经	疏散风热，清利头目	风热感冒头痛，齿龈肿痛；目赤多泪，目暗不明，头晕目眩	5～10g，煎服
淡豆豉	苦，辛，凉。归肺、胃经	解表，除烦，宣发郁热	感冒，寒热头痛，烦躁胸闷；虚烦不眠	6～12g，煎服
浮萍	辛，寒。归肺经	宣散风热，透疹，利尿	麻疹不透，风疹瘙痒；水肿尿少	3～9g，煎服，外用适量，煎汤浸洗
木贼	甘，苦，平。归肺、肝经	疏散风热，明目退翳	风热目赤，迎风流泪；目生云翳	3～9g，煎服

目标检测

单项选择题

1. 下列哪组药物都具有升阳、发表作用（　　　）
   - A. 麻黄、桂枝、香薷
   - B. 荆芥、防风、紫苏
   - C. 羌活、白芷、藁本
   - D. 薄荷、蝉蜕、牛蒡子
   - E. 升麻、柴胡、葛根

2. 桂枝具有的功效是（　　　）
   - A. 发汗解表，温脾暖肝
   - B. 发汗解表，温经止血
   - C. 发汗解表，温胃止呕
   - D. 发汗解肌，温经通阳，助阳化气
   - E. 发汗解表，宣肺平喘，利水消肿

3. 既能疏散退热，又能疏肝解郁，常与黄芩配伍，治少阳证的药物是（　　　）
   - A. 薄荷
   - B. 菊花
   - C. 柴胡
   - D. 葛根
   - E. 银花

4. 具有祛风胜湿止痛功效的药组是（　　　）
   - A. 防风、独活、白薇
   - B. 藁本、紫苏、防风
   - C. 防风、羌活、藁本
   - D. 白芷、紫苏、桂枝
   - E. 羌活、香薷、桂枝

5. 既能解表散寒、祛风止痛、通鼻窍，又能燥湿止带、消肿排脓的药物是（　　　）
   - A. 白芷
   - B. 荆芥
   - C. 防风
   - D. 苍术
   - E. 羌活

6. 有"呕家圣药"之称的药物是（　　　）
   - A. 柴胡
   - B. 辛夷
   - C. 升麻
   - D. 生姜
   - E. 白芷

7. 桂枝治疗风寒表虚证，宜配伍（　　　）
   - A. 麻黄
   - B. 白术
   - C. 附子
   - D. 白芍
   - E. 细辛

8. 既能发汗解表，又能利水消肿的药组是（　　　）
   - A. 麻黄、荆芥
   - B. 香薷、紫苏
   - C. 生姜、桂枝
   - D. 麻黄、香薷
   - E. 防风、白芷

9. 治疗夏季乘凉饮冷、阳气被阴邪所遏之阴暑证，宜选用（　　　）
   - A. 荆芥
   - B. 香薷
   - C. 桂枝
   - D. 细辛
   - E. 紫苏

10. 治疗外感风寒兼气滞胸脘满闷、恶心呕逆，宜首选（　　　）
    - A. 防风
    - B. 香薷
    - C. 细辛
    - D. 紫苏

E. 白芷

11. 下列除哪药外均具有明目功效 （　　）

    A. 菊花　　　　　　B. 桑叶　　　　　　C. 蝉蜕　　　　　　D. 牛蒡子

    E. 决明子

12. 具有透疹作用的药组是 （　　）

    A. 蝉蜕、金银花、菊花　　　　　　　　B. 薄荷、葛根、升麻

    C. 紫草、牛蒡子、防风　　　　　　　　D. 桑叶、薄荷、菊花

    E. 荆芥、连翘、升麻

13. 既能发表解肌，又能升阳止泻的药物是 （　　）

    A. 升麻　　　　　　B. 葛根　　　　　　C. 柴胡　　　　　　D. 桑叶

    E. 薄荷

14. 咳嗽痰稠，鼻咽干燥，属燥热伤肺，治疗宜选用 （　　）

    A. 薄荷　　　　　　B. 升麻　　　　　　C. 葛根　　　　　　D. 蔓荆子

    E. 桑叶

15. 治疗风热郁闭，咽喉肿痛，大便秘结，应首选 （　　）

    A. 薄荷　　　　　　B. 蝉蜕　　　　　　C. 菊花　　　　　　D. 蔓荆子

    E. 牛蒡子

书网融合……

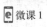 微课1　　　　微课2　　　　划重点1　　　　划重点2　　　　自测题

第三章 清热药

学习目标

知识要求

1. **掌握** 常用清热药的性味归经、功效与应用。
2. **熟悉** 常用清热药的使用注意、不良反应。
3. **了解** 常用清热药的调剂与养护。

能力要求

1. 初步具备根据疾病及证候合理选用清热药的能力。
2. 初步具备提供清热类中药药学服务的能力。

　　凡能清泄里热，用以解除各种里热证的药物，称为清热药。清热药药性寒凉，有清热泻火、清热燥湿、清热凉血、清热解毒及清虚热等不同作用，即"热者寒之"之意。主要用于治疗温病高热、湿热泻痢、温热发斑、痈肿疮毒及阴虚发热之证。

　　由于发病原因、病情变化、患者体质等不同，热有在气分、在血分之分以及实热、虚热之别。根据清热药功效和主治的差异，可将清热药分为：清热泻火药、清热燥湿药、清热解毒药、清热凉血药、清虚热药五类。

　　使用清热药时，应辨明热证的虚实。实热证有气分热、营血分热及气血两燔之别，应分别予以清热泻火、清营凉血、气血两清；虚热证又有邪热伤阴、阴虚发热之异，则须清热养阴透热或滋阴凉血除蒸。若里热兼有表证，治宜先解表后清里，或配解表药用，以达到表里双解；若里热兼积滞，宜配通里泻下药。本类药物性多寒凉，易伤脾胃，故脾胃气虚，食少便溏者慎用；苦寒药物易化燥伤阴，热证伤阴或阴虚患者慎用，辅以养阴生津药；清热药禁用于阴盛格阳或真寒假热证。

　　清热药性属寒凉，多服或久服能损伤阳气，故对于阳气不足，或脾胃虚弱者须慎用。不可过多或过久服用；同时中病即止，以免克伐太过，伤及正气。

第一节 清热泻火药

岗位情景模拟

　　情景描述 李某，男性，21岁。因右腿部被沸水烫伤前往医院就诊。症见：右腿部红肿明显，出现大小不一水疱。部分水疱破溃，破溃处创面潮红，并有淡黄色液态物质渗出。医生诊断为二级烫伤，并开出以煅石膏、黄柏等药为主的外用处方，嘱其研末外敷。

　　讨论 1. 方中的石膏有什么功效？

　　　　　 2. 为何方中不用生石膏而选用煅石膏？

凡能清泄火热邪气，治疗气分实热证的药物，为清热泻火药。主治里热炽盛证，症见高热烦渴，汗出，甚则神昏谵语，舌红苔黄或燥，脉洪数。此外，因各药归经的差异，还分别适用于肺热、胃热、心火、肝火等引起的脏腑火热证。临床常用的清热泻火药有石膏、知母、栀子、夏枯草、天花粉、芦根、淡竹叶、决明子等。

使用清热泻火药时，若里热炽盛而正气已虚，则宜配补虚药，以扶正祛邪。

石膏 Shigao
《神农本草经》

【来源】为硫酸盐类矿物石膏的矿石，主含含水硫酸钙（$CaSO_4 \cdot 2H_2O$）。挖出后，除去杂石和泥沙。

【性味归经】辛、甘，大寒。归肺、胃经。

【功效】清热泻火，除烦止渴，收敛生肌（煅用）。

【应用】

1. 温热病气分实热证　本品大寒，有较强的清热泻火之功，为清泻肺胃二经气分实热证之要药。治邪在气分之壮热、烦渴、大汗、脉洪大，常与知母相须为用，如白虎汤。若热邪深入血分，出现气血两燔的高热、吐血、发斑等，常与生地、丹皮等配伍，如清瘟败毒饮。

2. 肺热喘咳证　本品入肺经，为清泄肺热之要药。治疗肺热咳喘，发热口渴，常与麻黄、杏仁等配伍，如麻黄杏仁石膏甘草汤。

3. 胃火头痛、牙龈肿痛、消渴　本品入胃经，长于清泻胃火，治疗胃火上炎所致的牙龈红肿、疼痛以及头痛，常配黄连、升麻，如清胃散；取本品清泄胃热，配知母、生地、牛膝等，用于治疗胃热之消渴，如玉女煎。

4. 疮疡溃而不敛、湿疹、水火烫伤、外伤出血　煅石膏既能清热，又能收湿敛疮，单用，或与黄柏、青黛等配伍，研末外敷。

【用法用量】15～60g，宜打碎先煎。煅石膏外用适量，研末撒敷患处。

【药学服务】

常用处方名	石膏、生石膏、煅石膏
注意事项	本品大寒，脾胃虚寒慎用
贮藏	置干燥处

你知道吗

比较石膏与知母

石膏与知母皆性寒、归肺胃经，均能清热泻火、除烦止渴，相须为用可治温热病邪在气分、肺热咳嗽。不同之处在于，石膏辛甘大寒，泻火力强，重在清泻肺胃实火；另外，煅石膏外用可收湿生肌、敛疮止血。知母则味苦甘性寒质润，滋阴润燥之力较强，重在滋润肺胃之燥。

知母 Zhimu

《神农本草经》

【来源】为百合科植物知母 *Anermarrhena asphodeloides* Bge. 的干燥根茎。春、秋二季采挖，除去须根和泥沙，晒干，习称"毛知母"；或除去外皮，晒干。

【性味归经】苦、甘，寒。归肺、胃、肾经。

【功效】清热泻火，滋阴润燥。

【应用】

1. 气分实热证　本品能清热泻火除烦，同时又能生津润燥止渴，善治温病热在气分，高热烦渴，常与石膏相须为用，如白虎汤。

2. 肺热燥咳　本品主入肺经而长于泻肺热、润肺燥。用治肺热燥咳、痰黄黏稠，常配黄芩、浙贝等药，如清肺宁嗽丸；用治肺热伤阴，燥咳无痰，常与贝母同用，如二母散。

3. 阴虚消渴、肠燥便秘　本品味苦兼甘，质润不燥，具有清热泻火、滋阴润燥、生津止渴之功。可用治肺胃阴虚内热之消渴，常配天花粉、葛根等药，如玉液汤；兼入肾经治阴虚火旺所致骨蒸潮热、盗汗、心烦，常配黄柏、地黄等药，如知柏地黄丸；治疗肠燥便秘，常配当归、火麻仁等。

【用法用量】煎服，6~12g。清热泻火宜生用；清下焦虚热宜盐炒用。

【药学服务】

常用处方名	知母、盐知母、知母肉
注意事项	本品性寒质润，易伤脾胃而滑肠，脾虚便溏慎用
贮藏	置通风干燥处，防潮

你知道吗

比较知母和生地黄

知母和生地黄皆能清热养阴、生津止渴。知母清热泻火，善清肺胃气分实热，又能清泻肺火、滋阴润燥；生地黄长于清热凉血、滋阴生津。

栀子 Zhizi

《神农本草经》

【来源】为茜草科植物栀子 *Gardenia jasminoides* Ellis 的干燥成熟果实。9~11月果实成熟呈红黄色时采收，除去果梗和杂质，蒸至上气或置沸水中略烫，取出，干燥。

【性味归经】苦，寒。归心、肺、胃、三焦经。

【功效】泻火除烦，清热利湿，凉血解毒。

【应用】

1. 里实热证　本品善清心、肺、胃经之火而除烦。用于热扰胸膈的虚烦不眠、躁扰不宁，与淡豆豉同用，如栀子豉汤；用于火热炽盛的高热、烦躁、神昏谵语，与石膏、黄连、黄芩等配伍，如清瘟败毒饮；用于肺胃热盛、口舌生疮、牙龈肿痛、目赤眩晕、咽喉肿痛、大便秘结，常与大黄、黄连、黄芩等配伍，如栀子金花丸。

2. 肝胆湿热的黄疸、淋证 本品善清肝胆湿热，为湿热黄疸及湿热淋证之常用药，有标本兼治之功。治肝胆湿热郁蒸之黄疸，常与茵陈、大黄配伍，如茵陈蒿汤；治湿热淋证，常与木通、滑石等药配伍，如八正散。

3. 血热妄行的出血 本品既入气分，又入血分，有凉血止血的功效。用于有吐血、衄血、尿血等，常与黄芩、白茅根等配伍。

4. 热毒疮疡及外伤肿痛 本品能清热泻火、凉血解毒，治火毒疮疡、红肿热痛，常配黄连、黄柏等药，如黄连解毒汤；也可治肝胆火热上攻之目赤肿痛，常配龙胆、木通等药。生栀子粉用水或醋调成糊，湿敷患处，可治疗跌打损伤、血瘀肿痛及热毒疮疡、红肿热痛。

【用法用量】煎服，6～10g。外用生品适量，研末调敷。

【药学服务】

常用处方名	栀子、栀子仁、生栀子、炒栀子、炙栀子、焦栀子、栀子炭
药膳 栀子豆豉汤	（1）组成：栀子、豆豉。 （2）作用：清热除烦。 （3）适宜人群：凡心经有实火，症见心烦、失眠多梦的人群可服用
注意事项	苦寒易伤胃，脾虚便溏忌用；苦寒伤阳，不宜大量使用
贮藏	置通风干燥处

你知道吗

中药栀子也可作染色剂

栀子是秦汉以前应用最广的黄色染料，栀子果实中的色素成分主要是萜类的藏红花素和黄酮类的栀子黄色素，栀子色素可用直接法将织物染成黄色，微泛红光。亦可加媒染剂染成不同色调的深浅黄色。但栀子染黄耐日晒的效果较差，因此自宋代以后染黄又被槐花所取代。染色方法：新鲜的栀子果，捏碎泡水 3 小时，过滤，即可取染液。干栀子果，放入热水浸泡一夜，泡软后将果实剥开或捏碎，加火煎煮，煮沸续煮30 分钟，熄火，过滤取第一次染液；可重复煎煮取 3～4 次染液。

请你想一想

生栀子、炒栀子与栀子炭三者在功效上有何区别？

夏枯草 Xiakucao

《神农本草经》

【来源】为唇形科植物夏枯草 *Prunella vulgaris* L. 的干燥果穗。夏季果穗成棕红色时采收，除去杂质，晒干。

【性味归经】辛、苦，寒。归肝、胆经。

【功效】清肝泻火，明目，散结消肿。

【应用】

1. 目赤肿痛、头痛眩晕　本品入肝胆经，为清肝的要药。用于肝火上炎所致的头痛眩晕、目赤肿痛、羞明流泪，单用，或与石决明、菊花等配伍；用于目珠疼痛，久痛伤血，常配伍当归、白蒺藜、桑叶等药。

2. 痰火郁结所致的瘰疬、瘿瘤、乳痈　本品为散结的要药。单用煎服，或熬膏服，并可外敷患处。治痰火郁结之瘰疬，可与贝母、香附等配伍；治瘿瘤，常配昆布、玄参等药，增强散结的功效；治乳痈常与蒲公英、栀子相配伍。

3. 肝阳上亢证　本品既清肝火，又平肝阳，对肝阳上亢兼有肝火最适宜，常与生地、菊花等配伍。

4. 祛风止痒　本品煎水外用可祛风止痒。

【用法用量】煎服，9～15g。

【药学服务】

常用处方名	夏枯草、夏枯草穗
注意事项	脾胃虚寒慎用
贮藏	置干燥处

你知道吗

比较菊花与夏枯草

菊花与夏枯草均能清肝明目，治肝火目赤肿痛及肝阳上亢眩晕头痛。菊花为辛凉解表药，不仅能疏散风热，又清热解毒；夏枯草清热泻火，其清肝火力强，又能散郁结。

天花粉 Tianhuafen

《神农本草经》

【来源】为葫芦科植物栝楼 *Trichosanthes kirilowii* Maxim. 或双边栝楼 *Trichosanthes rosthornii* Harms 的干燥根。秋、冬二季采挖，洗净，除去外皮，切段或纵剖成瓣，干燥。

【性味归经】甘、微苦，微寒。归肺、胃经。

【功效】清热泻火，生津止渴，消肿排脓。

【应用】

1. 热病烦渴、内热消渴　本品既能清肺胃实热，又能生津止渴，故常用治热病伤津烦渴，可配芦根、麦冬等；治阴虚内热消渴，常配葛根、地黄、麦冬等药；治燥邪伤肺胃，咽干口燥常配沙参、麦冬、玉竹等药，如沙参麦冬汤。

2. 燥邪犯肺咳嗽　本品能润肺燥。治燥热伤肺，干咳少痰、痰中带血等肺热燥咳，可配天门冬、麦冬、地黄等药。

3. 疮疡肿毒 本品既能清热解毒，又能消肿排脓以疗疮。治热毒炽盛，痈疽疮疡，常与金银花、白芷、穿山甲等同用，如仙方活命饮。

【用法用量】煎服，10～15g。

【使用注意】孕妇慎用；不宜与川乌、制川乌、草乌、制草乌、附子同用。

【药学服务】

常用处方名	天花粉、花粉、栝楼根、天花粉片
注意事项	脾胃虚寒、大便滑泄忌服
贮藏	置干燥处，防蛀

你知道吗

比较知母与天花粉

知母与天花粉能清热生津止渴。知母能上清肺热而泻火，下滋肾阴而润燥，中泻胃火而止渴，既能清热泻火以治实热，又有润燥滑肠之功；天花粉以清热生津见长，兼能清肺润燥。

其他清热泻火药介绍见表3-1。

表3-1 其他清热泻火药介绍

药名	性能	功效	主治	用量用法
芦根	甘，寒。归肺、胃经	清热泻火；生津止渴，除烦；止呕；利尿	肺热咳嗽，肺痈吐脓；热病伤津、烦渴；胃热呕吐；热淋涩痛	15～30g，煎服。鲜品加倍，或捣汁服
决明子	甘、苦、咸，微寒。归肝、大肠经	清热明目，润肠通便	目赤涩痛、羞明多泪、目暗不明、头痛眩晕；大便秘结	9～15g，煎服，用时捣碎；不宜久煎
淡竹叶	甘、淡，寒。归心、胃、小肠经	清热泻火，除烦止渴，利尿通淋	热病烦渴、口疮、尿赤；热淋涩痛	6～10g，煎服
密蒙花	甘，微寒。归肝经	清热泻火，养肝明目，退翳	目赤肿痛、多泪羞明；肝虚目暗、视物昏花；目生翳膜	3～9g，煎服
谷精草	辛、甘，平。归肝、肺经	疏散风热，明目退翳	风热头痛；风热目赤、肿痛羞明、眼生翳膜	5～10g，煎服

📖 第二节 清热解毒药

📋 岗位情景模拟

情景描述 连花清瘟胶囊在此次抗击"新冠肺炎"中发挥了显著的疗效，它主要由连翘、金银花、炙麻黄、炒苦杏仁、石膏、板蓝根组成。用于治疗流行性感冒属热毒袭肺证，症见：发热或高热，恶寒，肌肉酸痛，鼻塞流涕，咳嗽，头痛，咽干咽痛，舌偏红，苔黄或黄腻。

　　讨论　1. 热毒袭肺有什么临床表现？

　　　　　2. 金银花、连翘在连花清瘟胶囊中发挥什么功效？

　　具有清解热毒作用，治疗各种热毒证的药物，为清热解毒药。该类药主治痈肿疮毒、丹毒、瘟毒发斑、痄腮、咽喉肿痛、热毒下利、蛇虫咬伤、癌肿、水火烫伤以及其他急性热病。

　　本类药物寒凉易伤脾胃，中病即止，不可过服。

金银花 Jinyinhua
《名医别录》

　　【来源】为忍冬科植物忍冬 *Lonicera japonica* Thunb. 的干燥花蕾或带初开的花。夏初花开放前采收，干燥。

　　【性味归经】甘，寒。归肺、心、胃经。

　　【功效】清热解毒，疏散风热。

　　【应用】

　　1. 外感风热或温病发热　本品既能清热解毒，又有轻宣疏散之效。用于外感风热或温病初起，与荆芥、连翘等配伍，如银翘散；治疗热入气分的壮热、烦渴、脉洪大，与石膏、知母等配伍；治疗热入营血的神烦少寐、斑疹隐现，与生地、黄连等配伍，如清营汤。

　　2. 疮痈疔肿、丹毒　本品为外科常用的清热解毒药，单用或配伍蒲公英、紫花地丁等，如五味消毒饮；配伍鱼腥草、黄芩、败酱等其他清热解毒药可用于治疗肠痈、肺痈；治疗丹毒既可大剂量内服，也可以捣烂外用。

　　3. 热毒血痢　本品有清热解毒，凉血止痢的作用。轻者单用生品浓煎频服，重者配伍黄连、白头翁等清热燥湿药。

　　此外，本品加水蒸馏，制成银花露，有清热解暑、清利头目的功效。

　　【用法用量】煎服，6～15g。

　　【药学服务】

常用处方名	金银花、忍冬花、双花、二花、银花
药膳 双花茶	（1）组成：金银花、菊花、枸杞子、冰糖。 （2）作用：具有清热祛火、清利头目。 （3）适宜人群：夏天因热而致咽部干涩、轻微肿痛、头昏的人饮用
注意事项	脾胃虚寒及气虚疮痈脓清忌用
贮藏	置阴凉干燥处，防潮，防蛀

你知道吗

金银花的名字来源及金银花露

金银花，三月开花，花初开则色白，经一、二日则色黄，故名金银花。又因为一蒂二花，两条花蕊探在外，成双成对，形影不离，状如雄雌相伴，又似鸳鸯对舞，故有鸳鸯藤之称。

金银花露即生品金银花加水蒸馏而成，有清热解暑、清利头目的作用，可用于暑热烦渴、咽喉肿痛，以及小儿热疮、痱子等。

🛏请你想一想

在金花清感颗粒中，金银花发挥了什么功效？

连翘 Lianqiao

《神农本草经》

【来源】为木犀科植物连翘 *Forsythia suspensa* （Thunb.） Vahl 的干燥果实。秋季果实初熟尚带绿色时采收，除去杂质，蒸熟，晒干，习称"青翘"；果实熟透时采收，晒干，除去杂质，习称"老翘"。

【性味归经】苦，微寒。归肺、心、小肠经。

【功效】清热解毒，消肿散结，疏散风热。

【应用】

1. 风热感冒，温热初起证 本品轻清性浮，能清热解毒透邪外出，善清心而散上焦之热。治疗风热外感或温病初起，常与金银花、薄荷等配伍，如银翘散；若用于热入营分证，与生地、玄参等配伍，如清营汤；连翘心长于清心泻火，与莲子心、竹叶卷心等配伍，治疗热陷心包的高热、神昏谵语之症，如清宫汤。

2. 热毒蕴结的各种疮毒痈肿、瘰疬 本品既可泻火解毒，又能消痈散结，为"疮家圣药"。用于疮毒痈肿，常与蒲公英、野菊花配伍；用于瘰疬，常与玄参、夏枯草等配伍。

【用法用量】煎服，6~15g。

【药学服务】

常用处方名	连翘、青翘、黄翘、老翘、连翘壳、净连翘
注意事项	脾胃虚寒及气虚脓清不宜用
贮藏	置干燥处

你知道吗

比较连翘与金银花

连翘与金银花均既能透热达表，又能清里热而解毒，常相须为用。连翘清心解毒之力强，并善于消痈散结，为疮家圣药；金银花疏散表热之效优，且炒炭后善于凉血止痢。

板蓝根 Banlangen

《本草纲目》

【来源】为十字花科植物菘蓝 *Isatis indigotica* Fort. 的干燥根。秋季采挖，除去泥沙，晒干。

【性味归经】苦，寒。归心、胃经。

【功效】清热解毒，凉血利咽。

【应用】

1. 温疫时毒，咽痛，温毒发斑　本品既清热解毒，又利咽散结。治外感风热或温病初起，发热头痛、咽痛，可单味使用，如板蓝根冲剂或与金银花、薄荷等疏散风热药配伍；若风热上攻，咽喉肿痛，常配玄参、马勃、牛蒡子等药。

2. 热毒炽盛的痄腮，痈肿疮毒，大头瘟　本品有清热解毒，凉血消肿之功，主治瘟疫热毒之证。治温毒发斑，常配地黄、紫草、黄芩等药；治丹毒、痄腮、大头瘟疫，常配伍玄参、连翘、牛蒡子等药，如普济消毒饮。

【用法用量】煎服，9~15g。

【药学服务】

常用处方名	板蓝根、兰根、蓝根、板兰根、大青根
注意事项	体虚而无实火热毒忌服
不良反应	(1) 量大可导致恶心呕吐，极个别可导致溶血等不良反应。 (2) 其注射液可致过敏反应，如荨麻疹、多形性红斑、过敏性皮炎、严重可导致过敏性休克
贮藏	置干燥处，防霉，防蛀

蒲公英 Pugongying

《新修本草》

【来源】为菊科植物蒲公英 *Taraxacum mongolicum* Hand. – Mazz.、碱地蒲公英 *Taraxacum borealisinense* Kitam. 或同属数种植物的干燥全草。春至秋季花初开时采挖，除去杂质，洗净，晒干。

【性味归经】苦、甘，寒。归肝、胃经。

【功效】清热解毒，消肿散结，利尿通淋。

【应用】

1. 热毒蕴结所致的痈肿疔毒　本品能清热解毒，又消肿散结，为消痈散结之佳品，治内外热毒疮痈，兼能疏郁通乳，故为治疗乳痈之要药。治乳痈，可单用本品浓煎内服，或以鲜品捣汁药渣敷患处，也可与全瓜蒌、金银花、牛蒡子等药配伍；治痈疽疔毒，常与野菊花、紫花地丁、金银花等药配伍，如五味消毒饮；治咽喉肿痛，与板蓝根、玄参等配伍。

2. 热淋，湿热黄疸　本品能清利湿热，利尿通淋，可用于湿热所致的淋证、黄疸等。治热淋涩痛，常配白茅根、金钱草、车前子等药；治疗湿热黄疸，常配茵陈、栀子、大黄等药。

此外，本品还可治肝火上炎引起的目赤肿痛，常与菊花、夏枯草、黄芩等配伍使用；鲜品外敷还可用治毒蛇咬伤。

【用法用量】煎服，10~15g，鲜品加倍。外用适量，鲜品捣敷。

【药学服务】

常用处方名	蒲公英、公英
药膳 凉拌蒲公英	(1) 组成：鲜蒲英、调味品适量。 (2) 作用：具有清热解毒，散结利尿的功效。 (3) 适宜人群：急性乳腺炎、皮肤热毒疮痈的人群食用
注意事项	用量过大，可致缓泻
贮藏	置通风干燥处，防潮，防蛀

鱼腥草 Yuxingcao
《名医别录》

【来源】 为三白草科植物蕺菜 *Houttuynia cordata* Thunb. 的新鲜全草或干燥地上部分。鲜品全年均可采割；干品夏季茎叶茂盛花穗多时采割，除去杂质，晒干。

【性味归经】 辛，微寒。归肺经。

【功效】 清热解毒，消痈排脓，利尿通淋。

【应用】

1. 肺热咳嗽、肺痈吐脓 本品能清泻肺热，又具消痈排脓之效，为治肺痈之要药。治痰热壅肺所致肺痈，咳吐脓血，常与桔梗、芦根、瓜蒌等药配伍；若治肺热咳嗽，咽痛，痰黄而稠，常与黄芩、金银花等药配伍，如复方鱼腥草片。

2. 热毒疮疡 本品为治热毒疮疡常用之品，常与紫花地丁、蒲公英、连翘等配伍使用；亦可单用鲜品捣烂外敷。

3. 湿热淋证 本品善清膀胱湿热，有利水通淋之效，治疗热淋常与车前草、白茅根、海金沙等药配伍，大剂量单用本品也有效。

此外，本品生食有一定开胃消食作用。

【用法用量】煎服，15~25g，不宜久煎；鲜品用量加倍，水煎或捣汁服。外用适量，捣敷或煎汤熏洗患处。

【药学服务】

常用处方名	鱼腥草、侧耳根、猪鼻孔、蕺菜
药膳 凉拌鱼腥草	(1) 组成：鲜鱼腥草、调味品适量。 (2) 作用：清热解毒，排脓利尿，开胃消食。 (3) 适宜人群：肺热咳嗽、皮肤热毒疮痈人群食用

续表

注意事项	虚寒证及阴证疮疡忌服
不良反应	极少数患者服药后偶可出现头晕、胃部不适等症状，长期大量使用可能会导致肾损伤
贮藏	置干燥处；鲜鱼腥草置阴凉潮湿处

你知道吗

鱼腥草的名字来源

因有鱼腥气而得名，古称蕺，别名倒耳根、折耳根、摘耳根。鱼腥草是佳蔬，生食有腥味，熟食可用开水漂过去腥味，可菜、可汤、可腌。补誉为天然植物抗生素，鱼腥草经破壁服用方便，抗病毒、抗细菌效果好，尤其适宜用于小儿。

其他清热解毒药介绍见表3-2。

表3-2 其他清热解毒药介绍

药名	性能	功效	主治	用量用法
穿心莲	苦，寒。归心、肺、大肠、膀胱经	清热解毒，凉血，消肿	感冒发热，咽喉肿痛，口舌生疮；湿热泻痢，热淋涩痛；疖肿，毒蛇咬伤	6~9g，煎服；由于味极苦常入丸散；外用适量
青黛	咸，寒。归肝经	清热解毒，凉血消斑，泻火定惊	火毒疮疡，咳嗽胸痛，痰中带血，温毒发斑，血热吐衄，咽痛口疮；暑热惊痫，惊风抽搐	1~3g，宜入丸散，外用适量
紫花地丁	苦、辛，寒。归心、肝经	清热解毒，凉血消肿	疔疮肿毒，痈疽发背，丹毒；毒蛇咬伤	15~30g，煎服
野菊花	苦、辛，微寒。归肝、心经	清热解毒，泻火平肝	疔疮痈肿；目赤肿痛，头痛眩晕	9~15g，煎服
白头翁	苦，寒。归胃、大肠经	清热解毒，凉血止痢	热毒血痢，阴痒带下	9~15g，煎服；外用适量
射干	苦，寒。归肺经	清热解毒，消痰，利咽	热毒痰火郁结；痰涎壅盛，咳嗽气喘，咽喉肿痛	3~10g，煎服
马勃	辛，平。归肺经	清肺利咽，止血	风热郁肺咽痛，咳嗽，音哑；外治鼻衄，创伤出血	2~6g，包煎；外用适量，敷患处
鸦胆子	苦，寒；有小毒。归大肠、肝经	清热解毒，止痢，截疟，外用腐蚀赘疣	热毒血痢，冷积久痢，疟疾；外治鸡眼，赘疣	0.5~2g，内服不宜久煎；用龙眼肉包裹或装入胶囊吞服，外用适量
土茯苓	甘、淡，平。归肝、胃经	解毒，通利关节，除湿	梅毒及汞中毒所致的肢体拘挛，筋骨疼痛；湿热淋浊，带下，痈肿，瘰疬，疥癣	15~60g，煎服
重楼	苦，微寒；有小毒。归肝经	清热解毒，消肿止痛，凉肝定惊	痈肿疔疮，咽喉肿痛，跌打损伤、毒蛇咬伤；惊风抽搐	3~9g，煎服；外用适量，研末调敷

续表

药名	性能	功效	主治	用量用法
山豆根	苦，寒；有毒。归肺、胃经	清热解毒，利咽消肿	火毒蕴结，乳蛾喉痹，口舌生疮；咽喉肿痛，齿龈肿痛	3～6g，煎服
青果	甘、酸，平。归肺、胃经	清热解毒，利咽，生津	鱼蟹中毒；咽喉肿痛，咳嗽痰黏；烦热口渴	5～10g，煎服
木蝴蝶	苦、甘，凉。归肺、肝、胃经	清肺利咽，疏肝和胃	喉痹，音哑，肺热咳嗽；肝胃气痛	1～3g，煎服
马齿苋	酸，寒。归肝、大肠经	清热解毒，凉血止血，止痢	痈肿疔疮，湿疹，丹毒，蛇虫咬伤；便血，痔血，崩漏下血；热毒血痢	煎服，9～15g。外用适量捣敷患处
半边莲	辛，平。归心、小肠、肺经	清热解毒，利尿消肿	痈肿疔疮，蛇虫咬伤，湿热黄疸，湿疹湿疮，腹胀水肿	9～15g，煎服；鲜品加倍
山慈菇	甘、微辛，凉。归肝、脾经	清热解毒，化痰散结	痈肿疔毒，蛇虫咬伤，瘰疬痰核，癥瘕痞块	3～9g，煎服；外用适量
漏芦	苦，寒。归胃经	清热解毒，消痈，下乳，舒筋通脉	痈疽发背，瘰疬疮毒；乳痈肿痛；乳汁不下；湿痹拘挛	5～9g，煎服；外用适量
千里光	苦，寒。归肺、肝经	清热解毒，明目，利湿	痈肿疮毒，感冒发热；目赤肿痛；泄泻痢疾，皮肤湿疹	15～30g，煎服；鲜品加倍。外用适量，煎水熏洗
白蔹	苦，微寒。归心、胃经	清热解毒，消痈散结，敛疮生肌	痈疽发背，疔疮；瘰疬；烧烫伤	5～10g，煎服；外用适量，煎汤洗或研成细粉敷患处。不宜与川乌、制川乌、草乌、制草乌、附子同用

📋 第三节　清热凉血药

📋 岗位情景模拟

▼

　　情景描述　林某，女，7岁，因感冒后，出现高热，皮下有红斑，到医院就诊，经医生诊断为热入营血证，医生开具清营汤，顾客在请药师调配中药时，咨询中药调剂人员关于疾病的情况。

　　讨论　1. 热入营血证有什么临床表现？

　　　　　2. 生地黄有什么功效？

　　凡具有清解营血分热邪，治疗热入营血证的药物，为清热凉血药。清热凉血药性味多为苦寒或咸寒，偏入血分以清热，多归心、肝经。主治血热妄行之吐血、衄血、尿血、便血、血热发斑及温热病邪入营血、热甚心烦、舌绛神昏等。

应用本类药物时，应根据病证的不同灵活配伍相关药物。若气血两燔，可配清热泻火药，使气血两清；若血热而火毒炽盛，可配伍清热解毒药。

地黄 Dihuang

《神农本草经》

【来源】为玄参科植物地黄 *Rehmannia glutinosa* Libosch. 的新鲜或干燥块根。秋季采挖，除去芦头、须根及泥沙，鲜用；或将地黄缓缓烘焙至约八成干。前者习称"鲜地黄"，后者习称"生地黄"。

【性味归经】甘，寒。归心、肝、肾经。

【功效】清热凉血，养阴生津。

【应用】

1. 热入营血、温毒发斑　本品能清热凉血又养阴，善清营、血分热邪，常与玄参、黄连等配伍，如清营汤；若用于温热病后期，余热未尽，阴津已伤，而致发热、夜热早凉及阴虚内热的潮热，常与知母、青蒿等配伍，如青蒿鳖甲汤。

2. 血热出血证　本品能凉血止血，用于血热吐血、衄血、崩漏等，常与鲜荷叶、生艾叶等配伍，如四生丸。

3. 阴虚内热证　本品甘寒，入肾经而滋阴降火，养阴津而泄伏热。用于治热病伤阴，舌降烦渴，阴虚发热，骨蒸劳热，常与麦冬、沙参等配伍，如益胃汤；用于消渴多饮，可与天花粉、五味子等配伍，如玉泉散；用于热病伤津的肠燥便秘，与玄参、麦冬等配伍，如增液汤。

【用法用量】煎服，10～15g。鲜地黄12～30g。

【药学服务】

常用处方名	地黄、生地黄、生地
注意事项	脾虚湿滞，腹满便溏不宜用
贮藏	鲜地黄埋在沙土中，防冻；生地黄置通风干燥处，防霉，防蛀

你知道吗

生地黄还可以止血

宋代方书《信效方》中，记载有一则关于生地黄止血的故事。该书作者在汝州（今河南临汝县）时，一次外出验尸，当地保正赵温却没到验尸现场。他就问当地人："为何赵保正不来？"回答说："赵保正衄血数斗，昏沉沉的，眼看有生命危险了。"后来他见到赵保正，只见赵的鼻血就像屋檐水似的不断滴着。他马上按平日所记的几个止衄血的方子，配药给赵治疗，但血势很猛，吹入鼻中的药末都被血冲出来了。他想：治血病没有药能超过生地黄的了，于是当机立断，即刻派人四处去寻找生地黄，得到十余斤。来不及取汁，就让赵生吃，渐渐吃到三四斤，又用生地黄渣塞鼻，过了一会儿，血便止住了。

牡丹皮 Mudanpi

《神农本草经》

【来源】为毛茛科植物牡丹 *Paeonia suffruticosa* Andr. 的干燥根皮。秋季采挖根部，除去细根和泥沙，剥取根皮，晒干；或刮去粗皮，除去木心，晒干。前者习称"连丹皮"，后者习称"刮丹皮"。

【性味归经】苦、辛，微寒。归心、肝、肾经。

【功效】清热凉血，活血化瘀。

【应用】

1. 热入营血，温毒发斑，吐血衄血　本品善清营分、血分实热，治温病热入营血，迫血妄行所致发斑、吐血、衄血，可配犀角、地黄、赤芍等药，如清营汤。

2. 温病后期伤阴，阴虚发热　本品入血分而善于滋阴降火，为治无汗骨蒸之要药，常配鳖甲、知母、地黄等药，如青蒿鳖甲汤。

3. 血滞经闭、痛经、跌仆伤痛　本品有活血祛瘀之功，治血滞经闭、痛经，可配桃仁、川芎、桂枝等药，如桂枝茯苓丸；治跌打伤痛，可与红花、乳香、没药等药配伍。

4. 痈肿疮毒　本品清热凉血，又散瘀消痈。治热毒疮疡，配伍金银花、蒲公英等；治瘀热互结之肠痈初起，配大黄、桃仁、芒硝等药，如大黄牡丹皮汤。

【用法用量】煎服，6～12g。

【使用注意】孕妇慎用。

【药学服务】

常用处方名	牡丹皮、丹皮、粉丹皮、生牡丹皮、炒牡丹皮、牡丹皮炭
不良反应	极少数患者服后有恶心，头晕等表现
贮藏	置阴凉干燥处

赤芍 Chishao

《开宝本草》

【来源】为毛茛科植物赤芍 *Paeonia lactiflora* Pall. 或川赤芍 *Paeonia veitchii* Lynch 的干燥根。春、秋二季采挖，除去根茎、须根及泥沙，晒干。

【性味归经】苦，微寒。归肝经。

【功效】清热凉血，散瘀止痛。

【应用】

1. 温热病热入血分，温毒发斑　本品善清血分郁热，既凉血又活血，常与牡丹皮相须应用。治温病发斑，配紫草、蝉蜕等，如紫草快斑汤；治血热吐衄，常与生地黄、牡丹皮等配伍，如犀角地黄汤。

2. 血滞经闭、痛经及损伤瘀滞肿痛　本品入肝行血，能祛瘀行滞而止痛。活血通经，常与当归、川芎配伍；外伤瘀滞，常与桃仁、红花等配伍。

3. 痈肿疮毒，目赤肿痛　本品性寒入肝经，能凉血祛瘀而消肿止痛，又能泻肝火。用于痈肿疮毒，配伍金银花、黄连等；治目赤肿痛，常与菊花、夏枯草等配伍。

此外，本品亦用于热淋、血淋及热痢带血等血热证。

【用法用量】煎服，6~12g。

【使用注意】不宜与藜芦同用。

【药学服务】

常用处方名	赤芍、赤芍片、生赤芍、炒赤芍、酒赤芍
注意事项	虚寒性经闭忌用；无瘀血、孕妇慎用；大量服用可导致出血
贮藏	置于通风干燥处

你知道吗

比较牡丹皮和赤芍

牡丹皮和赤芍均源于毛茛科植物，皆能清热凉血、活血化瘀。牡丹皮善透阴分伏热而退虚热；赤芍善清泄肝火。

其他清热凉血药介绍见表3-3。

表3-3　其他清热凉血药介绍

药名	性能	功效	主治	用量用法
玄参	苦、甘、咸、微寒。归肺、胃、肾经	清热凉血，滋阴降火，解毒散结	热入营血，温毒发斑；热病伤阴，舌绛烦渴，津伤便秘，骨蒸劳嗽；目赤，咽痛，白喉，瘰疬，痈肿疮毒	9~15g，煎服；反藜芦
紫草	甘、咸、寒。归心、肝经	清热凉血，活血解毒，透疹消斑	血热毒盛；斑疹紫暗；麻疹不透，疮疡，湿疹，烧烫伤	5~10g，煎服。外用适量，熬膏或用植物油浸泡涂擦
水牛角	苦，寒。归心、肝经	清热凉血，解毒，定惊	温病高热，神昏谵语，发斑发疹；吐血衄血；惊风，癫狂	15~30g，镑片或粗粉煎服，宜先煎3小时以上

请你想一想

古方中可见犀牛角的使用，当下则用10倍量的水牛角替代，请你试列举几味珍稀濒危生药材并谈谈如何保护其药用资源？

第四节 清热燥湿药

岗位情景模拟

情景描述 涂某，男性，30岁，因吃夜宵烧烤后出现腹痛、腹泻、肛门灼热，于是到药店购药，药店执业药师推荐葛根芩连片。

讨论 1. 湿热下注有什么表现？

2. 黄连、黄芩有什么功效？

凡具有清热燥湿作用，治疗各种湿热证的药物，为清热燥湿药。主治湿热证，如心烦口苦，腹痛，泄泻，痢疾，黄疸，关节肿痛，小便短赤，带下色黄，热淋，湿疹，湿疮等。

本类药物寒凉易伤脾胃，中病即止，不可过服。

黄芩 Huangqin
《神农本草经》

【来源】为唇形科植物黄芩 *Scutellaria baicalensis* Georgi 的干燥根。春、秋二季采挖，除去须根和泥沙，晒后撞去粗皮，晒干。

【性味归经】苦、寒，归肺、胆、脾、大肠、小肠经。

【功效】清热燥湿，泻火解毒，止血，安胎。

【应用】

1. 湿热所致的多种病证 本品苦能燥湿，寒能清热，善清胃肠、肝胆的湿热，是治疗湿热病证的常用药。用于湿温发热，身痛，常与滑石、茯苓等配伍，如黄芩滑石汤；用于湿热黄疸，常与茵陈、栀子配伍；用于胃肠湿热的泄泻、痢疾，常与葛根、黄连配伍，如葛根芩连片；用于下焦湿热的热淋，小便涩痛，常与车前子、木通等配伍；用于痈肿疮毒，常与白芷、连翘配伍。

2. 温热病，壮热烦渴 本品能清热泻火，治疗温热证之壮热烦渴常与黄连、栀子等配伍，如黄连解毒汤。

3. 肺热咳嗽 本品主入肺经，善清泻肺火及上焦实热。治肺热所致咳嗽痰稠，可单用，如清金丸，也可配鱼腥草、银花等药，如复方鱼腥草片；治中上焦热盛所致之高热烦渴、尿赤便秘、苔黄脉数，配栀子、薄荷、大黄等药，如凉膈散或四季三黄片。

4. 血热吐衄 本品既能清热，又能止血，单用黄芩炭，或配伍白茅根、三七等药。

5. 胎热不安 本品有清热安胎的功效，常与白术、当归配伍，如当归散。

【用法用量】煎服，3~10g。

【药学服务】

常用处方名	黄芩、枯芩、子芩、条芩、生黄芩、酒黄芩、炒黄芩、黄芩炭
注意事项	脾胃虚寒、食少便溏忌用
贮藏	置通风干燥处，防潮

你知道吗

古医家认为，黄芩中枯者为枯芩，细条者为条芩，枯芩体轻主浮，专泻肺、胃、上焦之火；条芩体重主降，专泻大肠、下焦之火。故黄芩主治不外清肺、大肠、胆三经之火，枯芩走肺，重在清肺火；条芩走大肠，重在清大肠之火。

黄连 Huanglian

《神农本草经》

【来源】 为毛茛科植物黄连 *Coptis chinensis* Franch.、三角叶黄连 *Coptis deltoidea* C. Y. Cheng et Hsiao 或云连 *Coptis teeta* Wall. 的干燥根茎。以上三种分别习称"味连""雅连""云连"。秋季采挖，除去须根和泥沙，干燥，撞去残留须根。

【性味归经】 苦，寒。归心、脾、胃、肝、胆、大肠经。

【功效】 清热燥湿，泻火解毒。

【应用】

1. 湿热病证 本品善清中焦湿热，为清中焦湿热之要药。用于大肠湿热泄泻、痢疾，常与葛根、黄芩配伍，如葛根芩连汤；或配木香，如香连丸；用于脾胃湿热之脘腹痞满，呕吐吞酸，常与半夏、干姜等配伍，如半夏泻心汤。

2. 各种实火热毒证 本品为泻火解毒之要药，尤善泻心胃经实火，又清肝热。用于胃火牙痛，常配生地黄、升麻等，如清胃散；用于胃火炽盛，消谷善饥，配麦冬，如消渴丸；用于心火炽盛，心烦不眠，常配朱砂等药，如朱砂安神丸；用于胃热呕吐，配伍半夏、竹茹、陈皮等；温病高热烦躁，常与栀子、黄芩等配伍，如黄连解毒汤；用于热迫血行的出血证，常配大黄、黄芩等药，如泻心汤。

3. 湿疹，湿疮，耳道流脓 本品有较强的泻火解毒、清热疗疮之功。用于热毒疮疡，常与栀子、连翘配伍，如《外科正宗》的黄连解毒汤；治疗耳道流脓，可用黄连浸汁涂患处；治疗目赤肿痛，以本品煎汁滴眼。

【用法用量】 煎服，2~5g。外用适量。

【药学服务】

常用处方名	黄连、川连、生黄连、酒黄连、姜黄连、萸黄连
注意事项	本品大苦大寒，过量或久服易伤胃；素体脾胃虚寒慎用
不良反应	偶可见过敏性休克，麻疹样药疹
贮藏	置通风干燥处

你知道吗

（一）黄连可以用于治疗糖尿病

黄连治疗糖尿病由来已久，《名医别录》首先记载有黄连"止消渴"。《本草经集注》中提到："俗方多用黄连治痢及渴"；宋代《太平圣惠方》治消渴病的 177 首方剂常用的 10 味药中，黄连居于前三味；《普济方》第 177 卷消渴门中收载复方约 64 个，其中含有黄连的处方为 13 个，可见黄连在古代消渴病治疗中应用广泛。

现代药理学研究发现，黄连的有效成分为多种生物碱，其不仅能够降低血糖，改善胰岛素抵抗，还能降低血管并发症的发生，其作用机制与直接参与糖原分解、抑制炎症因子及内皮损伤标志物、促进 GLP－1 分泌等诸多因素有关。

含有黄连可以用于治疗糖尿病的常用中成药有金芪降糖片、抗饥消渴片等。

（二）比较生黄连、酒黄连、姜黄连与萸黄连

生黄连、酒黄连、姜黄连与萸黄连均能清热利湿，泻火解毒，主治胃肠湿热，泄痢呕吐，热盛火炽，高热烦躁，痈疽疔毒，口舌生疮，皮肤湿疮，耳目肿痛。生黄连苦寒之性较强，长于泻火解毒，清热燥湿；酒黄连善清上焦火热，用于目赤，口疮；姜黄连清胃和胃止呕，用于寒热互结，湿热中阻，痞满呕吐；萸黄连舒肝和胃止呕，用于肝胃不和，呕吐吞酸。

黄柏 Huangbai

《神农本草经》

【来源】为芸香科植物黄皮树 *Phellodendron chinense* Schneid. 的干燥树皮。习称川黄柏。剥取树皮后，除去粗皮，晒干。

【性味归经】苦，寒。归肾、膀胱经。

【功效】清热燥湿，泻火除蒸，解毒疗疮。

【应用】

1. 肝胆及下焦湿热诸证 本品善清下焦湿热，治痢疾，常配黄连、白头翁等药，如白头翁汤；治黄疸，配伍栀子、甘草，如栀子柏皮汤；治带下黄稠，配伍山药、车前子，如易黄汤；治足膝肿痛，配伍牛膝、苍术，如三妙丸；治热淋，多配伍竹叶、木通等药。

2. 阴虚发热、骨蒸盗汗及遗精等 本品入阴分，善清阴中之火以退虚热。常与盐知母、地黄等配伍，如知柏地黄丸、大补阴丸。

3. 疮疡肿毒，湿疹、湿疮 本品能泻火毒，祛湿热。用于疮疡肿毒，内服多与黄连、栀子配伍，外用研细末调猪胆汁；治湿疹、湿疮，常与苦参、白鲜皮等同用。

【用法用量】煎服，3～12g。外用适量。

【药学服务】

常用处方名	黄柏、黄檗、川黄柏、关黄柏、川柏、炒黄柏、酒黄柏、盐黄柏
注意事项	本品大苦大寒，易损胃气，脾胃虚寒忌用
贮藏	置通风干燥处，防潮

你知道吗

比较黄芩、黄连和黄柏

黄芩、黄连和黄柏均味苦性寒，功能清热燥湿，泻火解毒，常相须为用。黄芩善清肺与大肠之火，且止血作用显著，还能清热安胎；黄连善清心胃之火，除中焦湿热；黄柏善清相（肾）火，退虚热，除下焦湿热。

龙胆 Longdan
《神农本草经》

【来源】 为龙胆科植物条叶龙胆 *Gentiana manshurica* Kitag. 、龙胆 *Gentiana scabra* Bge. 、三花龙胆 *Gentiana triflora* Pall. 或坚龙胆 *Gentiana rigescens* Franch. 的干燥根和根茎。前三种习称"龙胆"，后一种习称"坚龙胆"。春、秋二季采挖，洗净，干燥。

【性味归经】 苦，寒。归肝、胆经。

【功效】 清热燥湿，泻肝胆火。

【应用】

1. 湿热黄疸，下焦湿热证　本品苦寒，善清肝经和下焦湿热。用于湿热黄疸，与茵陈、栀子配伍；用于下焦湿热之阴肿阴痒、带下黄臭、湿疹瘙痒，常与苦参、黄柏配伍。

2. 肝胆实热证　本品主入肝胆经，为泻肝胆实火之要药。可用于肝火目赤、耳聋耳鸣、胁痛口苦，常配柴胡、黄芩、栀子等，如龙胆泻肝汤；用于肝经热盛，热极生风所致的惊风抽搐，常与钩藤、牛黄、黄连等配伍，如凉惊丸。

【用法用量】 煎服，3~6g。

【药学服务】

常用处方名	龙胆、龙胆草、胆草、坚龙胆、关龙胆
注意事项	脾胃虚寒不宜用
贮藏	置干燥处

请你想一想

良药苦口利于病，请你举几味以"苦"著称的中药。

其他清热燥湿药介绍见表3-4。

表 3 - 4 其他清热燥湿药介绍

药名	性能	功效	主治	用量用法
秦皮	苦、涩、寒。归肝、胆、大肠经	清热燥湿，收涩止痢，止带，明目	湿热泻痢；赤白带下；目赤肿痛，目生翳膜	6～12g，煎服；外用适量，煎洗患处
苦参	苦、寒。归心、肝、胃、大肠、膀胱经	清热燥湿，利尿，杀虫	热痢，便血，赤白带下，阴肿阴痒，湿疹，湿疮，皮肤瘙痒，疥癣麻风，黄疸尿闭；外治滴虫性阴道炎	4.5～9g，煎服；或入丸散。外用适量，煎汤洗患处。不宜与藜芦同用
白鲜皮	苦、寒。归脾、胃、膀胱经	清热燥湿，祛风解毒	湿热疮毒，黄水淋漓，湿疹，疥癣疮癞，黄疸尿赤；风湿热痹	5～10g，煎服；外用适量，煎汤洗或研粉敷
三颗针	苦、寒；有毒。归肝、胃、大肠经	清热燥湿，泻火解毒	湿热泻痢，黄疸，湿疹，咽痛目赤，聤耳流脓，痈肿疮毒	9～15g，煎服

第五节　清虚热药

岗位情景模拟

情景描述　张某，女性，今年50岁，近来经常自觉午后发热、口舌干燥、手足心热、虚烦不寐、夜间出汗，到药店来咨询，驻店药师告诉她可能是阴虚有热导致的。

讨论　1. 阴虚内虚有什么临床表现？

　　　2. 阴虚内热应该怎么治疗？

凡以清虚热、退骨蒸为主要作用，治疗阴虚内热证的药物，为清虚热药。主要用于肝肾阴虚，虚火内扰所致的骨蒸潮热、午后发热、手足心热、虚烦不寐、盗汗遗精、舌红少苔、脉细数以及温热病后期，邪热未尽，伤阴劫液，而致夜热早凉、热退无汗、舌质红绛、脉象细数等虚热证。

本类药物性多寒凉易伤脾胃，故脾胃气虚慎用。

青蒿 Qinghao

《神农本草经》

【来源】为菊科植物黄花蒿 *Artemisia annua* Linn. 的干燥地上部分。秋季花盛开时采割，除去老茎，阴干。

【性味归经】苦、辛，寒。归肝、胆经。

【功效】清虚热，除骨蒸，解暑热，截疟，退黄。

【应用】

1. 温邪伤阴、夜热早凉　本品芳香清热透络，引阴分伏热外出，对于温热病伤阴证出现的夜热早凉、热退无汗，常与鳖甲、生地黄等配伍，如青蒿鳖甲汤。

2. 阴虚发热 本品善退虚热而除骨蒸潮热，针对阴虚内热证出现骨蒸劳热、盗汗、手足心热，常与银柴胡、胡黄连等配伍，如清骨散。

3. 暑邪发热 本品能清解暑热，对于暑热外感，发热、头昏、头痛多用鲜品，常配绿豆、西瓜翠衣、荷叶等药。

4. 疟疾寒热、湿热黄疸 本品主入肝胆，截疟之功甚强，为治疗疟疾之良药。如《肘后方》单用较大剂量鲜品捣汁服。本品芳香透散，又长于清解肝胆之热，治疗湿热郁遏少阳三焦，寒热如疟，黄疸，胸痞作呕之症，常配黄芩、滑石、半夏等药，如蒿芩清胆汤。

【用法用量】 煎服，6~12g，后下；或鲜用绞汁服，不宜久服。外用适量，涂敷或煎水洗。

【药学服务】

常用处方名	青蒿、嫩青蒿、香蒿、苦蒿、臭蒿、草青蒿、黄花蒿、草蒿
贮藏	置阴凉干燥处

你知道吗

青蒿素的发现

我国抗疟新药的研究源于1967年5月23日成立的中国疟疾研究项目。在极为艰苦的科研条件下，屠呦呦团队与全国多个系统的科研人员共同协作研究，经过艰苦卓绝的努力并从晋代医药学家葛洪《肘后备急方》等中医药古典文献中获得灵感，1972年从中药青蒿（原植物为菊科黄花蒿 *Artemisia annya* L.）中成功提取分子式为 $C_{15}H_{22}O_5$ 的无色结晶体，命名为青蒿素。青蒿素和双氢青蒿素，获得对疟原虫100%的抑制率，开创了疟疾治疗新方法，全球数亿人因这种"中国神药"而受益，被西方媒体誉为"20世纪后半叶最伟大的医学创举"。

2015年10月获得诺贝尔生理学或医学奖，理由是她发现了青蒿素，该药品可以有效降低疟疾患者的死亡率，她成为首获科学类诺贝尔奖的中国人。

请你想一想

东晋医药学家葛洪的《肘后备急方·治寒热诸疟方》记载："青蒿一握，以水二升渍，绞取汁，尽服之。"为何用"绞取汁"而非"水煎"法？

地骨皮 Digupi

《神农本草经》

【来源】 为茄科植物枸杞 *Lycium chinense* Mill. 或宁夏枸杞 *Lycium barbarum* L. 的干燥根皮。春初或秋后采挖根部，洗净，剥离根皮，晒干。

【性味归经】甘，寒。入肺、肝、肾经。

【功效】凉血除蒸，清肺降火。

【应用】

1. 阴虚潮热，骨蒸盗汗，内热消渴　本品能清肝肾虚热，长于除有汗之骨蒸，为退虚热、疗骨蒸之佳品，治疗阴虚发热，心烦盗汗，虚劳骨蒸，常与知母、鳖甲、银柴胡等配伍，如地骨皮汤；治盗汗骨蒸，常与秦艽、鳖甲配伍，如秦艽鳖甲散。

2. 肺热咳嗽　本品能清泄肺热，治肺热咳喘，常与桑白皮、甘草等配伍，如泻白散。

3. 血热出血证　本品入血分，能清热、凉血、止血，常用治血热妄行的咯血、衄血，可配白茅根、侧柏叶等药。

此外，本品能生津止渴，可治内热消渴，常与地黄、天花粉、五味子等配伍。

【用法用量】煎服，9~15g。外用适量。

【药学服务】

常用处方名	地骨皮、枸杞根皮
注意事项	虚寒患者慎服；咳喘有表邪慎服
贮藏	置干燥处

你知道吗

比较地骨皮和牡丹皮

地骨皮和牡丹皮均能退虚热、凉血。牡丹皮善治阴伤不甚之无汗骨蒸，能活血化瘀，且善清泄肝火；地骨皮善治阴伤较甚之有汗骨蒸，善清肺降火，泄肾经虚火。

其他清虚热药介绍见表3-5。

表3-5　其他清虚热药介绍

药名	性能	功效	主治	用量用法
白薇	苦、咸，寒。归胃、肝、肾经	清热凉血，利尿通淋，解毒疗疮	温邪伤营发热，阴虚发热，骨蒸劳热，产后血虚发热；热淋，血淋；痈疽肿毒	5~10g，煎服
胡黄连	苦，寒。归肝、胃、大肠经	退虚热，除疳热，清湿热	骨蒸潮热；小儿疳热；湿热泻痢，黄疸尿赤，痔疮肿痛	3~10g，煎服
银柴胡	甘，微寒。归肝、胃经	清虚热，除疳热	阴虚发热，骨蒸劳热；小儿疳热	3~10g，煎服

目标检测

一、单项选择题

1. 治疗胃火上炎的头痛、牙龈肿痛，首选的药组是（　　）
   A. 玄参、黄芩　　　　　　　　　B. 知母、贝母
   C. 石膏、升麻　　　　　　　　　D. 紫苏、生姜
   E. 龙胆、黄柏

2. 既能清热燥湿又能泻肝胆火的药物是（　　）
   A. 龙胆　　　　B. 决明子　　　　C. 菊花　　　　D. 黄连
   E. 黄柏

3. 生地黄的功能特点是（　　）
   A. 清热凉血养阴　　　　　　　　B. 清热凉血散瘀
   C. 清热凉血止痢　　　　　　　　D. 清热凉血利咽
   E. 清热解毒散结

4. 黄芩除清热燥湿外又能（　　）
   A. 泻肝胆火　　B. 清退虚热　　C. 凉血安胎　　E. 止带明目
   E. 杀虫利尿

5. 下列哪项不是蒲公英的主治病证（　　）
   A. 痈肿　　　　B. 乳痈　　　　C. 淋痛　　　　D. 肺热咳嗽
   E. 湿热黄疸

6. 既能清热解毒，又能疏散风热、凉血止痢的药物是（　　）
   A. 金银花　　　B. 连翘　　　　C. 青黛　　　　D. 大青叶
   E. 板蓝根

7. 既能退虚热，又可治疗肠痈腹痛的药物是（　　）
   A. 黄柏　　　　B. 玄参　　　　C. 知母　　　　D. 牡丹皮
   E. 地骨皮

8. 既能清热解毒，又能消散痈肿，有"疮家圣药"之称的中药是（　　）
   A. 板蓝根　　　B. 金银花　　　C. 紫花地丁　　D. 连翘
   E. 菊花

9. 治气分热盛壮热烦渴宜用（　　）
   A. 天花粉　　　B. 石膏　　　　C. 夏枯草　　　D. 栀子
   E. 谷精草

10. 下列哪项不是青蒿的主治病证（　　）
    A. 清虚热　　　B. 除骨蒸　　　C. 止血　　　　D. 截疟
    E. 退黄

二、思考题

1. 热证分几类？各类包括哪些内容？如何针对性的选药？

2. 比较石膏、知母的效用异同。

3. 比较黄芩、黄连、黄柏的功效主治异同点。

书网融合……

微课　　　划重点　　　自测题

>> 第四章 泻下药

学习目标

知识要求

1. **掌握** 常用泻下药的性味归经、功效与应用。
2. **熟悉** 常用泻下药的使用注意、不良反应。
3. **了解** 常用泻下药的调剂与养护。

能力要求

1. 初步具备根据疾病及证候合理选用泻下药的能力。
2. 初步具备提供泻下类中药药学服务的能力。

岗位情景模拟

情景描述 黄某，男，35岁。因经常便秘，自己到药店购买麻子仁丸来服用，刚开始效果比较好，1个月后不但不能通便，反而便秘更严重，于是咨询驻店药师。

讨论 1. 什么是泻下药？
2. 服用时应该注意什么？

凡以通利大便，排除肠内积滞和体内积水为主要功效，治疗里实证的药物，称为泻下药。本类药主要具有泻下通便作用，以排除胃肠积滞和燥屎。主要适用于大便秘结，胃肠积滞，实热内结及水肿停饮等里实证。部分药物兼能清热泻火，通过泻下而清解实热之邪；或能逐水退肿，使水湿停饮随大小便排除，达到祛除停饮，消退水肿的目的。根据泻下特点的差异，一般可分为攻下药、润下药和峻下逐水药三类。

使用泻下药应根据邪气的盛衰、体质的强弱，以及兼症的不同，进行选择并适当配伍。年老体弱、妇女胎前产后及月经期或血虚津少，肠燥便秘，宜用润下药；里实证兼表邪，当先解表后攻里，必要时可与解表药同用；邪盛而正虚，应与补益药同用，使攻邪而不伤正；若属热积还应配伍清热药；属寒积应与温里药同用。本类药亦常配伍行气药，以加强泻下导滞作用。

使用泻下药中的攻下药、峻下逐水药时，因其作用峻猛，或具有毒性，易伤正气及脾胃，故年老体虚、脾胃虚弱当慎用，妇女胎前产后及月经期应当忌用。同时，当奏效即止，切勿过剂，以免损伤胃气。应用作用峻猛而有毒性的泻下药时，一定要严格炮制，控制用量，避免中毒现象发生，确保用药安全。

第一节　攻下药

本类药大多苦寒沉降，主入胃、大肠经。既有较强的攻下通便作用，又有清热泻火之效。主要适用于实热积滞之里热炽盛、大便秘结、腹满急痛等实证，应用时常辅以行气药，以加强泻下及除胀消满作用，若治冷积便秘，须配用温里药。

对具有较强清热泻火作用的攻下药，又可用于温热病所致高热神昏、谵语发狂；火热上炎所致的头痛、目赤、咽喉肿痛、牙龈肿痛以及吐血、衄血、咯血等病证。应用本类药物，导热下行，起到"釜底抽薪"的作用。此外，对痢疾初起，下痢后重，或饮食积滞，泻而不畅之症，可适当配用本类药物，以攻逐积滞，导邪外出，这就是"通因通用"的治疗方法。对肠道寄生虫病，本类药与驱虫药同用，可促进虫体的排出。

本类药物大多易伤正气，苦寒伤胃，不宜长期或大量使用。

大黄 Dahuang

微课

《神农本草经》

【来源】为蓼科植物掌叶大黄 *Rheum palmatum* L.、唐古特大黄 *Rheum tanguticum* Maxim. ex Balf. 或药用大黄 *Rheum officinale* Baill. 的干燥根及根茎。秋末茎叶枯萎或次春发芽前采挖，除去细根，刮去外皮，切瓣或段，绳穿成串干燥或直接干燥。

【性味归经】苦，寒。归脾、胃、大肠、肝、心包经。

【功效】泻下攻积，清热泻火，凉血解毒，逐瘀通经，利湿退黄。

【应用】

1. 积滞便秘　本品能荡涤肠胃，泻下攻积，为治疗积滞便秘之要药，因能泄热，故实热便秘尤为适宜。治阳明腑实证，常与芒硝、厚朴、枳实配伍，以增强泻下攻积之力，为急下之剂，如大承气汤；治热结津伤，配麦冬、生地、玄参等，如增液承气汤；治肠胃燥热便秘，常与麻仁、杏仁、蜂蜜等润肠药同用，如麻子仁丸；若治脾阳不足，冷积便秘，常与附子、干姜等配伍，如温脾汤。

2. 血热吐衄，目赤咽肿　本品能使上炎之火下泄，又具清热泻火、凉血止血之功。治血热妄行之吐血、衄血、咯血，常与黄连、黄芩等药同用，如泻心汤；治火邪上炎所致的目赤、咽喉肿痛、牙龈肿痛等症，可与黄芩、栀子等药同用，如上清丸或三黄片。

3. 热毒痈肿疮疡　本品能清热解毒。治热毒痈肿疔疮，常与金银花、蒲公英、连翘等同用；治疗肠痈腹痛，可与牡丹皮、桃仁、芒硝等同用，如大黄牡丹汤。

4. 瘀血证　本品有较好的活血逐瘀通经作用，为治疗瘀血证的常用药物。治妇女产后瘀阻腹痛、恶露不尽，常与桃仁、当归等药同用；治跌打损伤，瘀血肿痛，常与当归、红花、桃仁等药同用，如复元活血汤。

5. 湿热痢疾、黄疸、淋证　本品具有泻下通便，导湿热外出之功，故可用治湿热蕴结之证。如治肠道湿热积滞的痢疾，常与黄连、黄芩、白芍等药同用；治湿热黄疸，常配茵陈、栀子，如茵陈蒿汤；治湿热淋证，常配木通、车前子、栀子等药，如八正散。

本品外用能解毒凉血消肿，治乳痈，可与黄柏等药共研末，熬制成膏外敷，如金黄散；治烧烫伤，可磨粉单用，或配地榆粉，用麻油调敷患处。

此外，现在亦用于治疗病毒性肝炎、急性胆囊炎。

【用法用量】煎服，3~15g。外用适量，研末敷于患处。攻下宜生用，入汤剂宜后下，或开水泡服，久煎则泻下力减弱；酒大黄泻下力较弱，活血作用较好，宜用于瘀血证；大黄炭功偏止血，多用于出血证。

【使用注意】孕妇及月经期、哺乳期妇女慎用。

【药学服务】

常用处方名	大黄、生大黄、川大黄、锦纹、川锦纹、将军、川军、熟大黄、酒大黄、大黄炭
不良反应	（1）服用过量及长期使用可中毒，尤其是鲜大黄毒性较大，可引起恶心、呕吐、头昏、腹胀痛、黄疸等。 （2）长期服用，还导致继发性便秘
注意事项	本品为峻烈攻下之品，易伤正气，如非实证，不宜妄用；本品苦寒，易伤胃气，脾胃虚弱者慎用
贮藏	置通风干燥处，防蛀

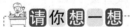

请你想一想

酒制大黄、大黄炭与生大黄在功效上有何区别？

芒硝 Mangxiao

《名医别录》

【来源】为硫酸盐类矿物芒硝族芒硝，经加工精制而成的结晶体。主含含水硫酸钠（$Na_2SO_4 \cdot 10H_2O$）。

【性味归经】咸、苦，寒。归胃、大肠经。

【功效】泻下通便，润燥软坚，清火消肿。

【应用】

1. 积滞便秘　本品长于润燥软坚泻下，善治大便硬结，为治燥结便秘要药。为增强泻下通便作用，常与大黄相须配伍使用，如大承气汤。

2. 咽痛、目赤及痈疮肿痛　本品外用有清热消肿作用，治咽喉肿痛、口舌生疮，可与硼砂、冰片、朱砂配伍，如冰硼散，或以芒硝置西瓜中制成的西瓜霜外用；治目赤肿痛，可用芒硝置豆腐上化水或用玄明粉配制眼药水，外用滴眼；治乳痈初起，可用本品化水或用纱布包裹外敷。

【用法用量】6～12g，一般不入煎剂，待汤剂煎得后，溶入汤液中服用。外用适量。

【使用注意】孕妇慎用；不宜与硫黄、三棱同用。

【药学服务】

常用处方名	芒硝、朴硝、皮硝、马牙硝、净皮硝
注意事项	无实热，年老体弱所致的便秘，不宜用
贮藏	密闭，在30℃以下保存，防风化

番泻叶 Fanxieye
《饮片新参》

【来源】为豆科植物狭叶番泻 *Cassia angustifolia* Vahl 或尖叶番泻 *Cassia acutifolia* Delile 的干燥小叶。

【性味归经】甘、苦，寒。归大肠经。

【功效】泻热行滞，通便，利水。

【应用】

1. 热结积滞，便秘腹痛 本品既能泻下导滞，又能清导实热，适用于热结便秘，亦可用于习惯性便秘及老年性便秘。大多单味泡服，小剂量可起缓泻作用，大剂量则可攻下；若热结便秘，腹满胀痛，可与枳实、厚朴配伍，以增强泻下导滞作用。

2. 水肿胀满 本品能泻下行水消胀，用于腹水肿胀，单味泡服，或与牵牛子、大腹皮等药同用。

【用法用量】煎服，2～6g，后下，或开水泡服。

【使用注意】孕妇慎用。

【药学服务】

常用处方名	番泻叶、泄叶
不良反应	番泻叶含有蒽醌类成分对胃肠道有刺激作用，中毒症状为恶心呕吐、腹痛
贮藏	避光，置通风干燥处

其他攻下药介绍见表4-1。

表4-1 其他攻下药介绍

药名	性能	功效	主治	用量用法
芦荟	苦，寒。归肝、胃、大肠经	泻下通便，清肝泻火，杀虫疗疳	热结便秘；惊痫抽搐；小儿疳积；外治癣疮	2～5g，宜入丸散。外用适量，研末敷患处

第二节 润下药

本类药物多为植物种子和种仁，富含油脂，味甘质润，多入脾、大肠经，能润滑大肠，促使排便而不致峻泻。适用于年老津枯、产后血虚、热病伤津及失血等所致的肠燥津枯便秘证。使用时还应根据不同病情，配伍其他药物，若热盛津伤而便秘，配清热养阴药；兼气滞，配伍行气药；因血虚引起便秘，可配伍补血药。

火麻仁 Huomaren

《神农本草经》

【来源】为桑科植物大麻 *Cannabis sativa* L. 的干燥成熟果实。秋季果实成熟时采收，除去杂质，晒干。

【性味归经】甘，平。归脾、胃、大肠经。

【功效】润肠通便。

【应用】

血虚津亏，肠燥便秘　本品质润多脂，能润肠通便。治老人、产妇及体弱津血不足的肠燥便秘证，常与当归、瓜蒌仁、杏仁等润肠通便药同用；治津亏血虚的肠胃燥热便秘证，常与大黄、厚朴等配伍，以加强通便作用，如麻子仁丸。

【用法用量】煎服，10~15g。

【药学服务】

常用处方名	火麻仁、麻子仁、麻仁、大麻仁、炒麻仁
药膳 火麻仁粥	(1) 组成：火麻仁、粳米。 (2) 作用：润肠通便。 (3) 适宜人群：老年肠燥便秘、产后津亏大便秘结之人食用
不良反应	(1) 本品剂量不可过大，一次内服60~120g或以上，可致中毒。 (2) 不良反应表现为吐泻，甚至昏睡
贮藏	置阴凉干燥处，防热，防蛀

你知道吗

由于火麻仁是通过刺激肠壁，促进肠胃的蠕动，起通下排便的作用，因此脾胃虚弱之便溏，即排便不成形且带有水分，孕妇以及肾虚阳痿、遗精均慎用。

其他润下药介绍见表4-2。

表4-2　其他润下药介绍

药名	性能	功效	主治	用量用法
郁李仁	辛、苦、甘，平。归脾、大肠、小肠经	润肠通便，下气利水	津枯肠燥，食积气滞腹胀便秘；水肿，脚气，小便不利	6~10g，煎服

第三节　峻下逐水药

本类药物大多苦寒有毒，药力峻猛，服药后能引起剧烈腹泻，有的兼能利尿，能使体内潴留的水饮通过二便排出体外，消除肿胀。适用于全身水肿，腹部胀满，以及停饮等邪实而正气未衰之证。

本类药攻伐力强，副作用大，易伤正气，临床应用当"中病即止"，不可久服，使用时常配伍补益药以保护正气。体虚慎用，妇女胎前产后、月经期忌用。还要注意本类药物的炮制、剂量、用法及禁忌等，以确保用药安全、有效。

甘遂 Gansui
《神农本草经》

【来源】　为大戟科植物甘遂 *Euphorbia kansui* T. N. Liou ex T. P. Wang 的干燥块根。春季开花前或秋末茎叶枯萎后采挖，撞去外皮，晒干。

【性味归经】　苦，寒；有毒。归肺、肾、大肠经。

【功效】　泻水逐饮，消肿散结。

【应用】

1. 水肿，臌胀，胸胁停饮　本品善行经隧之水湿，泻下逐饮力峻，用后可连续泻下，使潴留水饮排泄体外。凡水肿、大腹臌胀，正气未衰，可单用研末服，或与牵牛子同用，如二气汤；治胸胁停饮，常与大戟、芫花为末，枣汤送服，如十枣汤；治水饮与热邪结胸咳喘胀满，常与大黄、芒硝同用，如大陷胸汤。

2. 风痰癫痫　本品有逐痰涎作用。以甘遂为末，入猪心煨后，与朱砂末为丸服，可用于风痰癫痫之证，如遂心丹。

3. 疮痈肿毒　本品外用能消肿散结，治疮痈肿毒，可用甘遂末水调外敷。

此外，现临床用化瘀膏（青核桃枝、三七、甘遂、生甘草）外贴，治疗乳腺肿瘤。

【用法用量】　0.5～1.5g，炮制后多入丸散用。外用适量，生用。

【使用注意】　孕妇禁用，不宜与甘草同用。

【药学服务】

常用处方名	甘遂、炙甘遂、醋炙甘遂
不良反应	不良反应主要表现为峻泻，同时伴有恶心呕吐、腹痛、心悸头晕、血压下降、烦躁不安，重者昏迷痉挛，甚则死亡
贮藏	置通风干燥处，防蛀

你知道吗

比较甘遂、京大戟与芫花

甘遂、京大戟与芫花均为峻下逐水药，具有泻水逐饮之效，作用峻猛，常同用治疗水肿、臌胀、胸胁停饮之证。但甘遂作用最强，其次为京大戟，最弱者为芫花。其中，甘遂善行经隧之水湿，大戟偏行脏腑水湿，芫花以泻胸胁水饮，并祛痰止咳见长。

其他峻下逐水药介绍见表4-3。

表4-3　其他峻下逐水药介绍

药名	性能	功效	主治	用量用法
巴豆	辛，热；有大毒。归胃、大肠经	外用蚀疮	恶疮疥癣，疣痣	外用适量，研末涂患处，或捣烂以纱布包擦患处
京大戟	苦，寒；有毒。归肺、脾、肾经	泻水逐饮，消肿散结	水肿胀满，胸腹积水，痰饮积聚，气逆咳喘，二便不利；痈肿疮毒，瘰疬痰核	1.5~3g，煎服；入丸散服，每次1g；内服醋炙用；外用适量，生用
芫花	苦、辛，温；有毒。归肺、脾、肾经	泻水逐饮；外用杀虫疗疮	水肿胀满，胸腹积水，痰饮积聚，气逆咳喘，二便不利；外治疥癣秃疮，痈肿，冻疮	1.5~3g，煎服；醋芫花研末吞服，每次0.6~0.9g，一日一次；外用适量
商陆	苦，寒；有毒。归肺、脾、肾、大肠经	逐水消肿，通利二便；外用解毒散结	水肿胀满，二便不通；外治痈肿疮毒	3~9g，煎服；外用适量，煎汤熏洗
牵牛子	苦，寒；有毒。归肺、肾、大肠经	泻水通便，消痰涤饮，杀虫攻积	水肿胀满，二便不通；痰饮积聚，气逆咳喘；虫积腹痛	3~6g，煎服；入丸散服，每次1.5~3g

目标检测

一、单项选择题

1. 具有泻水逐饮、消肿散结功效的药物是（　　）
   A. 甘遂　　　　　　B. 芫花　　　　　　C. 番泻叶　　　　　　D. 牵牛子
   E. 巴豆

2. 能荡涤肠胃，善于治疗热积便秘的药物是（　　）
   A. 芒硝　　　　　　B. 甘遂　　　　　　C. 大黄　　　　　　D. 巴豆
   E. 芫花

3. 火麻仁的主治病证是（　　）
   A. 寒积便秘　　　　B. 热积便秘　　　　C. 肠燥便秘　　　　D. 阳虚便秘
   E. 虫积便秘

4. 善于治疗燥结便秘的药物是（　　）
   A. 大黄　　　　　　B. 芒硝　　　　　　C. 芦荟　　　　　　D. 番泻叶

　　　E. 火麻仁

5. 番泻叶具有的功效是（　　　）

　　　A. 泻下逐水，杀虫　　　　　　　B. 泻下通便，清肝，杀虫

　　　C. 泻下通便，行水消胀　　　　　D. 行气利水，杀虫

　　　E. 泻下逐水，消肿

二、思考题

1. 泻下药可分为几类？临床应用时需注意什么？

2. 大黄因加工炮制不同，临床应用时有何区别？

书网融合……

　　　微课　　　　　　　划重点　　　　　　　自测题

第五章 祛风湿药

学习目标

知识要求

1. **掌握** 常用祛风湿药的性味归经、功效与应用。
2. **熟悉** 常用祛风湿药的使用注意、不良反应。
3. **了解** 常用祛风湿药的调剂与养护。

能力要求

1. 初步具备根据疾病及证候合理选用祛风湿药的能力。
2. 初步具备提供祛风湿类中药药学服务能力。

岗位情景模拟

情景描述 患者，女，50岁。因肢体关节疼痛多年，痛有定处，遇寒痛增，得温痛减，痛处不红不热而常有冷感，关节屈伸不利，被医生诊断为痛痹证，前来药店咨询购买一些温经散寒，祛风除湿的中成药。

讨论 1. 痹症有哪些分类？其临床表现是什么？

2. 什么是祛风湿药？它的使用注意有哪些？

凡以祛除肌肉、经络、筋骨间风湿，以解除风湿痹痛为主要功效，治疗风湿痹证的药物，称为祛风湿药。

本类药物味多辛苦，性或温或凉，能祛除留着于肌肉、经络、筋骨的风湿之邪，主要用于风湿痹证之肢体疼痛，关节不利，筋脉拘挛等症或风湿热痹，关节红肿热痛等症。部分药物兼有散寒舒筋、通络止痛或补肝肾、强筋骨等作用，可用于腰膝酸软、下肢痿弱等症。

祛风湿药根据其药性和功效的不同，分为祛风湿散寒药、祛风湿清热药、祛风湿强筋骨药三类。

使用祛风湿药时，应根据痹证的类型、邪犯的部位、病程的新久等，选择药物并作适当的配伍。如风邪偏盛的行痹，应选择善于祛风的祛风湿药，佐以活血之品；湿邪偏盛的着痹，应选用温燥的祛风湿药，佐以健脾渗湿之品；寒邪偏盛的痛痹，当选用温经散寒、止痛较强的祛风湿药，佐以活血止痛之品；外邪入里而从热化或郁久化热的热痹，当选用寒凉的祛风湿药，酌情配伍凉血清热解毒药；久病体虚，肝肾不足，应选用强筋骨的祛风湿药，配伍补肝肾、益气血的药物，扶正以祛邪。

辛温性燥的祛风湿药，易伤阴耗血，阴血亏虚者应慎用。部分祛风除湿，温经止痛的药物有一定毒性，在使用时应该慎重，不可长时间服用。

第一节　祛风湿散寒药

本节药物性味多为辛、苦、温，入肝、脾、肾经。辛行散、祛风，苦燥湿，温通祛寒。有较好的祛风除湿、散寒止痛、通经络等作用，尤以止痛为其特点，主要适用于风寒湿痹、肢体关节疼痛、筋脉拘挛、痛有定处、遇寒加重等，经配伍亦可用于风湿热痹。

部分药物有毒性，需要严格控制剂量，或选用炮制之品。

独活 Duhuo 🅴微课
《神农本草经》

【来源】为伞形科植物重齿毛当归 *Angelica pubescens* Maxim. f. *biserrata* Shan et Yuan 的干燥根。春初苗刚发芽或秋末茎叶枯萎时采挖，除去须根和泥沙，烘至半干，堆置2~3天，发软后再烘至全干。

【性味归经】辛、苦，微温。归肾、膀胱经。

【功效】祛风除湿，通痹止痛。

【应用】

1. 风寒湿痹证　本品辛散苦燥，气香温通，善祛风除湿而散寒止痛，为治风寒湿痹主药，凡风寒湿邪所致之痹证，无论新久，均可应用；因其性善下行，尤以腰膝、腿足关节疼痛属下部寒湿为宜。如用于治疗感受风寒湿邪而致肌肉、腰背、下肢疼痛时，常配当归、白术、牛膝等药，如独活汤；治痹证日久正虚，腰膝酸软，关节屈伸不利，常配桑寄生、杜仲、人参等药，如独活寄生汤。

2. 风寒夹湿表证　本品有辛温解表之功，治外感风寒挟湿所致的头痛头重，一身尽痛，常配羌活、藁本、防风等药，如羌活胜湿汤。

3. 少阴头痛　本品善入肾经而搜伏风，可用于治疗风扰肾经，伏而不出之少阴头痛，常配细辛、川芎等药，如独活细辛汤。

此外，本品祛风除湿，亦治皮肤瘙痒，内服或外洗皆可。

【用法用量】煎服，3~10g，或浸酒，或入丸散。外用适量。

【药学服务】

常用处方名	独活、川独活、香独活、肉独活、独活片
不良反应	大剂量使用可导致舌体发麻、恶心、呕吐及胃部不适
注意事项	阴虚血燥慎用
贮藏	置干燥处，防霉，防蛀

你知道吗

比较羌活和独活

羌活和独活均能祛风湿、止痛、解表，以治风寒湿痹，风寒挟湿表证，头痛。两药常相须为用。独活发散力较羌活为弱，祛风胜湿力强，多用于痛在下半身的风寒湿痹及头痛属少阴；羌活解表散寒功胜，常用于风寒表证，痛在上半身的风寒湿痹及头痛属风寒。

威灵仙 Weilingxian

《新修本草》

【来源】 为毛茛科植物威灵仙 *Clematis chinensis* Osbeck、棉团铁线莲 *Clematis hexapetala* Pall. 或东北铁线莲 *Clematis manshurica* Rupr. 的干燥根和根茎。秋季采挖，除去泥沙，晒干。

【性味归经】 辛、咸，温。归膀胱经。

【功效】 祛风湿，通经络。

【应用】

1. 风湿痹证 本品辛散温通，性猛善走，通行十二经络，对全身游走性风湿痹痛尤为适宜，为治风湿痹证要药。凡风湿痹痛、肢体麻木、筋脉拘挛、屈伸不利，无论上下均可应用，尤适于风邪偏盛，拘挛掣痛，可单用为末用酒送服，如威灵仙散；治风寒腰背疼痛，与当归、肉桂同用，如《证治准绳》的神应丸。

2. 骨鲠咽喉 本品味咸，能软坚而消骨鲠，可单用或与砂糖、醋煎后服用。

【用法用量】 煎服，6~10g，或入丸散。外用适量。

【药学服务】

常用处方名	威灵仙、灵仙、百条根、老虎须、铁扫帚、酒炒威灵仙
不良反应	有过敏反应，过量服用可引起中毒
注意事项	本品辛散走窜，久服易伤正气，气血虚弱慎服
贮藏	密闭，置干燥处

你知道吗

痹证

痹证是以肢体筋骨、关节、肌肉疼痛、酸楚、重着、屈伸不利，甚则关节肿大变形为主要临床表现的病证，轻者病在四肢关节肌肉，重者可内舍于脏。西医学中风湿性关节炎、结缔组织疾病（类风湿关节炎、系统性红斑狼疮）、脊柱疾病（强直性脊柱炎、颈椎病、腰椎病）以及退行性骨关节病等，有上述临床表现者，均可参考此内容辨证论治。痹证的分类如下。

1. 行痹

【临床表现】 肢体关节酸痛，游走不定，关节伸不利，或伴有恶风、发热等症状。苔薄白，脉浮。

【治法】 祛风通络，散寒除湿。

2. 痛痹

【临床表现】肢体关节紧痛，痛有定处，遇寒痛增，得温痛减，痛处不红不热而常有冷感，关节屈伸不利。苔薄白，脉弦紧或沉迟而弦。

【治法】温经散寒，祛风除湿。

3. 着痹

【临床表现】肢体关节酸痛、重着，患处肿胀，痛有定处，手足沉重，活动不利，肌肤麻木不仁。苔白腻，脉濡滑。

【治法】除湿通络，祛风散寒。

4. 热痹

【临床表现】肌肉关节红肿热痛，伴有低热心烦、口渴、汗出、舌质红、舌苔黄腻、脉滑数。

【治法】清利湿热，疏风通络。

其他祛风湿散寒药见表5-1。

表5-1 其他祛风湿散寒药介绍

药名	性能	功效	主治	用量用法
川乌	辛、苦，热；有大毒。归心、肝、肾、脾经	祛风除湿，温经止痛	风寒湿痹，关节疼痛；心腹冷痛，寒疝作痛及麻醉止痛	生品多外用，内服一般炮制后用；孕妇禁用；不宜与半夏、瓜蒌、瓜蒌子、瓜蒌皮、天花粉、川贝母、浙贝母、平贝母、伊贝母、湖北贝母、白蔹、白及同用
蕲蛇	甘、咸，温；有毒。归肝经	祛风，通络，止痉	风湿顽痹，中风口眼㖞斜，破伤风，麻风，疥癣，麻木拘挛，半身不遂；抽搐痉挛	3~9g，煎服；研末吞服，一次1~1.5g，1日2~3次
木瓜	酸，温。归肝、脾经	舒筋活络，和胃化湿	湿痹拘挛，腰膝关节酸重疼痛；暑湿吐泻，转筋挛痛，脚气水肿	6~9g，煎服
乌梢蛇	甘，平。归肝经	祛风，通络，止痉	风湿顽痹，中风口眼㖞斜，破伤风，麻风，疥癣，麻木拘挛，半身不遂；抽搐痉挛	6~12g，煎服
蛇蜕	咸、甘，平。归肝经	祛风，定惊，退翳，解毒	小儿惊风，抽搐痉挛；翳障，喉痹，疔肿，皮肤瘙痒	2~3g，煎服；研末吞服0.3~0.6g
伸筋草	微苦、辛，温。归肝、脾、肾经	祛风除湿，舒筋活络	关节酸痛，屈伸不利	3~12g，煎服
油松节	苦、辛，温。归肝、肾经	祛风除湿，通络止痛	风寒湿痹，历节风痛；转筋挛急，跌打伤痛	9~15g，煎服

续表

药名	性能	功效	主治	用量用法
海风藤	辛、苦，微温。归肝经	祛风湿，通经络，止痹痛	风寒湿痹；筋脉拘挛，屈伸不利；肢节疼痛	6～12g，煎服
青风藤	苦、辛，平。归肝、脾经	祛风湿，通经络，利小便	风湿痹痛；关节肿胀，麻痹瘙痒	6～12g，煎服
丁公藤	辛，温；有小毒。归肝、脾、胃经	祛风除湿，消肿止痛	风湿痹痛，半身不遂；跌仆肿痛	3～6g，用于配制酒剂，内服或外搽
路路通	苦，平。归肝、肾经	祛风活络，利水，通经	风湿痹痛，麻木拘挛；水肿胀满；乳少，经闭	5～10g，煎服

第二节　祛风湿清热药

本类药物性味多为辛、苦、寒，入肝、脾、肾经。辛行散，苦降泄，寒清热。具有良好的祛风除湿、通络止痛、清热消肿作用，主要用于风湿热痹，关节红肿热痛等，经配伍亦可用于风寒湿痹。

秦艽 Qinjiao

《神农本草经》

【来源】为龙胆科植物秦艽 Gentiana macrophylla Pall. 、麻花秦艽 Gentiana straminea Maxim. 、粗茎秦艽 Gentiana crassicaulis Duthie ex Burk. 或小秦艽 Gentiana dahurica Fisch. 的干燥根。前三种按性状不同分别习称"秦艽"和"麻花艽"，后一种习称"小秦艽"。春、秋二季采挖，除去泥沙；秦艽和麻花艽晒软，堆置"发汗"至表面呈红黄色或灰黄色时，摊开晒干，或不经"发汗"直接晒干；小秦艽趁鲜时搓去黑皮，晒干。

【性味归经】辛、苦，平。归胃、肝、胆经。

【功效】祛风湿，清湿热，止痹痛，退虚热。

【应用】

1. **风湿痹证**　本品能祛风湿，舒经络。风湿痹痛、筋脉拘挛、骨节酸痛，无论寒热新久均可配伍应用。其性偏寒，故对热痹尤为适宜，常配防己、牡丹皮、络石藤、忍冬藤等；治风寒湿痹，常配天麻、羌活、当归、川芎等，如秦艽天麻汤；治风湿瘀阻，颈项疼痛，常配黄芪、威灵仙、土鳖虫等，如颈复康颗粒。

2. **中风不遂**　本品既能祛风邪，舒筋络，又善"活血荣筋"，可用于中风半身不遂、口眼歪斜、四肢拘急、舌强不语等，单用本品水煎服就能奏效。风邪初中经络，与川芎、独活、当归、白芍等配伍，如大秦艽汤。

3. **湿热黄疸**　本品能清肝胆湿热而退黄。可单用为末服；亦可与茵陈蒿、栀子、大黄等药配伍，如山茵陈丸。

4. **骨蒸潮热，小儿疳积发热**　本品能退虚热，除骨蒸，亦为治虚热要药。治骨蒸日晡潮热，常与青蒿、地骨皮、知母等药草同用，如秦艽鳖甲散；治小儿疳积发热，多与薄荷、炙甘草相伍，如秦艽散。

【用法用量】煎服，3~10g，或浸酒，或入丸散。

【药学服务】

常用处方名	秦艽、左秦艽、秦艽片、炒秦艽
不良反应	恶心、呕吐，心悸及心率减缓
贮藏	置通风干燥处

防己 Fangji

《神农本草经》

【来源】为防己科植物粉防己 *Stephania tetrandra* S. Moore 的干燥根。秋季采挖，洗净，除去粗皮，晒至半干，切段，个大者再纵切，干燥。

【性味归经】苦，寒。归膀胱、肺经。

【功效】祛风止痛，利水消肿。

【应用】

1. 风湿热痹证 本品既能祛风除湿止痛，又能清热，对风湿痹证湿热偏胜、肢体酸重、关节红肿疼痛及湿热身痛，尤为要药，常配滑石、薏苡仁、蚕沙、栀子等，如宣痹汤；治风寒湿痹、四肢挛急，常与麻黄、肉桂、茯苓等同用，如防己饮。

2. 水肿、脚气、小便不利 本品苦寒清泄，入膀胱、肾经，能清热利水，善走下行而泄下焦膀胱湿热，尤宜于下肢水肿、小便不利。治风水脉浮、身重汗出恶风，常与黄芪、白术、甘草等配伍，如防己黄芪汤；治一身悉肿、小便短少，常与茯苓、黄芪、桂枝等配伍，如防己茯苓汤；治脚气足胫肿痛、重着、麻木，可与吴茱萸、槟榔、木瓜等同用。

3. 湿疹疮毒 本品能治湿疹疮毒，可与苦参、金银花等配伍。

【用法用量】煎服，5~10g。

【药学服务】

常用处方名	防己、粉防己、汉防己、防己片
注意事项	大苦大寒易伤胃气，胃纳不佳及阴虚无湿热慎服
贮藏	置干燥处，防霉、防蛀

你知道吗

比较秦艽和防己

秦艽和防己均性寒，均具有祛风湿、清热止痛之功。秦艽尚可清虚热，利湿退黄，可治骨蒸潮热，湿热黄疸。防己兼有利水作用，可用于水肿腹水、脚气浮肿。

其他祛风湿清热药见表5-2。

表5-2　其他祛风湿清热药介绍

药名	性能	功效	主治	用量用法
桑枝	微苦，平。归肝经	祛风湿，利关节	风湿痹病；肩臂、关节酸痛麻木	9~15g，煎服
络石藤	苦，微寒。归心、肝、肾经	祛风通络，凉血消肿	风湿热痹，筋脉拘挛，腰膝酸痛；喉痹，痈肿，跌扑损伤	6~12g，煎服
老鹳草	辛、苦，平。归肝、肾、脾经	祛风湿，通经络，止泻痢	风湿痹证；麻木拘挛，筋骨酸痛；泄泻痢疾	9~15g，煎服
丝瓜络	甘，平。归肺、胃、肝经	祛风，通络，活血，下乳	痹痛拘挛；胸胁疼痛；妇人乳汁不通，乳痈肿痛	5~12g，煎服

第三节　祛风湿强筋骨药

凡能祛除风湿邪气，兼能强壮筋骨的药物，为祛风湿强筋骨药。主治风湿日久累及肝肾所致的腰膝酸软无力、疼痛等风湿痹证。亦可主治肝肾虚损，腰痛，骨痿筋软，半身不遂等。

桑寄生 Sangjisheng

《神农本草经》

【来源】为桑寄生科植物桑寄生 *Taxillus chinensis*（DC.）Danser 的干燥带叶茎枝。冬季至次春采割，除去粗茎，切段，干燥，或蒸后干燥。

【性味归经】苦、甘，平。归肝、肾经。

【功效】祛风湿，补肝肾，强筋骨，安胎元。

【应用】

1. 风湿痹痛，腰膝酸痛　本品祛风湿又长于补肝肾，强筋骨，对痹证日久，伤及肝肾，腰膝酸软，筋骨无力尤宜，常与独活、杜仲、牛膝等同用，如独活寄生汤。

2. 经多崩漏，妊娠漏血，胎动不安　本品能补肝肾，养血而固冲任，安胎。治肝肾亏虚、月经过多、崩漏、妊娠下血、胎动不安，常配阿胶、续断、菟丝子，如寿胎丸。

此外，桑寄生尚能降血压，可用于高血压病所致的头晕目眩。

【用法用量】煎服，9~15g。

【药学服务】

常用处方名	桑寄生、广寄生、真寄生、寄生
贮藏	置干燥处，防蛀

你知道吗

比较桑寄生和桑枝

桑寄生和桑枝都能祛风除湿，通经络。桑枝通行善走，祛风湿拘挛，尤宜于上肢风湿热痹，兼能祛风和血；桑寄生为祛风养血之要药，既能祛风除湿，又可补益肝肾，强壮筋骨，养血安胎。

请你想一想

祛风湿药的临床应用中，有哪些注意事项？

其他祛风湿强筋骨药见表 5-3。

表 5-3 其他祛风湿强筋骨药介绍

药名	性能	功效	主治	用量用法
五加皮	辛、苦，温。归肝、肾经	祛风除湿，补益肝肾，强筋壮骨，利水消肿	风湿痹病，筋骨痿软，小儿行迟，体虚乏力；水肿，脚气	5~10g，煎服
狗脊	苦、甘，温。归肝、肾经	祛风湿，补肝肾，强腰膝	风湿痹痛；腰膝酸软，下肢无力	6~12g，煎服
千年健	苦、辛，温。归肝、肾经	祛风湿，壮筋骨	风寒湿痹，拘挛麻木；腰膝冷痛，筋骨痿软	5~10g，煎服或酒浸服

目标检测

单项选择题

1. 独活具有的功效是（　　）
　　A. 祛风湿，利水，止痛　　　　　　B. 祛风湿，止痛，解表
　　C. 祛风湿，止痛，安胎　　　　　　D. 祛风湿，止痛，治骨鲠
　　E. 祛风湿，止痛，清热解毒

2. 既能治疗风湿痹痛，又能治疗诸骨鲠咽的药物是（　　）
　　A. 五加皮　　　　B. 桑寄生　　　　C. 木瓜　　　　D. 羌活
　　E. 威灵仙

3. 既能祛风湿、通经络，又能降压、解毒的药物是（　　）
　　A. 独活　　　　　B. 豨莶草　　　　C. 络石藤　　　　D. 忍冬藤
　　E. 桑寄生

4. 既能祛风湿，又能补肝肾强筋骨、安胎的药物是（　　）
　　A. 木瓜　　　　　B. 杜仲　　　　　C. 桑枝　　　　D. 防己
　　E. 桑寄生

5. 五加皮具有的功效是（　　）

A. 祛风湿，清退虚热　　　　　　　B. 祛风通络，燥湿止痒

C. 祛风湿，强筋骨，安胎　　　　　D. 祛风湿，止痹痛，消骨鲠

E. 祛风湿，补肝肾，强筋骨，利水

6. 肝肾不足所致之胎动不安，应首选（　　）

A. 黄芩　　　　　B. 杜仲　　　　　C. 狗脊　　　　　D. 桑寄生

E. 千年健

7. 既能祛风湿，又能利水而性寒的药物是（　　）

A. 五加皮　　　　B. 秦艽　　　　　C. 防己　　　　　D. 豨莶草

E. 木瓜

8. 下列各项，不属于治疗风湿热痹的药组是（　　）

A. 秦艽、防己　　B. 秦艽、豨莶草　C. 独活、威灵仙　D. 豨莶草、络石藤

E. 防己、络石藤

9. 不属于祛风湿药适应证的是（　　）

A. 风湿痹痛　　　B. 下肢痿弱　　　C. 麻木不仁　　　D. 震颤抽搐

E. 筋脉拘挛

10. 秦艽的功效是（　　）

A. 祛风湿，通经络，解表　　　　　B. 祛风湿，止痹痛，止痉

C. 祛风湿，止痹痛，退虚热，清湿热　D. 祛风湿，止痹痛，消骨鲠

E. 祛风湿，止痹痛，安胎

书网融合……

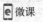

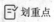

　　微课　　　　　划重点　　　　　自测题

PPT

▶▶ 第六章 化湿药

学习目标

知识要求

1. **掌握** 常用化湿药的性味归经、功效与应用。
2. **熟悉** 常用化湿药的使用注意、不良反应。
3. **了解** 常用化湿药的调剂与养护。

能力要求

1. 初步具备根据疾病及证候合理选用化湿药的能力。
2. 初步具备提供化湿类中药药学服务的能力。

📋 岗位情景模拟

情景描述 时值端午节，不少人前来中药房购买端午香囊，人们在购买时常咨询其中的具体中药组成，并想进一步了解这些中药有哪些功效以及使用注意事项。

讨论 1. 端午中药香囊通常包含哪些中药呢？

2. 香囊中气味芳香的中药往往会具有什么样的功效呢？

凡以化湿运脾为主要功效的药物，主治湿浊中阻证的药物，称为化湿药，因其气味芳香，又称芳香化湿药。

本类药物辛香温燥，主入脾、胃经，具有疏畅气机，宣化湿浊，能促进脾胃运化，消除湿浊功效。脾喜燥而恶湿，"土爱暖而喜芳香"，故前人谓之"醒脾"药或"醒脾化湿"药。此外，部分药还兼有解暑、辟秽、开窍、截疟等作用。主要适用于湿浊内阻，脾为湿困，运化失常所致的脘腹痞满、呕吐泛酸、大便溏泄、食少体倦、口甘多涎、舌苔白腻等症。对部分湿温、暑湿等证，亦可选用。

应用化湿药时，需根据湿邪的轻重及兼症而进行适当的配伍。如湿阻气滞，脘腹胀满痞闷，可配伍行气药；如湿阻而兼寒邪阻滞，脘腹冷痛，可配伍温中祛寒药；如脾虚湿阻，脘痞纳呆，神疲乏力，常配伍补气健脾药；如用于湿温、湿热、暑湿等病证，常配清热燥湿、解暑、利湿之品。

化湿药物气味芳香，多含挥发油，一般作为散剂服用疗效较好，如入汤剂宜后下，且不宜久煎，以免其挥发性有效成分逸失而降低疗效。本类药物多属辛温香燥之品，易耗气伤阴，故阴虚血燥及气虚宜慎用。

广藿香 Guanghuoxiang 🅴 微课

《名医别录》

【来源】 为唇形科植物广藿香 *Pogostemon cablin* （Blanco） Benth. 的干燥地上部分。

枝叶茂盛时采割，日晒夜闷，反复至干。

【性味归经】辛，微温。归脾、胃、肺经。

【功效】芳香化浊，和中止呕，发表解暑。

【应用】

1. 湿阻中焦证　本品气味芳香，为芳香化湿要药。又因其性微温，故多用于寒湿困脾所致的脘腹痞闷，少食作呕，神疲体倦等症，常与苍术、厚朴等配伍，如不换金正气散。

2. 呕吐　本品既能化湿，又能和中止呕。治湿浊中阻所致之呕吐，本品最为适用。若偏于寒，常与半夏、丁香等配伍，如藿香半夏汤；若偏于湿热，配黄连、竹茹等药；治妊娠呕吐，常配砂仁、紫苏梗等药；治脾胃虚弱，配党参、白术等药。

3. 暑湿、湿温　本品可解暑邪，治暑月外感风寒，内伤生冷而致恶寒发热，头痛脘闷，吐泻之暑湿，配紫苏、厚朴、半夏等药，如藿香正气散；若湿温病初起，湿热并重，常配黄芩、滑石、茵陈等药，如甘露消毒丹。

【用法用量】煎服，3～10g。鲜品加倍。

【药学服务】

常用处方名	广藿香、藿香、藿香咀	
药膳 藿香马齿苋煲 瘦肉粥	(1) 组成：广藿香、马齿苋、瘦肉。 (2) 作用：清热除湿，理气止泻。 (3) 适宜人群：肠道湿热引起的恶心呕吐、腹泻食用	
注意事项	阴虚血燥不宜用	
贮藏	置阴凉干燥处，防潮	

你知道吗

《本草纲目》记载："藿香……洁古、东垣惟用其叶，不用枝梗，今人并枝梗用之，因叶多伪故耳。"古人原仅用藿香叶入药，后为更好地鉴别本品，而枝梗并用。实则广藿香从药用功能上来讲本就有用叶、用梗之分。叶偏于发汗，梗偏于和中；叶梗一起入药，称全藿香。而鲜藿香解暑之力效强，夏季以沸水冲浸代茶，可作清暑饮料。

苍术 Cangzhu
《神农本草经》

【来源】为菊科植物茅苍术 *Atractylodes lancea*（Thunb.）DC. 或北苍术 *Atractylodes chinensis*（DC.）Koidz. 的干燥根茎。春、秋二季采挖，除去泥沙，晒干，撞去须根。

【性味归经】辛、苦，温。归脾、胃、肝经。

【功效】燥湿健脾，祛风散寒，明目。

【应用】

1. 湿阻中焦证　本品既祛湿浊，又辛香健脾以和脾胃。对湿阻中焦，脾失健运而致脘腹胀闷，呕恶食少，舌苔白腻等症，最为适宜，常与厚朴、陈皮等配伍，如平胃散；若脾虚湿聚，水湿内停的痰饮或外溢的水肿，常与茯苓、泽泻、猪苓等配伍，如胃苓汤。

2. 风湿痹证　本品长于祛湿，故痹证湿胜尤宜，常与薏苡仁、羌活等药配伍，如薏苡仁汤；若治湿热痹痛，可配石膏、知母等药，如白虎加苍术汤；治湿热痿证，常与黄柏、薏苡仁、牛膝配伍，如四妙散。

3. 风寒夹湿表证　本品能祛肌表之风寒邪气，又因其长于除湿，故以风寒表证夹湿最为适宜。常与羌活、白芷、防风等配伍，如九味羌活汤。

4. 夜盲症及眼目昏涩　本品尚能明目，可用于夜盲症及眼目昏涩。可单用，或与羊肝、猪肝蒸煮同食。

【用法用量】煎服，3～9g。

【药学服务】

常用处方名	苍术、茅苍术、茅术、北苍术、炒苍术
注意事项	阴虚内热，气虚多汗忌用
贮藏	置阴凉干燥处

厚朴 Houpo
《神农本草经》

【来源】为木兰科植物厚朴 *Magnolia officinalis* Rehd. et Wils. 或凹叶厚朴 *Magnolia officinalis* Rehd et Wils. var. *biloba* Rehd. et Wils. 的干燥干皮、根皮及枝皮。4～6 月剥取，根皮和枝皮直接阴干；干皮置沸水中微煮后，堆置阴湿处，"发汗"至内表面变紫褐色或棕褐色时，蒸软，取出，卷成筒状，干燥。

【性味归经】苦、辛，温。归脾、胃、肺、大肠经。

【功效】燥湿消痰，下气除满。

【应用】

1. 湿阻、气滞所致的脘腹胀满、便秘　本品能燥湿，又下气除胀满，为消除胀满的要药。治湿阻中焦常与苍术、陈皮等配伍，如平胃散；治积滞便秘，常与大黄、枳实配伍，如厚朴三物汤。

2. 痰饮喘咳　本品能燥湿消痰，下气平喘。若痰饮阻肺，肺气不降，咳喘胸闷，可与苏子、陈皮、半夏等配伍，如苏子降气汤；若寒饮化热，胸闷气喘，喉间痰声漉漉，烦躁不安，与麻黄、石膏、杏仁等配伍，如厚朴麻黄汤。

此外，七情郁结，痰气互阻所致的咽中如有物阻，咽之不下，吐之不出的梅核气，亦可取本品燥湿消痰，下气宽中之效，配伍半夏、茯苓、苏叶、生姜，如半夏厚朴汤。

【用法用量】煎服，3～10g。或入丸、散。

【药学服务】

常用处方名	厚朴、川厚朴、川朴、姜朴、姜厚朴、紫油厚朴
不良反应	厚朴生用，对咽喉有较强刺激性，姜灸后可缓解
注意事项	本品辛苦温燥湿，易耗气伤津，故气虚津亏及孕妇当慎用
贮藏	置通风干燥处

砂仁 Sharen

《药性论》

【来源】 为姜科植物阳春砂 *Amomum villosum* Lour. 、绿壳砂 *Amomum villosum* Lour. var. *xanthioides* T. L. Wu et Senjen 或海南砂 *Amomum longiligulare* T. L. Wu 的干燥成熟果实。夏、秋二季果实成熟时采收，晒干或低温干燥。

【性味归经】辛，温。归脾、胃、肾经。

【功效】化湿开胃，温脾止泻，理气安胎。

【应用】

1. 湿阻中焦及脾胃气滞证　本品为醒脾调胃要药，凡湿阻或气滞所致脾胃不和之脘腹胀痛等症均可应用。若治湿阻中焦，常与厚朴、陈皮、枳实等配伍；若治脾胃气滞，可与木香、枳实同用，如香砂枳术丸；若脾胃虚弱，可配党参、白术、茯苓等药，如香砂六君子丸。

2. 脾胃虚寒之吐泻　本品能温中暖胃以达止呕止泻之功，治脾胃虚寒所致腹痛吐泻，可单用研末吞服，或与干姜、附子等药同用。

3. 气滞、脾虚之妊娠恶阻及胎动不安　本品能行气和中而止呕安胎。治气滞所致妊娠呕逆，可与紫苏、白术等药配伍；治脾虚所致胎动不安，可与人参、白术、熟地等配伍，如泰山磐石散。

【用法用量】煎服，3~6g，入汤剂宜后下。

【药学服务】

常用处方名	砂仁、缩砂仁、缩砂、阳春砂、春砂仁
药膳 砂仁猪肚汤	（1）组成：党参、高良姜、砂仁、生姜、猪肚、油盐适量。 （2）作用：理气温脾。 （3）适宜人群：脾胃虚寒导致胃脘隐痛不适、腹胀的人群食用
注意事项	阴虚血燥慎用
贮藏	置阴凉干燥处、密封

你知道吗

香囊

上古时期人们就已经开始佩戴香囊。魏晋时期，名士贵族追求高雅，散发香味的香囊成为修饰仪表必不可少的配饰。《礼记》亦提及，未成年男女早起洗漱后，需佩戴香囊，向长辈请安问好，此时的香囊具备了礼仪功能。至后代，香囊也成为爱情的信物。而历史演化到近代，香包则多半用于民间端午节的赠品，主要功能是求吉祈福，驱恶避邪的。香囊是古人身份地位的象征、修饰仪表的必备、高雅情趣的体现；也是尊老敬长、表情达意的载体；同时也是芳香辟秽、防病治病之佳品。故有"香者，气之正，正气盛则除邪辟秽也"的说法，即以芳香之性的药物填充香囊，具有疾病预防与治疗之功。如《千金要方》就有"绛囊""避疫气，令人不染"的记载。

具有芳香之性的中药是香囊中最主要成分，本章中的广藿香、苍术、佩兰、砂仁等均是香囊中的常见药物组成。

请你想一想

我国东南部气候温热潮湿，孕育了许多气香味浓的本草药物，如广东的砂仁、藿香，广西的肉桂、八角和海南的沉香、豆蔻等。这些药物均具香燥之性，是本草对湿闷潮热的自然环境的适应。你还能举出哪些中药，其生长环境与功效之间有密切联系呢？

其他化湿药介绍见表6-1。

表6-1　其他化湿药介绍

药名	性味与归经	功效	主治	用量用法
豆蔻	辛，温。归肺、脾、胃经	化湿行气，温中止呕，开胃消食	湿阻中焦证，脾胃气滞证；呕吐；食积不消	3～6g，煎服，入汤剂宜后下
草豆蔻	辛，温。归脾、胃经	燥湿行气，温中止呕	寒湿内盛，阻滞脾胃之脘腹疼痛，痞满作胀，泄泻；呕吐，食谷不化，痰饮，霍乱	3～6g，煎服，入散剂较佳，入汤剂宜后下
草果	辛，温。归脾、胃经	燥湿温中，截疟除痰	脾胃寒湿、呕吐泄泻；疟疾、痰饮	3～6g，煎服
佩兰	辛，平。归脾、胃、肺经	芳香化湿，醒脾开胃，发表解暑	湿阻中焦；脾瘅证；暑湿及湿温初起	3～10g，煎服；鲜品加倍

目标检测

单项选择题

1. 关于化湿药，下列哪一项是错误的（　　）

　A. 化湿药因其气味芳香，又称芳香化湿药

　B. 化湿药物多含挥发油，如入汤剂不宜久煎

　C. 本类药物多属辛温香燥之品

D. 易耗气伤阴，故阴虚血燥及气虚宜慎用

E. 化湿药气味芳香，部分为药食两用品，建议所有人群长期服用

2. 具有发表解暑功效的药物是（　　）

A. 苍术　　　　B. 广藿香　　　　C. 草豆蔻　　　　D. 砂仁

E. 豆蔻

3. 下列各项，不属于厚朴功效的是（　　）

A. 行气　　　　B. 活血　　　　C. 燥湿　　　　D. 平喘

E. 消积

4. 广藿香最善治（　　）

A. 食积呕吐　　B. 胃虚呕吐　　C. 湿浊呕吐　　D. 胃热呕吐

E. 以上皆非

5. 以下哪一个是苍术的别名（　　）

A. 台术　　　　B. 冬术　　　　C. 茅术　　　　D. 于术

E. 莪术

6. 下列各药不具有止呕功效的是（　　）

A. 半夏　　　　B. 藿香　　　　C. 竹茹　　　　D. 豆蔻

E. 佩兰

7. 下列各药中哪一味药具有理气安胎的功效，可治疗妊娠呕吐（　　）

A. 苍术　　　　B. 藿香　　　　C. 砂仁　　　　D. 生姜

E. 佩兰

8. 砂仁应当（　　）

A. 先煎　　　　B. 后下　　　　C. 包煎　　　　D. 另煎

E. 冲服

9. 草果具有的功效是（　　）

A. 燥湿健脾，祛风散寒　　　　　B. 化湿行气，止呕

C. 燥湿温中，除痰截疟　　　　　D. 化湿行气，温中止泻，安胎

E. 化湿，解暑，止呕

10. 下列哪一个药物具有下气平喘作用（　　）

A. 苍术　　　　B. 藿香　　　　C. 砂仁　　　　D. 佩兰

E. 厚朴

书网融合……

微课　　　　划重点　　　　自测题

第七章 利水渗湿药

学习目标

知识要求

1. **掌握** 常用利水渗湿药的性味归经、功效与应用。
2. **熟悉** 常用利水渗湿药的使用注意、不良反应。
3. **了解** 常用利水渗湿药的调剂与养护。

能力要求

1. 初步具备根据疾病及证候合理选用利水渗湿药的能力。
2. 初步具备提供利水渗湿类中药药学服务的能力。

岗位情景模拟

情景描述 梅雨季节过后，较多顾客来到药房描述自己"湿气重"，出现食欲不振、大便溏泻、舌苔厚腻、肢体困倦等症状，要求药店营业员推荐一些具有利水祛湿作用的药食两用品。

讨论 1. 湿邪致病会导致人体出现哪些表现呢？
2. 你知道日常饮食生活中，哪些食物具有利水祛湿的作用呢？

凡以通利水道，渗利水湿为主要功效，治疗水湿内停证的药物，称为利水渗湿药。

本类药物味多甘淡，主归膀胱、小肠经，作用趋向偏于下行，具有利水消肿、利尿通淋、利湿退黄等功效。主要用于小便不利、水肿、泄泻、痰饮、淋证、黄疸、湿疮、带下、湿温等水湿所致的各种病证。

应用利水渗湿药，须视不同病证，选用有关药物，做适当配伍。若水肿骤起有表证，配宣肺解表药；若水肿日久，脾肾阳虚，配温补脾肾药；若湿热合邪，配清热燥湿药；若寒湿相并，配温里祛寒药。此外，利水渗湿药还常与行气药配伍使用，以提高疗效。

根据药物作用特点及临床应用不同，利水渗湿药分为利水消肿药、利尿通淋药和利湿退黄药三类。

利水渗湿药易耗伤津液，对阴亏津少、肾虚遗精遗尿，应慎用或忌用。有些药物有较强的通利作用，孕妇应慎用或禁用。

第一节 利水消肿药

本类药物味甘、淡，性平或微寒，能渗利水湿，服药后能使小便畅利，水肿消退，故具有利水消肿作用。适用于水湿内停之水肿、小便不利，以及泄泻、痰饮等病证。

使用时应根据不同病证，适当配伍其他药物。

茯苓 Fuling 📱微课

《神农本草经》

【来源】 为多孔菌科真菌茯苓 *Poriacocos*（Schw.）Wolf 的干燥菌核。多于 7~9 月采挖，挖出后除去泥沙，堆置"发汗"后，摊开晾至表面干燥，再"发汗"，反复数次至现皱纹、内部水分大部散失后，阴干，称为"茯苓个"；或将鲜茯苓按不同部位切制，阴干，分别称为"茯苓块"和"茯苓片"。

【性味归经】 甘、淡，平。归心、肺、脾、肾经。

【功效】 利水渗湿，健脾，宁心。

【应用】

1. 水湿停滞之水肿、小便不利 本品利水而不伤正气，实为利水消肿之要药，适用于寒热虚实所致的各种水肿。治水湿内停之水肿，小便不利，常与泽泻、猪苓、白术等药配伍，如五苓散；治脾肾阳虚水肿，可与附子、生姜等药配伍，如真武汤；治热淋，常与栀子、甘草等药配伍，如五淋散。

2. 痰饮 本品善渗利水湿，治痰饮之头晕目眩，心悸，常配桂枝、白术、甘草，如苓桂术甘汤；治饮停于胃而呕吐，常配半夏、生姜等药，如小半夏加茯苓汤。

3. 脾虚诸证 本品能健脾补中，渗湿止泻，尤宜于脾虚湿盛泄泻，可与山药、白术、薏苡仁等药配伍，如参苓白术散；治脾胃虚弱，倦怠乏力，食少便溏，常配以人参、白术、甘草，如四君子汤。

4. 心悸、失眠 本品益心脾而宁心安神。常用治心脾两虚，气血不足之心悸、失眠、健忘，多与黄芪、当归、远志等药配伍，如归脾丸；若治心气虚，惊恐而不安，常与人参、龙齿、远志等配伍，如安神定志丸。

【用法用量】 煎服，10~15g。

【药学服务】

常用处方名	茯苓、白茯苓、云茯苓、茯苓块、云苓、赤茯苓、赤苓
药膳 茯苓饼	（1）组成：茯苓粉、山药粉、米粉、白糖。 （2）作用：健脾渗湿。 （3）适宜人群：脾虚湿盛腹泻患者，也可用于脾虚湿盛肥胖之人食用
注意事项	气虚津亏及孕妇当慎用
贮藏	置干燥处，防潮

你知道吗

茯苓是多孔菌科的真菌茯苓，常寄生于腐烂的松树根上，原作"伏灵"。这是因为古人认为常绿常青、笔直生长的松树是有灵气的，而松树死亡以后其灵气就伏结于根部，长出了茯苓。"盖松之神灵之气，伏结而成，故谓之伏灵、伏神也。"茯苓寄生于松树之下，蕴含着整株松树的精华，有祛湿健脾、养心安神的作用，也被《神农本草经》列为"久服安魂养神，不饥延年"的"上品"。

茯苓的近表皮处色红，入药名"赤茯苓"，药味甘淡，平性，归肺、脾、肾经。功能利水消肿，用于水肿，小便不利。有的茯苓被树根贯穿，中心接近树根部位的茯苓被称为茯神，性能同茯苓，具有宁心安神的功效，专治心神不安、惊悸、健忘等病证。

薏苡仁 Yiyiren

《神农本草经》

【来源】为禾本科植物薏苡 Coix lacryma-jobi L. var. mayuen（Roman.）Stapf 的干燥成熟种仁。秋季果实成熟时采割植株，晒干，打下果实，再晒干，除去外壳、黄褐色种皮和杂质，收集种仁。

【性味归经】甘、淡，凉。归脾、胃、肺经。

【功效】利水渗湿，健脾止泻，除痹，排脓，解毒散结。

【应用】

1. 脾虚泄泻，水肿，脚气 本品能利水消肿，健脾补中。常用于脾虚湿盛之水肿腹胀，小便不利，多与茯苓、白术、黄芪等药配伍；治脚气浮肿可与防己、木瓜、苍术配伍；治脾虚湿盛之泄泻，常与人参、茯苓、白术等配伍，如参苓白术散。

2. 湿痹拘挛 本品能渗湿除痹，有舒筋脉，缓拘挛之功。治湿痹所致筋脉挛急疼痛，常与独活、防风、苍术等药配伍，如薏苡仁汤；本品还能清热而利湿，治湿温初起或暑湿邪在气分，发热，头痛恶寒，胸闷身重，常配杏仁、白豆蔻、滑石等药，如三仁汤。

3. 肺痈，肠痈，赘疣，癌肿 本品能清肺肠之热，解毒散结，排脓消痈。治疗肺痈胸痛，咳吐脓痰，常与苇茎、冬瓜仁、桃仁等药配伍，如苇茎汤；治肠痈，可与附子、败酱草等药配伍，如薏苡附子败酱散；治癌肿，可单用本品大剂量煎水长期服用；治赘疣，可配伍清热解毒的板蓝根、大青叶、升麻等药。

【用法用量】煎服，9~30g。清利湿热宜生用，健脾止泻宜炒用。

【使用注意】孕妇慎用。

【药学服务】

常用处方名	薏苡仁、薏米、米仁、苡仁、苡米、炒薏苡仁、炒薏米、炒苡米、炒苡仁、麸炒苡米
药膳 薏米赤豆汤	（1）组成：薏苡仁、赤小豆、玉米须。 （2）作用：清热利湿。 （3）适宜人群：湿热所致湿疹、肠胃不适、肥胖之人
注意事项	气虚津亏及孕妇当慎用
贮藏	置通风干燥处，防蛀

你知道吗

比较茯苓与薏苡仁

茯苓与薏苡仁均能利水消肿，渗湿健脾，用治水湿内停诸证以及脾虚证。薏苡仁性偏寒凉，善清湿热，并能除痹、消肿排脓，还可用治风湿痹证，以及肺痈、肠痈等病；而茯苓性平，补益心脾，宁心安神。

请你想一想

六味地黄丸是一个滋补肝肾阴虚的基础方。方中重用熟地黄滋阴补肾，填精益髓；山茱萸补养肝肾，并能涩精；山药补益脾阴，亦能固肾。三药配合，肾肝脾三阴并补，是为"三补"。此外，方中另有利水渗湿的茯苓和泽泻，这两味"泻药"，在其中起到了怎样的作用呢？

其他利水消肿药介绍见表7-1。

表7-1　其他利水消肿药介绍

药名	性味归经	功效	主治	用量用法
猪苓	甘、淡、平。归肾、膀胱经	利水渗湿	水肿，小便不利，泄泻及淋浊	6～12g，煎服
泽泻	甘、淡、寒。归肾、膀胱经	利水渗湿，泄热，化浊降脂	水肿，小便不利，泄泻；淋证，遗精；肥胖、高脂血症	6～10g，煎服
冬瓜皮	甘、凉。归脾、小肠经	利尿消肿	水肿胀满，小便不利，暑热口渴，小便短赤	9～30g，煎服

第二节　利尿通淋药

本类药物性味多苦寒，或甘淡而寒，入膀胱、肾经；苦能降泄，寒能清热，走下焦，尤能清利下焦湿热，以利尿通淋为主要作用，主要用于小便短赤，热淋，血淋，石淋及膏淋等证。临床应用宜酌情选用，并作适当配伍，以提高药效。

车前子 Cheqianzi

《神农本草经》

【来源】　为车前科植物车前 *Plantago asiatica* L. 或平车前 *Plantago depressa* Willd. 的干燥成熟种子。夏、秋二季种子成熟时采收果穗，晒干，搓出种子，除去杂质。

【性味归经】　甘，寒。归肝、肾、肺、小肠经。

【功效】　清热利尿通淋，渗湿止泻，明目，祛痰。

【应用】

1. 淋证，水肿　本品善通利水道，清膀胱湿热。治疗湿热下注于膀胱而致小便淋沥涩痛，常与木通、滑石、瞿麦等清热利湿药同用，如八正合剂；治水湿停滞水肿，小便不利，可与猪苓、茯苓、泽泻等药同用。

2. 泄泻　本品能利水湿，分清浊而止泻，即利小便以实大便，尤宜于小便不利之腹泻，可单用本品研末，米汤送服；治脾虚湿盛泄泻，可配白术等药；治暑湿泄泻，可与香薷、茯苓、猪苓等药同用，如车前子散。

3. 目赤肿痛，目暗昏花　本品善清肝热而明目，故治肝经风热所致目赤涩痛，多与菊花、决明子等配伍；治肝肾阴亏，两目昏花，则配熟地黄、菟丝子等养肝明目药，如驻景丸。

4. 痰热咳嗽　本品入肺经，能清肺化痰止咳。治肺热咳嗽痰多，多与瓜蒌、浙贝母、枇杷叶等清肺化痰药同用。

【用法用量】煎服，9～15g。宜包煎。

【药学服务】

常用处方名	车前子、车前、炒车前、炙车前子、盐炙车前子
药膳 荠菜车前汤	（1）组成：荠菜、车前子。 （2）作用：健脾利水。 （3）适宜人群：前列腺炎的患者食用
注意事项	脾虚、热病伤津及孕妇忌用
贮藏	置通风干燥处，防潮

你知道吗

车前草

车前草为车前的全草，甘，寒。归肝、肾、肺、小肠经。具有清热利尿通淋，祛痰，凉血，解毒的功效，用于热淋涩痛，水肿尿少，暑湿泄泻，痰热咳嗽，吐血衄血，痈肿疮毒。其性能功用与车前子相似，但本品又有清热解毒及凉血止血作用。内服或用鲜草捣烂外敷。用量9～30g。鲜品加倍。外用适量。

请你想一想

车前子作为利尿通淋类的药物，还具有止泻的功能，这与其利尿功效之间有没有联系？

其他利尿通淋药介绍见表7－2。

表7－2　其他利尿通淋药介绍

药名	性味归经	功效	主治	用量用法
滑石	甘、淡，寒。归膀胱、肺、胃经	利尿通淋，清热解暑；祛湿敛疮	热淋，石淋；暑湿，湿温；湿疮，湿疹	10～20g，先煎。祛湿敛疮宜外用，适量
川木通	苦，寒。归心、小肠、膀胱经	利尿通淋，清心除烦，通经下乳	水肿，淋证；口舌生疮；经闭乳少；湿热痹证	3～6g，煎服

续表

药名	性味归经	功效	主治	用量用法
海金沙	甘、咸，寒。归膀胱、小肠经	清利湿热，通淋止痛	湿疹、带下、水肿；咽喉肿痛、疟腮；淋证	6~15g，煎服，包煎
通草	甘、淡，微寒。归肺、胃经	清热利尿，通气下乳	淋证，水肿；产后乳汁不下、目昏	3~5g，煎服
瞿麦	苦，寒。归心、小肠经	利尿通淋，活血通经	淋证；闭经、月经不调	9~15g，煎服
萹蓄	苦，微寒。归膀胱经	利尿通淋，杀虫，止痒	淋证；虫证；湿疹，阴痒	9~15g；外用适量，煎洗患处
地肤子	辛、苦，寒。归肾、膀胱经	清利湿热，祛风止痒	淋证；湿疹、阴痒、风疹；带下	9~15g，煎服；外用适量，煎汤熏洗
灯心草	甘、淡，微寒。归心、肺、小肠经	清心火，利小便	心烦失眠、口舌生疮；淋证	1~3g，煎服；外用适量
石韦	甘、苦，微寒。归肺、膀胱经	利尿通淋，清肺止咳，凉血止血	淋证；肺热咳喘；血热出血	6~12g，煎服
草薢	苦，平。归肾、胃经	利湿去浊，祛风除痹	膏淋，白浊；风湿痹痛	9~15g，煎服

你知道吗

木通与肾毒性

　　木通药材品种多而复杂，主要有关木通、川木通、木通和淮通四类，其中关木通为马兜铃科植物东北马兜铃的藤茎，含有马兜铃酸，而早在 1993 年，医学界就发现马兜铃酸具有肾毒性。当年发表在《柳叶刀》的研究文章指出，比利时近百位妇女由于服用了含有马兜铃酸草药的减肥药，出现严重肾功能损害，导致肾衰竭。

　　在我国，中成药龙胆泻肝丸曾一度使用马兜铃酸含量高的关木通替代了原有组方中的木通，由于当时全国有 200 多家药厂都曾生产含关木通的龙胆泻肝丸，导致因服用此药罹患马兜铃酸肾病的患者数量至今难以统计。

　　2003 年 4 月 1 日，国家药品监督管理局印发《关于取消关木通药用标准的通知》，决定取消关木通的药用标准，责令该类制剂（龙胆泻肝丸）的生产限期用木通科木通替换关木通。后来的 2005 年版《中国药典》已不再收载关木通。

第三节　利湿退黄药

　　本类药物性味多苦寒，主入脾、胃、肝经。苦寒则能清泄湿热，以利湿退黄为主要功效。主要用于湿热黄疸，症见目黄、身黄、小便黄等症。部分药物还可用于湿疮痈肿等病证，应用时常根据不同病证，选择适当药物配伍治疗。

茵陈 Yinchen

《神农本草经》

【来源】为菊科植物滨蒿 *Artemisia scoparia* Waldst. et Kit. 或茵陈蒿 *Artemisia capillaris* Thunb. 的干燥地上部分。春季幼苗高6~10cm时采收或秋季花蕾长成至花初开时采割，除去杂质和老茎，晒干。春季采收的习称"绵茵陈"，秋季采割的称"花茵陈"。

【性味归经】苦、辛，微寒。归脾、胃、肝、胆经。

【功效】清利湿热，利胆退黄。

【应用】

1. 黄疸 本品善清脾胃肝胆湿热，为治黄疸之要药。若身目发黄，小便短赤之阳黄证，常与栀子、黄柏、大黄等药配伍，如茵陈蒿汤；若黄疸湿重于热，可与茯苓、猪苓配伍，如茵陈五苓散；若治脾胃寒湿郁滞之阴黄，多与附子、干姜等药配伍，如茵陈四逆汤。

2. 湿疮瘙痒 本品有解毒疗疮之功，可用于湿热内蕴之风疹瘙痒，湿疮瘙痒，可单味煎汤外洗，也可与黄柏、苦参、地肤子等配伍。

【用法用量】煎服，6~15g。外用适量，煎汤熏洗。

【药学服务】

常用处方名	茵陈、绵茵陈、茵陈蒿
使用注意	蓄血发黄及血虚萎黄慎用
不良反应	用量过大可引起头晕、恶心、上腹饱胀、灼热感、腹泻，临床报道亦可导致心律不齐
贮藏	置阴凉干燥处，防潮

你知道吗

治黄要药——茵陈

黄疸是以身黄、目黄、小便黄为症状特点的疾病。中医认为黄疸为湿热蕴结，胆汁外溢所致，故治疗既要利湿给邪有去路，又要利胆使胆汁循于常道。而茵陈对黄疸的治疗既能利胆退黄，又可利湿退黄，自古便是治疗黄疸的要药和专药。

茵陈之名来源于其生长习性，"因旧苗而生，故名因陈"，上一年的地上部分枯萎，第二年春天它在前一年的生长之处会再长出，所以"因旧苗而生"。在唐宋时期及之前，茵陈的采收主要是在花期。而到了明代，人们则认为茵陈的幼苗功效佳，谚云："三月茵陈，四月蒿，五月、六月当柴烧。"即春天三月采来才是茵陈，四月稍微长大了一点，就是一般的蒿草类了，五月、六月只能作燃料。所以从明代一直到现代，一般用的都是茵陈幼苗。但近年来的研究，又发现茵陈利胆退黄的重要化学成分是其所含的香豆素类的成分，该成分是在花期的含量最高。目前，茵陈采摘的时间主要是在春季幼苗高约三寸时采收，习称"绵茵陈"；亦可在秋季花蕊长成时采收，称"花茵陈"。

金钱草 Jinqiancao

《本草纲目拾遗》

【来源】　为报春花科植物过路黄 *Lysimachia christinae* Hance 的干燥全草。夏、秋二季采收，除去杂质，晒干。

【性味归经】　甘、咸，微寒。归肝、胆、肾、膀胱经。

【功效】　利湿退黄，利尿通淋，解毒消肿。

【应用】

1. 湿热黄疸　本品既清肝胆之火，除下焦湿热，又能利湿退黄。治湿热黄疸，常与茵陈蒿、栀子、虎杖等药配伍。

2. 石淋，热淋　本品利尿通淋，善消结石，尤宜用于治疗石淋，可单用大剂量金钱草煎汤代茶饮，或与海金沙、鸡内金、滑石等药配伍，如肾石通颗粒；治热淋，常与车前子、萹蓄等药配伍。

3. 痈肿疔疮、毒蛇咬伤　本品有解毒消肿之效，可用治恶疮肿毒，毒蛇咬伤。治毒蛇咬伤用鲜品捣汁内服或捣烂外敷；治疮痈热毒配蒲公英、野菊花等药。

【用法用量】　煎服，15~60g。鲜品加倍。外用适量。

【药学服务】

常用处方名	金钱草、过路黄、对坐草
不良反应	临床报道金钱草可引起接触性皮炎和过敏反应
贮藏	置阴凉干燥处，防潮

其他利湿退黄药介绍见表7-3。

表7-3　其他利湿退黄药介绍

药名	性味归经	功效	主治	用量用法
虎杖	微苦，微寒。归肝、胆、肺经	利湿退黄，清热解毒，散瘀止痛，止咳化痰	湿热黄疸，淋浊，带下；水火烫伤，痈肿疮毒，毒蛇咬伤；经闭，癥瘕，跌打损伤；肺热咳嗽	9~15g，煎服。外用适量，制成煎液或油膏涂敷
垂盆草	甘、淡，凉。归肝、胆、小肠经	利湿退黄，清热解毒	黄疸；痈肿疮疡、喉痛、蛇伤、烫伤	15~30g，煎服

请你想一想

"山大黄"是民间对"虎杖"的俗称。虎杖生于山林之中，与大黄同属蓼科，不但形似大黄而且很多功用也与大黄相近。请你想一想虎杖与大黄功用上的异同。

目标检测

单项选择题

1. 茯苓与薏苡仁的共同功效是（　　　）

    A. 利水渗湿，安神　　　　　　　　　　B. 利水渗湿，除痹

    C. 利水渗湿，通乳　　　　　　　　　　D. 利水渗湿，解毒

    E. 利水渗湿，健脾

2. 脾虚湿盛之食少泄泻，水肿腹胀，脚气浮肿，首选的药物是（　　　）

    A. 猪苓　　　　　B. 木通　　　　　C. 石韦　　　　　D. 薏苡仁

    E. 车前子

3. 功能甘淡渗泄，利水渗湿，兼能泄热的药物是（　　　）

    A. 茯苓　　　　　B. 车前子　　　　　C. 木通　　　　　D. 泽泻

    E. 冬瓜皮

4. 既利水消肿又健脾宁心的药是（　　　）

    A. 泽泻　　　　　B. 猪苓　　　　　C. 茯苓　　　　　D. 泽漆

    E. 木通

5. 下列哪项不是薏苡仁的功能（　　　）

    A. 健脾　　　　　B. 安神　　　　　C. 除痹　　　　　D. 利水渗湿

    E. 清热排脓

6. 下列各项，不属于滑石主治病证的是（　　　）

    A. 湿热、淋痛　　B. 暑温、湿温　　C. 湿疹、湿疮　　D. 暑热、痱毒

    E. 寒湿带下

7. 善于治疗血淋、尿血的药物是（　　　）

    A. 车前子　　　　B. 泽泻　　　　　C. 石韦　　　　　D. 萆薢

    E. 木通

8. 既利水通淋又清解暑热的药是（　　　）

    A. 泽泻　　　　　B. 滑石　　　　　C. 车前子　　　　D. 灯心草

    E. 木通

9. 下列哪项不是车前子的功能（　　　）

    A. 利尿通淋　　　B. 杀虫止痒　　　C. 渗湿止泻　　　D. 清肝明目

    E. 清肺化痰

10. 能利水湿，分清浊而止泻，利小便以实大便的药是（　　　）

    A. 泽泻　　　　　B. 茯苓　　　　　C. 猪苓　　　　　D. 薏苡仁

    E. 车前子

11. 具有清热利湿、退黄疸功效的药组是（　　　）

A. 茯苓、赤小豆　　　　　　　　B. 葫芦、冬瓜皮

C. 瞿麦、石韦　　　　　　　　　D. 灯心草、冬葵子

E. 茵陈、金钱草

12. 既可用于热淋、砂淋、石淋，又可用于恶疮肿毒、毒蛇咬伤的药物是（　　）

A. 车前子　　　　B. 冬葵子　　　　C. 泽泻　　　　D. 金钱草

E. 猪苓

13. 虎杖具有的功效是（　　）

A. 活血调经，清热利湿，解毒消疮，化痰平喘

B. 活血止痛，清热利湿，解毒通便，化痰止咳

C. 散瘀止痛，清热解毒，利湿退黄，化痰止咳

D. 活血通络，祛湿退黄，清热解毒，利尿通便

E. 活血消肿，利湿退肿，解毒疗疮，化痰通便

14. 具有利湿热、退黄疸功效的药物是（　　）

A. 萆薢　　　　B. 茵陈　　　　C. 猪苓　　　　D. 茯苓

E. 木通

15. 茵陈具有的功效是（　　）

A. 利水渗湿，安神　　　　　　　B. 清利湿热，利胆退黄

C. 利水通淋，祛风湿　　　　　　D. 利水渗湿，除痹

E. 利湿退黄，解毒疗疮

书网融合……

　　微课　　　　　划重点　　　　自测题

PPT

第八章 温里药

学习目标

知识要求

1. **掌握** 常用温里药的性味归经、功效与应用。
2. **熟悉** 常用温里药的使用注意、不良反应。
3. **了解** 常用温里药的调剂与养护。

能力要求

1. 初步具备根据疾病及证候合理选用温里药的能力。
2. 初步具备提供温里类中药药学服务的能力。

岗位情景模拟

情景描述 患者张某，男，65岁，因患风寒湿痹证而导致全身肌肉骨节剧痛，医生为其开具了甘草附子汤。因患者治病心切，遂自行加量服药，第二天即出现恶心、呕吐、舌麻等症状。

讨论 1. 该患者为何会出现恶心、呕吐、舌麻等症状？

2. 使用温里中药时有哪些注意事项？

凡能温里祛寒，治疗里寒证的药物，称为温里药。寒邪致病有在表、在里之分，表寒证治宜辛温发散以解表，里寒证治宜辛热祛寒以温里。本类药物多味辛而性温热，能温中祛寒，温经止痛，个别药物还能助阳、回阳，故可用于治疗里寒证，尤以里实寒证为主。

本类药物因归经的不同而有多种功效。主入脾胃经，能温中散寒，可用于治外寒直中脾胃或脾胃虚寒证，症见脘腹冷痛、呕吐泄泻、舌淡苔白；主入肺经，能温肺化饮，用于治肺寒痰饮证，症见痰鸣咳喘、痰白清稀、舌淡苔白滑；主入肝经，能暖肝散寒止痛，用于治寒侵肝经的少腹痛、寒疝腹痛或厥阴头痛；主入肾经，能温肾助阳，用于治肾阳亏虚证，症见腰膝冷痛、夜尿频多、阳痿宫冷、滑精遗尿；主入心肾两经，能温阳通脉，用于治心肾阳虚证，症见心悸怔忡、畏寒肢冷、小便不利、肢体浮肿；具回阳救逆功效，用于治亡阳厥逆证，症见畏寒倦卧、四肢厥逆、脉微欲绝。

使用温里药应根据不同证候进行适当的配伍。若外寒入里，表寒未解，当与发散风寒药同用；寒凝经脉、气滞血瘀，当配以行气活血药；寒湿内蕴，宜配健脾化湿药；亡阳气脱，宜与大补元气药同用。

本类药物多辛热燥烈，易耗阴动火，凡热证、阴虚证者忌用；患者素体阴虚或失血，虽患寒证，不宜过剂，以免重伤其阴，寒去热生，或致动血。对真热假寒之证，尤当明辨。部分药物有毒性，孕妇禁用或慎用。

附子 Fuzi

《神农本草经》 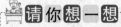 微课

【来源】为毛茛科植物乌头 *Aconitum carmichaelii* Debx. 的子根加工品。6 月下旬至8 月上旬采挖，除去母根、须根及泥沙，习称"泥附子"。加工炮制为盐附子、黑顺片、白附片等。

【性味归经】辛、甘，大热；有毒。归心、肾、脾经。

【功效】回阳救逆，补火助阳，散寒止痛。

【应用】

1. 亡阳证　本品为"回阳救逆第一品药"，可治大汗、大吐、大泻所致亡阳证，症见冷汗自出，肢冷脉微，常与干姜、炙甘草等药配伍，如四逆汤；若治亡阳兼气脱，与大补元气的人参配伍，如参附汤。

2. 阳虚证　本品能温一身之阳，凡阳虚如肾、脾、心诸脏及卫阳虚弱均适用。治脾肾阳虚，寒湿内停之脘腹冷痛、寒虚吐泻，常与人参、白术等药配伍，如附子理中丸；治肾阳虚衰之腰膝冷痛、阳痿宫冷、夜尿频多，常与泽泻、山茱萸、熟地等药配伍，如桂附肾气丸；治脾肾阳虚，水气内停之小便不利、肢体水肿，常与茯苓、白术等药配伍，如真武汤；治心阳不足之胸痹心痛，可与人参、桂枝等药配伍。

3. 寒湿痹痛　本品能温经通络，驱散寒邪，故有较强的散寒止痛作用。凡风寒湿痹周身骨节疼痛均可用之，尤善治寒痹痛剧，常与桂枝、白术等药配伍，如甘草附子汤。

【用法用量】煎服，3~15g；本品有毒，入汤剂宜先煎、久煎。

【使用注意】孕妇慎用；不宜与半夏、瓜蒌、瓜蒌子、瓜蒌皮、天花粉、川贝母、浙贝母、平贝母、伊贝母、湖北贝母、白蔹、白及同用。

【药学服务】

常用处方名	附子、川附子、炮附子、盐附片、黑附片、黑顺片、淡附子
不良反应	中毒时可出现恶心、呕吐、口舌发麻，并可见心率减缓、传导阻滞、室性期外收缩或室性心动过速、室性纤维颤动，严重时出现抽搐、昏迷以至死亡
注意事项	非阴盛阳衰之证不宜服用； 生品外用，内服须炮制；若内服过量，或炮制、煎煮方法、配伍及使用不当，或生用等，皆可引起中毒
贮藏	盐附子密闭，置阴凉干燥处；黑顺片及白附片置干燥处，防潮

请你想一想

附子为什么被称为"回阳救逆第一品药"？

干姜 Ganjiang

《神农本草经》

【来源】 为姜科植物姜 *Zingiber officinale* Rosc. 的干燥根茎。冬季采挖，除去须根和泥沙，晒干或低温干燥。趁鲜切片晒干或低温干燥者称为"干姜片"。

【性味归经】 辛，热。归脾、胃、肾、心、肺经。

【功效】 温中散寒，回阳通脉，温肺化饮。

【应用】

1. **脾胃寒证** 本品主入脾胃而长于温中散寒，为温暖中焦之主药。凡脾胃寒证，无论外寒内侵之实证，或阳气不足之虚证均适用。治胃寒呕吐，脘腹冷痛，常与高良姜配伍，如二姜丸；治脾胃虚寒，脘腹冷痛，呕吐泄泻，常与党参、白术等药配伍，如理中丸。

2. **亡阳证** 本品有温阳守中，回阳通脉之功效。治心肾阳虚，阴寒内盛所致亡阳厥逆，肢冷脉微，常与附子相须使用，如四逆汤。

3. **寒饮喘咳** 本品能温肺散寒化饮，治寒饮停肺所致喘咳，痰多清稀，常与五味子、麻黄等药配伍，如小青龙汤。

【用法用量】 煎服，3~10g。

【药学服务】

常用处方名	干姜、干姜片、川姜、姜炭
药膳 姜枣红糖汤	（1）组成：干姜、大枣、红糖。 （2）功效：暖宫散寒。 （3）适宜人群：寒凝痛经者
贮藏	置阴凉干燥处，防蛀

肉桂 Rougui

《名医别录》

【来源】 为樟科植物肉桂 *Cinnamomum cassia* Presl 的干燥树皮。多于秋季剥取，阴干。

【性味归经】 辛、甘，大热。归肾、脾、心、肝经。

【功效】 补火助阳，引火归元，散寒止痛，温通经脉。

【应用】

1. **肾阳亏虚证** 本品能补火助阳，为治命门火衰之要药。治肾阳亏虚所致阳痿宫冷，腰膝冷痛，夜尿频多等症，常与附子、熟地、山茱萸等药配伍，如桂附肾气丸。

2. **中焦虚寒证** 本品能温补脾阳，治脾胃虚寒或寒邪内侵之心腹冷痛，寒虚吐泻，可单用研末吞服，或与干姜、高良姜、荜茇等药配伍。

3. 经寒血滞诸痛证　本品能温通经脉、散寒止痛。治风寒湿痹，尤以治寒痹腰痛为主，常与独活、桑寄生、杜仲等药配伍，如独活寄生汤；治寒凝血滞之闭经、痛经等证，常与当归、川芎等药配伍，如血府逐瘀汤；治寒疝腹痛，多与吴茱萸、小茴香等药配伍。

4. 下元虚冷，虚阳上浮　本品能使上浮虚阳回归故里，故曰"引火归源"。治元阳亏虚，虚阳上浮之上热下寒证，症见面赤、虚喘、汗出、心悸、失眠、脉微弱，常与五味子、人参、牡蛎等药配伍。

【用法用量】煎服，1～5g，入汤剂宜后下；研末冲服，每次1～2g，或入丸散。

【使用注意】有出血倾向及孕妇慎用；不宜与赤石脂同用。

【药学服务】

常用处方名	肉桂、紫油桂、玉桂、桂心、官桂
不良反应	大剂量使用可导致头晕、眼花、眼胀、尿少、干渴等现象
注意事项	本品辛热燥烈，阴虚内热、里有实热，血热妄行忌用
贮藏	置阴凉干燥处

丁香 Dingxiang

《雷公炮制论》

【来源】为桃金娘科植物丁香 *Eugenia caryophyllata* Thunb. 的干燥花蕾。当花蕾由绿色转红时采摘，晒干。

【性味归经】辛，温。归脾、胃、肺、肾经。

【功效】温中降逆，补肾助阳。

【应用】

1. 脾胃虚寒之呃逆呕吐　丁香温中散寒，善于降逆，故为治胃寒呃逆、呕吐之要药。治呃逆，常与降气止呃的柿蒂配伍；治呕吐，常与降逆止呕的半夏配伍。

2. 心腹冷痛　丁香温中散寒，又能止痛，可用治脘腹疼痛，可与肉桂等药配伍。

3. 肾虚阳痿　丁香补肾助阳，治肾虚阳痿、宫冷、寒湿带下等证，可与附子、肉桂、小茴香、巴戟天、肉苁蓉等药配伍。

【用法用量】1～3g，内服或研末外敷。

【使用注意】不宜与郁金同用。

【药学服务】

常用处方名	丁香、公丁香
不良反应	服用过量可致中毒，出现呼吸困难、下肢无力、呕吐、胃出血、肝肿大等
注意事项	阳热诸证及阴虚内热忌服
贮藏	置阴凉干燥处

吴茱萸 Wuzhuyu

《神农本草经》

【来源】 为芸香科植物吴茱萸 *Euodia rutaecarpa*（Juss.）Benth.、石虎 *Euodia rutae-carpa*（Juss.）Benth. var. *officinalis*（Dode）Huang 或疏毛吴茱萸 *Euodia rutaecarpa*（Juss.）Benth. var. *bodinieri*（Dode）Huang 的干燥近成熟果实。8~11 月果实尚未开裂时，剪下果枝，晒干或低温干燥，除去枝、叶、果梗等杂质。

【性味归经】 辛、苦，热；有小毒。归肝、脾、胃、肾经。

【功效】 散寒止痛，降逆止呕，助阳止泻。

【应用】

1. 寒凝肝经诸痛证 本品既散肝经之寒邪，又疏肝气之郁滞，为治肝寒气滞诸痛证之主药。治厥阴头痛，常与生姜、人参等药配伍，如吴茱萸汤；治寒疝腹痛，常与小茴香、川楝子、木香等药配伍，如导气汤；治寒湿脚气肿痛，常与木瓜、苏叶等药配伍，如鸡鸣散；治冲任虚寒，瘀血阻滞之痛经，常与桂枝、当归、川芎等药配伍，如温经汤。

2. 胃寒呕吐 本品温中散寒，降逆止呕，治中焦虚寒所致脘腹胀痛，呕吐吞酸，常与人参，生姜等药配伍，如吴茱萸汤。

3. 虚寒泄泻 本品能温脾益肾，助阳止泻。为治脾肾阳虚，五更泄泻之常用药，多与补骨脂、肉豆蔻、五味子等药配伍，如四神丸。

【用法用量】 煎服，2~5g。外用适量。

【药学服务】

常用处方名	吴茱萸、吴萸、淡吴萸、炙吴萸
不良反应	大量应用时对中枢有兴奋作用，可引起视力障碍。中毒时主要表现为呕吐、腹痛、腹泻、视力障碍、错觉等
注意事项	本品辛热燥烈有毒，故不宜多用、久服。孕妇、阴虚有热忌用
贮藏	置阴凉干燥处

你知道吗

一字之差，千差万别

有些中药的名字非常相似，往往只有一字之差，很容易让人混淆，但功效性能却有非常大的区别。

例如，吴茱萸与山茱萸只有一字之差，但却是两味科属、功效各异的中药，不可混淆。吴茱萸为芸香科植物吴茱萸的未成熟果实，性温，味辛苦，有毒，具有散寒止痛，降逆止呕，助阳止泻之功；山茱萸为山茱萸科植物山茱萸的果肉，其性微温，味酸，具有补肝肾、涩精气、固虚脱之功。

又如，白附片和白附子名字相似，且同属有毒中药，因而常被误认为是一种药。

其实二者来源与功用完全不同，调剂时须注意。白附片属温里药，是毛茛科植物乌头的子根的加工品，其味辛甘、性大热，有回阳救逆，补火助阳，散寒止痛之功；白附子为天南星科植物独角莲干燥块茎，属化痰药，其味辛甘、性温，有祛风痰，定惊搐，解毒散结，止痛之功。

其他温里药介绍见表8-1。

表8-1 其他温里药介绍

药名	性能	功效	应用	用量用法
小茴香	辛，温。归肝、肾、脾、胃经	散寒止痛；理气和胃	寒疝腹痛，睾丸偏坠，痛经；少腹冷痛，脘腹胀痛，食少吐泻	3~6g，煎服。外用适量
高良姜	辛，热。归脾、胃经	温胃止呕，散寒止痛	脘腹冷痛，胃寒呕吐，嗳气吞酸	3~6g，煎服
胡椒	辛，热。归胃、大肠经	温中散寒，下气，消痰	胃寒呕吐，腹痛泄泻；食欲不振，癫痫痰多	0.6~1.5g，研末吞服。外用适量
花椒	辛，温。归脾、胃、肾经	温中止痛，杀虫止痒	脘腹冷痛，呕吐泄泻，虫积腹痛；外治湿疹，阴痒	3~6g，煎服。外用适量，煎汤熏洗
荜茇	辛，热。归胃、大肠经	温中散寒，下气止痛	脘腹冷痛，呕吐，泄泻；寒凝气滞，胸痹心痛，头痛，牙痛	1~3g，煎服。外用适量，研磨塞蛀齿孔中

目标检测

单项选择题

1. 既温经止血，又温中止痛的药是（　　）
   A. 生姜　　　　　　B. 干姜　　　　　　C. 炮姜　　　　　　D. 煨姜
   E. 高良姜

2. 既能温中回阳又能温肺化饮的药物是（　　）
   A. 生姜　　　　　　B. 干姜　　　　　　C. 炮姜　　　　　　D. 煨姜
   E. 高良姜

3. 具有温肾阳、温脾阳、温通血脉、引火归元功效的药物是（　　）
   A. 附子　　　　　　B. 干姜　　　　　　C. 肉桂　　　　　　D. 桂枝
   E. 吴茱萸

4. 既善疏肝又能暖肝的药物是（　　）
   A. 肉桂　　　　　　B. 花椒　　　　　　C. 香附　　　　　　D. 山茱萸
   E. 吴茱萸

5. 治亡阳证，常以附子配（　　）
   A. 肉桂　　　　　　B. 干姜　　　　　　C. 生姜　　　　　　D. 高良姜

E. 姜炭

6. 大多数温里药的性味是（　　）

A. 辛甘热 　　　　　B. 辛热 　　　　　C. 辛苦热 　　　　　D. 甘热

E. 甘苦温

7. 具助阳止泻作用的药物是（　　）

A. 吴茱萸 　　　　　B. 高良姜 　　　　　C. 茯苓 　　　　　D. 薏苡仁

E. 五加皮

8. 被喻为回阳救逆第一品药的是（　　）

A. 附子 　　　　　B. 干姜 　　　　　C. 肉桂 　　　　　D. 吴茱萸

E. 人参

9. 附子的性味是（　　）

A. 辛温 　　　　　B. 辛甘温 　　　　　C. 辛甘大热 　　　　　D. 辛大热

E. 辛苦热

10. 干姜治胃寒呕吐、脘腹冷痛最常配伍

A. 高良姜 　　　　　B. 藿香 　　　　　C. 薏苡仁 　　　　　D. 黄芩

E. 佩兰

书网融合……

微课　　　　划重点　　　　自测题

▶▶ 第九章 理气药

学习目标

知识要求

1. **掌握** 常用理气药的性味归经、功效与应用。
2. **熟悉** 常用理气药的使用注意、不良反应。
3. **了解** 常用理气药的调剂与养护，一般理气药的临床应用特点。

能力要求

1. 初步具备根据疾病及证候合理选用理气药的能力。
2. 初步具备提供理气类中药药学服务能力。

🗒 岗位情景模拟

情景描述 一位中年顾客最近感觉气不顺，脘腹胀满，恶心欲呕，食少，想买陈皮泡水喝，到药店来咨询。

讨论 1. 陈皮的功效是什么？

2. 理气药的用药注意事项包括哪些？

凡以疏理气机为主要功效，用以治疗气滞证或气逆证的药物，称理气药，又名行气药，其中作用峻猛者，称为破气药。

本类药物疏畅气机、升降通达，既可缓解胀满疼痛，又可防止胀、满、瘀的发生。具有理气健脾、疏肝解郁、理气宽胸、行气止痛、破气散结等功效。主要适用于脾胃气滞所致脘腹胀满疼痛、嗳气吞酸、恶心呕吐、泄泻等；肝气郁滞所致胁肋胀痛、乳房胀痛或结块、疝痛、月经不调、腹中癥瘕积聚等；肺气壅滞所致胸闷疼痛、咳嗽气喘等。在应用本类药物时应针对病证与其他药物配伍，如脾胃气滞，应选用调理脾胃气机的药物，若兼饮食积滞，或湿热阻滞，或脾胃气虚，须分别配伍消食药、清热燥湿药、补中益气药；肝气郁滞，应选用疏肝理气的药物，若兼肝血不足，或瘀血阻滞，须分别配伍养血柔肝药、活血化瘀药；肺气壅滞，应选用理气宽胸的药物，若痰饮阻肺，须配伍祛痰化饮药。

本类药物大多辛温香燥，易耗气伤阴，故气阴不足慎用，其中行气力强，易伤胎气，故孕妇慎用。本类药物大多含有挥发油成分，不宜久煎。

陈皮 Chenpi

《神农本草经》

【来源】 为芸香科植物橘 *Citrus reticulata* Blanco 及其栽培变种的干燥成熟果皮。药材分为"陈皮"和"广陈皮"。采摘成熟果实,剥取果皮,晒干或低温干燥。

【性味归经】苦、辛,温。归肺、脾经。

【功效】理气健脾,燥湿化痰。

【应用】

1. 寒湿阻中之脾胃气滞 本品辛温芳香,能入脾经而行滞气,有行气止痛之功,故寒湿阻中之气滞最适宜。治疗脾胃气滞所致脘腹胀痛、恶心呕吐、泄泻、苔腻等,多与厚朴、苍术等同用,如平胃散;若食积气滞、脘腹胀痛,可配伍山楂、六神曲等,如保和丸;外感风寒,内伤湿滞之腹痛、呕吐、泄泻,常与藿香、苏叶等配伍,如藿香正气散;本品性温而不峻,亦常用于脾虚气滞之腹痛喜按、不思饮食、便溏舌淡,多与党参、茯苓等同用,如异功散。

2. 呕吐、呃逆 本品有健脾和中之功,治胃虚有热之呕吐、呃逆,常配伍竹茹、生姜等,如橘皮竹茹汤;脾胃寒冷,呕吐不止,可与生姜、甘草同用,如姜橘汤;饮酒过度,酒毒积于肠胃,呕吐不食,口渴多饮,可与葛根、石膏等配伍,如橘皮汤。

3. 湿痰、寒痰咳嗽 本品既能燥湿化痰,又能温化寒痰,是治湿痰壅肺致痰多咳嗽的常用药,为"治痰之要药"。治脾虚失运而痰湿犯肺,多配党参、白术等,如六君子汤;若湿痰咳嗽,常与半夏、茯苓等配伍,如二陈汤;而寒痰咳嗽,又与干姜、细辛等配伍,如苓甘五味姜辛汤。

此外,本品辛散苦泄,在使用质润滋腻的补血、补阴药时,与本品同用,使补而不滞。

【用法用量】煎服,3～10g。

【药学服务】

常用处方名	陈皮、橘皮、广陈皮、陈皮丝、红皮	
药膳 陈皮冬瓜 老鸭汤	(1)组成:陈皮、冬瓜、老鸭、芡实、薏米。 (2)作用:滋阴消暑,健脾开胃。 (3)适宜人群:脾虚不欲食人群食用	
贮藏	置阴凉干燥处,防霉,防蛀	

你知道吗

广陈皮

广陈皮因主产于广州新会,又称"新会陈皮",有700多年的历史,被誉为"广东三宝"之一,是国家地理性标志产品。每年9月起,是新会茶枝柑丰收的季节,此时处处果皮满地。路头街边,院子小巷,成千上万的三瓣柑皮密密麻麻地一只挨着一只,懒洋洋地"晒太阳"。数百年来,正宗的新会特产陈皮,依然是要在"街边晒"的才是最好。根据最传统的陈皮制作方式,陈皮通常在生晒好后,还要被吊在村屋的窗框、厨房的锅盖上方等地方"陈化"。最好的陈皮就是要"吊起来"陈化,才更有味道。

陈皮在陈化的过程，是一个时光沉淀的过程，是中医药文化传承的过程。

南宋梁代陶弘景在《名医别录》中也首次提出"陈久者良"。言下之意，陈皮越陈，功效越好，陈放年份不同，疗效也有不同。在 2020 年版《中国药典》中正式收载。

枳实 Zhishi
《神农本草经》

【来源】 为芸香科植物酸橙 *Citrus aurantium* L. 及其栽培变种或甜橙 *Citrus sinensis* Osbeck 的干燥幼果。5 ~ 6 月收集自落的果实，除去杂质，自中部横切为两半，晒干或低温干燥，较小者直接晒干或低温干燥。

【性味归经】 苦、辛、酸，微寒。归脾、胃经。

【功效】 破气消积，化痰散痞。

【应用】

1. 胃肠积滞，湿热泻痢 本品辛行苦降，善破气除痞、消积导滞。治胃肠积滞，热结便秘，常与大黄、厚朴配伍，如大承气汤；若饮食积滞，脘腹痞满胀痛，嗳腐气臭，则与六神曲、麦芽等同用，如曲麦枳术丸；湿热泻痢，里急后重，又与大黄、黄芩等相须为用，如枳实导滞丸；热毒炽盛，下痢脓血，可配伍白头翁、黄连、金银花等。

2. 痰滞胸脘痞满，胸痹 本品能行气化痰以消痞，破气除满而止痛。治胸阳不振，痰阻结胸，常配伍薤白、桂枝等，以通阳散结，祛痰下气，如枳实薤白桂枝汤；心下痞满，食欲不振，可配伍半夏曲、厚朴等，以行气消痞，健脾和胃，如枳实消痞丸；治痰热结胸，又与黄连、瓜蒌、半夏配伍，如小陷下胸加枳实汤。

3. 气滞胸胁疼痛，产后腹痛 本品可治气血阻滞之胸胁疼痛，常与川芎同用，如枳芎散；若属寒凝气滞，则可配伍桂心、姜黄等，如推气散；用治产后瘀滞少腹作痛、失眠、烦躁等，可与芍药等分为末服用，如枳实芍药散。

此外，本品配伍补中益气之品，用治子宫脱垂、脱肛、胃下垂等。近年来发现本品有强心作用，可用于休克。

【用法用量】 煎服，3 ~ 10g。

【使用注意】 孕妇慎用。

【药学服务】

常用处方名	枳实、炒枳实、麸炒枳实、川枳实、江枳实、焦枳实
贮藏	置阴凉干燥处，防蛀

你知道吗

比较枳实、枳壳、橘红及化橘红

枳实、枳壳、化橘红、橘红同属于芸香科植物药材，且均属于理气药，但植物来源、入药部位及主治有区别。

1. 枳实 来源为芸香科植物酸橙及其栽培变种或甜橙的干燥幼果。具破气消积，化痰散痞之功效，用治积滞内停，痞满胀痛，泻痢后重，大便不通，痰滞气阻，胸痹，结胸，脏器下垂。

2. 枳壳 来源为芸香科植物酸橙及其栽培变种的干燥未成熟果实。具理气宽中，行滞消胀之功效，用治胸胁气滞，胀满疼痛，食积不化，痰饮内停，脏器下垂。

3. 橘红 来源为芸香科植物橘及其栽培变种的干燥外层果皮。具理气宽中，燥湿化痰之功效，用治咳嗽痰多，食积伤酒，呕恶痞闷。

4. 化橘红 来源为芸香科植物化州柚或柚的未成熟或近成熟的干燥外层果皮。具理气宽中，燥湿化痰之功效，用治咳嗽痰多，食积伤酒，呕恶痞闷。

木香 Muxiang 微课
《神农本草经》

【来源】为菊科植物木香 *Aucklandia lappa* Decne. 的干燥根。秋、冬二季采挖，除去泥沙和须根，切段，大的再纵剖成瓣，干燥后撞去粗皮。

【性味归经】辛、苦，温。归脾、胃、大肠、三焦、胆经。

【功效】行气止痛，健脾消食。

【应用】

1. 脾胃气滞 本品辛行苦降，芳香气烈而味厚，善行中焦脾胃之气滞，为"行气止痛之要药"，尤为健脾消食佳品。治脾胃气滞，脘腹胀痛实证，可单用本品，或配砂仁、藿香等同用，如木香调气散；寒凝气滞，食积不化，常与干姜、枳实等相须为用，如木香干姜枳实丸；脾虚气滞，腹胀食少，又与党参、陈皮等配伍，如香砂六君子汤、健脾丸。

2. 湿热泻痢，里急后重 本品又善行下焦大肠之气滞，为治湿热泻痢、大便脓血、里急后重之要药，常与黄连配伍而清热化湿、行气止痛，如香连丸。

3. 肝郁气滞之痛症，黄疸 本品既能行气健脾，又因味苦疏泄，走三焦和胆经，故能疏肝利胆。用治脾失运化、肝失疏泄而致湿热郁蒸、气机阻滞之腹痛、胁痛、黄疸，可与郁金、大黄、茵陈等同用；寒疝腹痛及睾丸偏坠疼痛，常配伍川楝子、小茴香等，如导气汤。

4. 气滞血瘀之胸痹 本品通畅气机，气行则血行，可止痛，用治寒凝心痛，可与丁香、赤芍等同用，如二香散。

此外，本品气芳香，能醒脾助胃，故在补益方剂中稍稍用之，以舒畅气机，使补益药补而不滞，如归脾汤。

【用法用量】煎服，3～6g。生用行气止痛，煨用行气力缓而多用于止泻。

【药学服务】

常用处方名	木香、广木香、云木香、煨木香
注意事项	易耗气伤阴，故气阴不足慎用
贮藏	置干燥处，防潮

请你想一想

枳实与木香在功效上有何区别？

香附 Xiangfu
《名医别录》

【来源】 为莎草科植物莎草 *Cyperus rotundus* L. 的干燥根茎。秋季采挖，燎去毛须，置沸水中略煮或蒸透后晒干，或燎后直接晒干。

【性味归经】 辛、微苦、微甘，平。归肝、脾、三焦经。

【功效】 疏肝解郁，理气宽中，调经止痛。

【应用】

1. 肝气郁结之胁痛，腹痛　本品主入肝经气分，芳香辛行，长于疏肝理气，并能止痛。对于肝气郁滞所引起的胸胁胀闷疼痛，多与柴胡、川芎等配伍，如柴胡疏肝散；寒凝气滞、肝气犯胃之胃脘疼痛，可与高良姜同用，如良附丸；寒疝腹痛，常与小茴香、乌药等相须为用；治气、血、痰、火、湿、食六郁所致胸膈痞满，饮食不化等，又与川芎、苍术等配伍，如越鞠丸。

2. 肝郁月经不调，痛经，乳房胀痛，胎动不安　本品善于疏肝理气而调经、止痛，为妇科病常用药，有"妇科调经要药""气病之总司，女科之主帅"之称。若治月经不调、经行腹痛，可配伍柴胡、当归等，如香附归芎汤；乳房胀痛，多与柴胡、瓜蒌等配伍；气滞而胎动不安，又与紫苏同用，如铁罩散。

3. 脾胃气滞腹痛　本品除善疏肝解郁之外，还能入脾经。若脘腹胀痛，胸膈噎塞，嗳气吞酸，可与砂仁、甘草、乌药、紫苏叶等配伍，如缩砂香附汤。

【用法用量】 煎服，6～10g。醋炙后疏肝止痛力增强。

【药学服务】

常用处方名	香附、炒香附、制香附、醋香附、香附米、莎草根、香附炭、四制香附
注意事项	气虚无滞、阴虚血热忌服，孕妇慎用
贮藏	置阴凉干燥处，密闭，防蛀

青皮 Qingpi
《本草图经》

【来源】 为芸香科植物橘 *Citrus reticulata* Blanco 及其栽培变种的干燥幼果或未成熟

果实的果皮。5~6月收集自落的幼果，晒干，习称"个青皮"；7~8月采收未成熟的果实，在果皮上纵剖成四瓣至基部，除尽瓤瓣，晒干，习称"四花青皮"。

【性味归经】苦、辛，温。归肝、胆、胃经。

【功效】疏肝破气，消积化滞。

【应用】

1. 肝郁气滞诸痛症　本品能疏肝理气、散结止痛而治肝郁气滞之胸胁胀痛、疝气痛、乳房肿痛等。若治胸胁胀痛，胁下满，痛引小腹，可配柴胡、乌药等同用，如青阳汤；疝气疼痛，多配伍乌药、小茴香等，如天台乌药散；乳房肿痛、乳痈，又与瓜蒌皮、蒲公英等同用。

2. 气滞脘腹疼痛，食积腹痛　本品辛行温通，入胃而行气止痛，用治脘腹胀痛，可与大腹皮相须为用，如青皮散；腹痛而泻痢，里急后重，多与车前子、生甘草等配伍，如和胃散；食积气滞，脘腹胀痛，常与山楂、六神曲等配伍以消积化滞，和胃降气，如青皮丸。

【用法用量】煎服，3~10g。

【药学服务】

常用处方名	青皮、均青皮、小青皮、醋青皮、炒青皮、四花青皮、四花皮
注意事项	不宜超量、久服，气虚慎用
贮藏	置阴凉干燥处

你知道吗

比较青皮与陈皮

青皮与陈皮均能行气化滞。陈皮性温而不峻，行气力缓，常用治脾胃气滞证，又质轻上浮，兼入肺经，故兼有燥湿化痰之功，用治湿痰咳嗽；青皮较峻烈，行气力猛，疏肝破气，散结止痛，主治肝郁诸证，亦常用于食积气滞证。张从正云："青皮沉降，入肝胆治低而主泻，陈皮升浮，入脾肺治高而主通。"

沉香 Chenxiang

《本草纲目》

【来源】为瑞香科植物白木香 *Aquilaria sinensis*（Lour.）Gilg 含有树脂的木材。全年均可采收，割取含树脂的木材，除去不含树脂的部分，阴干。

【性味归经】辛、苦，微温。归脾、胃、肾经。

【功效】行气止痛，温中止呕，纳气平喘。

【应用】

1. 胸腹疼痛　本品味辛行散，芳香走窜，善温散胸腹阴寒，行气止痛。用治寒凝气滞之胸腹胀痛，常与乌药、木香等同用，如沉香四磨汤；治脾胃虚寒之脘腹冷痛，常与附子、肉桂、干姜等配伍，如沉香桂附丸；治肝郁食积，脘腹胀闷，恶心呕吐，常与香附、藿香、神曲等药配伍，如沉香化气片。

2. 胃寒呕吐　本品入胃经，辛温散寒，善温降胃气而止呕，用治寒邪犯胃，呕吐清水，可与陈皮、胡椒等配伍，如沉香丸；若脾胃虚寒，呕吐呃逆，经久不愈，与丁香、白豆蔻、柿蒂等同用，如沉丁二香散。

3. 虚喘证　本品辛温入肾，能温肾纳气，降逆平喘，可用于下元虚冷，肾不纳气之虚喘，常与补骨脂、肉桂等相须为用，如黑锡丹。

【用法用量】煎服，1~5g，后下。

【药学服务】

常用处方名	沉香、沉香屑、盔沉
注意事项	阴虚气逆、阴亏火旺忌服，孕妇慎用
贮藏	密闭，置阴凉干燥处

乌药 Wuyao
《本草拾遗》

【来源】为樟科植物乌药 *Lindera aggregata*（Sims）Kosterm. 的干燥块根。全年均可采挖，除去细根，洗净，趁鲜切片，晒干，或直接晒干。

【性味归经】辛，温。归肺、脾、肾、膀胱经。

【功效】行气止痛，温肾散寒。

【应用】

1. 寒凝气滞之胸腹诸痛　本品主散下焦寒气，用治气滞脘腹胀痛，可与木香、莪术配伍，如乌药散；若七情郁结，横扰于脾而脘腹胀痛，常与槟榔、沉香等同用，如四磨饮子；寒凝气滞之胸胁痛，多与香附、甘草同用，如小乌沉汤；寒疝，少腹引睾丸而痛，苔白，脉弦，多与小茴香、高良姜配伍，如天台乌药散；寒凝气滞痛经，又与香附、当归等相须为用，如乌药汤。

2. 尿频，遗尿　本品辛散温通，入肾与膀胱而温肾散寒，缩尿止遗。治肾阳不足，膀胱虚冷之小便频数，小儿遗尿，常与益智仁、山药等同用，如缩泉丸。

【用法用量】煎服，6~10g。

【药学服务】

常用处方名	乌药、台乌、乌药片、炒乌药
贮藏	置阴凉干燥处，防蛀

大腹皮 Dafupi
《开宝本草》

【来源】为棕榈科植物槟榔 *Areru catechu* L. 的干燥果皮。冬季至次春采收未成熟的果实，煮后干燥，纵剖两瓣，剥取果皮，习称"大腹皮"；春末至秋初采收成熟果实，煮后干燥，剥取果皮，打松，晒干，习称"大腹毛"。

【性味归经】辛，微温。归脾、胃、大肠、小肠经。

【功效】行气宽中，行水消肿。

【应用】

1. 胃肠气滞 本品辛能行散，主入脾胃经，是行气宽中之要药。若食积气滞而致脘腹痞满，嗳气吞酸，大便秘结或泻而不爽，可与山楂、麦芽、厚朴等配伍。

2. 水肿、脚气浮肿 本品味辛，可开宣肺气而利水消肿。水湿外溢，皮肤水肿，常与陈皮、五加皮等同用，如五皮饮；若脚气肿痛，二便不通，多与桑白皮、木通等配伍。

【用法用量】煎服，5～10g。

【药学服务】

常用处方名	大腹皮、大腹毛、腹毛、茯毛
贮藏	置干燥处

其他理气药介绍见表9-1。

表9-1 其他理气药介绍

药名	性能	功效	主治	用量用法
薤白	辛、苦，温。归心、肺、胃、大肠经	通阳散结，行气导滞	胸痹心痛，脘腹痞满胀痛；泻痢后重	5～10g，煎服
佛手	辛、苦、酸，温。归肝、脾、胃、肺经	疏肝理气，和胃止痛，燥湿化痰	肝胃气滞，胸胁胀痛；胃脘痞满，食少呕吐；咳嗽痰多	3～10g，煎服
川楝子	苦，寒；有小毒。归肝、小肠、膀胱经	疏肝泄热，行气止痛，杀虫	肝郁化火，胸胁、脘腹胀痛；疝气疼痛；虫积腹痛	5～10g，煎服；外用适量，研末调涂
荔枝核	甘、微苦，温。归肝、肾经	行气散结，祛寒止痛	寒疝腹痛，睾丸肿痛	5～10g，煎服
玫瑰花	甘、微苦，温。归肝、脾经	行气解郁，和血，止痛	肝胃气痛，食少呕恶；月经不调；跌仆伤痛	3～6g，煎服
柿蒂	苦、涩，平。归胃经	降逆止呃	呃逆	5～10g，煎服
檀香	辛，温。归脾、胃、心、肺经	行气温中，开胃止痛	寒凝气滞，胸膈不舒，胸痹心痛；脘腹疼痛，呕吐食少	2～5g，煎服

目标检测

单项选择题

1. 理气药中善于调中宣泄、行气止痛的药物是（　　）

　　A. 乌药　　　　　B. 柿蒂　　　　　C. 木香　　　　　D. 枳壳

　　　　E. 青皮

2. 既能行气止痛，又能温肾散寒的是（　　　）

　　　　A. 乌药　　　　　B. 佛手　　　　　C. 陈皮　　　　　D. 川楝子

　　　　E. 荔枝核

3. 青皮长于（　　　）

　　　　A. 理气　　　　　B. 行气　　　　　C. 下气　　　　　D. 破气

　　　　E. 顺气

4. 醋炙后疏肝止痛力增强的是（　　　）

　　　　A. 沉香　　　　　B. 川楝子　　　　C. 青皮　　　　　D. 香附

　　　　E. 陈皮

5. 枳实治疗胃下垂常配伍哪种药以巩固疗效（　　　）

　　　　A. 健胃药　　　　B. 补气药　　　　C. 固涩药　　　　D. 行气药

　　　　E. 活血药

6. "气病之总司，女科之主帅"指的是（　　　）

　　　　A. 木香　　　　　B. 红花　　　　　C. 芍药　　　　　D. 当归

　　　　E. 香附

7. 能行气宽中，行水消肿的药是（　　　）

　　　　A. 大腹皮　　　　B. 川楝子　　　　C. 香附　　　　　D. 陈皮

　　　　E. 乌药

8. 治湿热泻痢、里急后重，最宜用药组合是（　　　）

　　　　A. 青皮、黄连　　B. 陈皮、黄连　　C. 木香、黄连　　D. 吴茱萸、黄连

　　　　E. 金银花、黄连

9. 具有行气止痛，温中止呕，纳气平喘功效的药物是（　　　）

　　　　A. 檀香　　　　　B. 木香　　　　　C. 丁香　　　　　D. 小茴香

　　　　E. 沉香

10. 香附调经，最适用于（　　　）

　　　　A. 肝气郁结月经不调　　　　　　　B. 气滞血瘀月经不调

　　　　C. 寒凝血滞月经不调　　　　　　　D. 气血虚亏月经不调

　　　　E. 阳虚寒凝月经不调

书网融合……

　　微课　　　　划重点　　　自测题

PPT

第十章 消食药

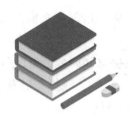

学习目标

知识要求

1. **掌握** 常用消食药的性味归经、功效与应用。
2. **熟悉** 常用消食药的使用注意、不良反应。
3. **了解** 常用消食药的调剂与养护。

能力要求

1. 初步具备根据疾病及证候合理选用消食药的能力。
2. 初步具备提供消食类中药药学服务的能力。

📋 **岗位情景模拟**

情景描述 因孩子近期贪食，出现腹胀、嗳气、食少、大便酸臭，家长到药店咨询消食类中药，驻店药师根据孩子的情况推荐常用的中药"焦三仙"，即焦麦芽、焦山楂、焦神曲三味煎水服用。

讨论 1. 什么是消食药，应该如何选用消食药？

2. 应用消食药时需要注意什么？

凡以消化食积为主要功效，主治饮食积滞证的药物，称为消食药。消食药多味甘性平，主归脾胃二经，具消食化积，以及健脾开胃和中之功。适用于宿食停留，饮食不消所致之脘腹胀满，嗳气吞酸，恶心呕吐，不思饮食，大便失常；以及脾胃虚弱，消化不良等病证。

本类药物多属渐消缓散之品，适用于病情较缓，积滞不甚。临床运用时根据不同的证候，配伍其他药物。若宿食内停，气机不畅，需配理气药，使气行而积消；若积滞化热，当配苦寒清热或轻下之品；若胃有湿浊，当配芳香化湿药；若有寒，宜配温中散寒之品；而脾胃虚弱，运化无力，食积内停，则当配伍健脾益气之品，以标本兼顾，使消积而不伤正，不可单用消食药取效。

本类药物虽多数效缓，但仍不乏有耗气之弊，故气虚而无积滞慎用。

山楂 Shanzha
《神农本草经集注》 🅔 微课

【来源】为蔷薇科植物山里红 *Crataegus pinnatifida* Bge. var. *major* N. E. Br. 或山楂 *Crataegus pinnatifida* Bge. 的干燥成熟果实。秋季果实成熟时采收，切片，干燥。

【性味归经】酸、甘，微温。归脾、胃、肝经。

【功效】消食健胃，行气散瘀，化浊降脂。

【应用】

1. 饮食积滞证 本品善消食化积，能治各种饮食积滞，尤为消化肉食油腻积滞之要药。凡饮食积滞之脘腹胀满、腹痛便溏，均可应用。治食肉不消，脘腹胀痛，既可单味煎服，也可配神曲、麦芽等，加强消食化积之功，如大山楂丸，也可配神曲、莱菔子等，如保和丸。

2. 泻痢腹痛，疝气痛 本品能行气散结止痛，炒炭能止泻止痢，治泻痢腹痛，可配木香、槟榔等药；治疝气痛，常配橘核、荔枝核等药。

3. 瘀阻胸腹痛，痛经 本品有活血祛瘀，消肿止痛之功。治瘀滞胸胁痛，常配红花、桃仁、当归等药；若治疗产后瘀阻腹痛、恶露不尽或痛经、经闭，可与益母草、当归、川芎等同用，以加强活血、祛瘀、止痛的作用，如山楂益母草汤。

4. 高脂血症 本品有化浊降脂作用，治疗高血脂，可配大黄、泽泻、决明子等药，如降脂化浊胶囊。

此外，临床也常配伍其他活血化瘀药用于治疗高血压、冠心病等。

【用法用量】煎服，9～12g。

【药学服务】

常用处方名	山楂、炒山楂、山楂片、北山楂
药膳 山楂决明 荷叶茶	（1）组成：山楂、决明子、荷叶。 （2）作用：祛脂降压。 （3）适宜人群：高脂血症人群饮用
注意事项	脾胃虚弱而无积滞或胃酸分泌过多、孕妇慎用
贮藏	置通风干燥处，防蛀

你知道吗

冰糖葫芦原是治病良药

受到大众喜爱的传统小吃——冰糖葫芦，原本是一味治病的良方。传闻宋光宗最宠爱的黄贵妃在一次宴会过后生病了，面黄肌瘦，不思饮食。御医用了许多贵重药品，皆不见效。后一位江湖郎中进宫为其诊脉后说："只要用冰糖与红果（即山楂）煎熬，每顿饭前吃五至十枚，不出半月病准见好。"开始大家都还将信将疑，按此办法服后，果然妃子的病全好了。后来这种做法传到民间，老百姓又把它串起来吃，因形似葫芦，又因葫芦跟福禄两字谐音，有吉祥寓意，因而被称为"糖葫芦儿"。

其实仅有冰糖和山楂组成的这一道偏方中蕴含了中医虚实兼治的思想，贵妃于宴会中贪食过多出现食积证，此为实证；而食积日久，又损伤脾胃，导致脾胃虚弱，又属于虚证，正是虚实夹杂之证。山楂消食以消食积，而冰糖甘甜可补中益脾，二者兼顾，形成了一张小巧而精致的中药处方。

鸡内金 Jineijin

《神农本草经》

【来源】 为雉科动物家鸡 *Gallus gallus domesticus* Brisson 的干燥沙囊内壁。杀鸡后，取出鸡肫，立即剥下内壁，洗净，干燥。

【性味归经】 甘，平。归脾、胃、小肠、膀胱经。

【功效】 健胃消食，涩精止遗，通淋化石。

【应用】

1. 饮食积滞，小儿疳积 本品消食化积作用较强，并健运脾胃，广泛用于各种食积证。病情较轻，单味研末服即有效；治疗食积较重，常配神曲、麦芽等，可增强消食导滞作用，如复方鸡内金片；治小儿脾虚疳积，常与白术、山药、使君子等配伍。

2. 肾虚遗精，遗尿 本品可固精缩尿止遗。治遗精，常配芡实、菟丝子等补肾药；治遗尿，常配桑螵蛸、覆盆子等药。

3. 砂石淋证，胆结石 本品有化坚消石之功。治砂石淋证或胆结石，常与金钱草、海金砂、石韦等药同用，如五淋化石丸。

【用法用量】 3～10g。不宜入汤剂，生用或微炒研末调服。

【药学服务】

常用处方名	鸡内金、内金、炒内金、炙内金、鸡胗皮、鸡肫皮
药膳 鸡内金粥	(1) 组成：鸡内金（后下）、粳米。 (2) 作用：健胃消食，固精止遗。 (3) 适宜人群：食积停滞，小儿疳积，肾虚遗精、遗尿人群食用
注意事项	脾胃虚弱无积滞慎用
贮藏	置干燥处，防蛀

请你想一想

鸡内金来源于家鸡的干燥沙囊内壁，鸟类没有牙齿，它们会吞食沙粒，沙粒与食物一起进入沙囊，从而帮助磨碎食物进行消化吸收。古人根据家鸡的这一生理特性，推演出鸡内金具有消食及化石作用。这就是一种取类比象的形象思维，你还能找到哪些中药的功效可以用这类思维方式来理解、记忆，你又如何看待这种思维方式呢？

其他消食药介绍见表 10-1。

表 10-1 其他消食药介绍

药名	性味归经	功效	主治	用量用法
麦芽	甘，平。归脾、胃经	行气消食，健脾开胃，回乳消胀	食积不化；脾虚食少；断乳、乳房胀痛	10～15g，煎服；回乳多炒用60g

续表

药名	性味归经	功效	主治	用量用法
莱菔子	辛、甘、平。归肺、脾、胃经	消食除胀，降气化痰	食积气滞；泻痢后重；痰涎壅盛等	5~12g，煎服
谷芽	甘，温。归脾、胃经	消食和中，健脾开胃	食积不消；消化不良等	9~15g，煎服

目标检测

单项选择题

1. 既能消食化积又能行气散瘀的药物是（　　）
   A. 神曲　　　　　　B. 木香　　　　　　C. 枳实　　　　　　D. 鸡内金
   E. 山楂

2. 功似麦芽而力缓，并略兼补中的药物是（　　）
   A. 神曲　　　　　　B. 枳壳　　　　　　C. 谷芽　　　　　　D. 鸡内金
   E. 陈皮

3. 既能消食健胃又能回乳消胀的药物是（　　）
   A. 麦芽　　　　　　B. 神曲　　　　　　C. 山楂　　　　　　D. 谷芽
   E. 鸡内金

4. 既能健胃消食又能涩精止遗，还可治疗小儿脾虚疳积的药物是（　　）
   A. 麦芽　　　　　　B. 乌梅　　　　　　C. 银柴胡　　　　　D. 莱菔子
   E. 鸡内金

5. 既能消食除胀又能降气化痰的药物是（　　）
   A. 苏子　　　　　　B. 莱菔子　　　　　C. 白芥子　　　　　D. 陈皮
   E. 神曲

书网融合……

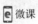微课　　　　　划重点　　　　　自测题

第十一章 驱虫药

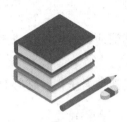

学习目标

知识要求

1. **掌握** 常用驱虫药的含义、功效与应用。
2. **熟悉** 常用驱虫药的配伍方法及使用注意。
3. **了解** 一般驱虫药的临床应用特点。

能力要求

1. 初步具备根据疾病及证候合理选用驱虫药的能力。
2. 初步具备提供驱虫类中药药学服务的能力。

岗位情景模拟

情景描述 因孩子腹痛到医院就诊，确诊为蛔虫症。家长希望服中药以驱虫，想购买中药使君子，于是到药店咨询。

讨论 1. 使君子的功效及主治是什么？

2. 服用驱虫药的用法用量及注意事项是什么？

凡以祛除或杀灭人体寄生虫为主要功效，用以治疗肠虫证的药物，称驱虫药。本类药物多具有一定毒性，主入脾、胃、大肠经，对人体寄生虫，主要是肠道寄生虫虫体有杀灭或麻痹作用，用于治疗各种虫证。

应用驱虫药，必须根据寄生虫种类及患者的体质强弱、病情缓急来选择，并视患者的兼症进行适当配伍。无泻下作用的驱虫药，常加服泻下药，以利于虫体排出；若兼有积滞，可与消积、行气导滞药物同用；脾胃虚弱，又当配伍健脾和胃药；体质虚弱须先补后攻或攻补兼施。

驱虫药一般宜空腹服用，使药物充分作用于虫体保证疗效；应用有毒的驱虫药时，要注意用量用法，以免中毒或损伤正气，年老体弱及孕妇均当慎用；发热或腹痛剧烈者，应先安虫，待症状缓解后，再应用驱虫药。

使君子 Shijunzi

《开宝本草》 e 微课

【来源】为使君子科植物使君子 *Quisqualis indica* L. 的干燥成熟果实。秋季果皮变紫黑色时采收，除去杂质，干燥。

【性味归经】甘，温。归脾、胃经。

【功效】杀虫消积。

【应用】

1. 蛔虫病、蛲虫病　本品味甘气香，既有良好的驱杀蛔虫作用，又具滑利通肠之性，为驱蛔要药，尤宜于小儿。轻症可单用本品，炒香嚼服或研末冲服；若蛔虫较多，重症可配苦楝皮、槟榔等，如使君子散；蛔虫腹痛、面色萎黄，可以本品配伍槟榔、苦楝皮、鹤虱等制成杀虫丸；治蛲虫病可单味炒熟或研粉调服，亦可与百部、大黄、槟榔等同为末服。

2. 疳积　本品能健脾消疳，用治小儿疳积之面色萎黄、形体消瘦、不思饮食或多食善饥、腹大腹痛有虫，常与槟榔、麦芽等同用，如肥儿丸。

此外，可单用使君子煎汤，频漱以治"虫牙"痛，以香油浸泡使君子仁，临卧时嚼服，久而自愈。

【用法用量】使君子9~12g，捣碎入煎剂；使君子仁6~9g，多入丸散或单用，作1~2次分服。小儿每岁1~1.5粒，炒香嚼服，1日总量不超过20粒。

【使用注意】服药时忌饮浓茶。

【药学服务】

常用处方名	使君子、建君子、使君仁、炒使君子仁
注意事项	忌生服
不良反应	大量服用可致呃逆、眩晕、呕吐、腹泻
贮藏	置通风干燥处，防霉，防蛀

槟榔 Binglang

《名医别录》

【来源】为棕榈科植物槟榔 *Areca catechu* L. 的干燥成熟种子。春末至秋初采收成熟果实，用水煮后，干燥，除去果皮，取出种子，干燥。

【性味归经】苦、辛，温。归胃、大肠经。

【功效】杀虫，消积，行气，利水，截疟。

【应用】

1. 多种肠道寄生虫病　本品对绦虫、蛔虫、蛲虫、钩虫、姜片虫等肠道寄生虫均有驱杀作用，且兼泻下功效，而以治疗绦虫疗效最佳，可使虫体瘫痪，单用本品60g作末服，如与南瓜子同用，效果更佳；用治蛔虫、蛲虫病，多与使君子、苦楝皮同用；与乌梅、甘草配伍或与牵牛子制成片剂用治姜片虫病。

2. 食积气滞、腹胀便秘　本品辛散苦泄，善行胃肠之气，消积导滞，兼能缓泻通便。用治食积，常以焦槟榔与焦麦芽、焦神曲、焦山楂同用，合称"焦四仙"；治食积气滞所致的腹胀便秘，与木香、大黄等配伍，如木香槟榔丸。

3. 湿热泻痢　本品入大肠经，行气消积，可用治湿热积滞大肠之痢疾泄泻，里急后重，可与木香、黄连、芍药等同用，如芍药汤。

4. 水肿、脚气肿痛 本品具利水功效，用于寒湿所致的水湿诸症、脚气肿痛。水肿实证，常与泽泻、木通、商陆等配伍，如疏凿饮子；治寒湿脚气肿痛，常与吴茱萸、木瓜同用，如鸡鸣散。

5. 疟疾 治疟疾寒热久发不止，常配伍常山、草果等，如截疟七宝饮。

【用法用量】煎服，3~10g；驱绦虫、姜片虫30~60g。

【药学服务】

常用处方名	槟榔、大腹子、海南子、槟榔片、花槟榔
注意事项	脾虚便溏或气虚下陷忌用，孕妇慎用
贮藏	置通风干燥处，防蛀

你知道吗

嚼槟榔的危害

槟榔里面含有致癌的生物碱，可以导致口腔的肿瘤。很多人都因为吃槟榔而患口腔癌。长期吃槟榔会使人牙齿变黑。槟榔嚼过后将残渣吐在地上，红迹斑斑如同血迹，影响公共卫生。由于石灰质和槟榔汁充满口腔，形成牙结石，又由于长期用力嚼食而咬耗牙质，甚至导致牙齿裂开或折断。由于嚼食槟榔而造成的口腔黏膜下纤维化和白斑病，也就是口腔癌的前期病变。过食槟榔对人体的消化系统影响也很大，会妨碍消化功能，导致胃黏膜炎甚至穿孔。

请你想一想

含有驱虫药的常用中成药有哪些？

其他驱虫药介绍见表11-1。

表 11-1 其他驱虫药介绍

药名	性能	功效	主治	用量用法
苦楝皮	苦，寒；有毒。归肝、脾、胃经	杀虫，疗癣	蛔虫病、蛲虫病、虫积腹痛；外治疥癣瘙痒	3~6g，煎服；外用适量，研末，用猪脂调敷患处
雷丸	微苦，寒。归胃、大肠经	杀虫消积	绦虫病、钩虫病、蛔虫病；虫积腹痛，小儿疳积	15~21g，不宜入煎剂，一般研粉服，一次5~7g，饭后用温开水调服，一日3次，连服3天
鹤虱	苦、辛，平；有小毒。归脾、胃经	杀虫消积	蛔虫病、蛲虫病、绦虫病；虫积腹痛，小儿疳积	3~9g，煎服
榧子	甘，平。归肺、胃、大肠经	杀虫消积，润肺止咳，润燥通便	钩虫病、蛔虫病、绦虫病，虫积腹痛，小儿疳积；肺燥咳嗽，大便秘结	9~15g，煎服

目标检测

单项选择题

1. 下列药物中,最适用于小儿蛔虫病的药物是(　　)

    A. 使君子　　　　B. 苦楝皮　　　　C. 槟榔　　　　D. 南瓜子

    E. 鹤草芽

2. 具有杀虫、消积、行气、利水、截疟功效的药物是(　　)

    A. 使君子　　　　B. 苦楝皮　　　　C. 槟榔　　　　D. 雷丸

    E. 鹤草芽

3. 与槟榔配伍可提高驱绦虫效果的药物是(　　)

    A. 苦楝皮　　　　B. 南瓜子　　　　C. 使君子　　　　D. 榧子

    E. 槟榔

4. 具有杀虫消积作用,炒香嚼服的药物是(　　)

    A. 槟榔　　　　B. 苦楝皮　　　　C. 使君子　　　　D. 雷丸

    E. 鹤虱

5. 驱虫药的服用时间是(　　)

    A. 饭前服　　　　B. 饭后服　　　　C. 睡前服　　　　D. 小量频服

    E. 空腹服

书网融合……

　微课　　　　　　划重点　　　　　　自测题

第十二章 止血药

学习目标

知识要求

1. **掌握** 常用止血药的性味归经、功效与应用。
2. **熟悉** 常用止血药的使用注意、不良反应。
3. **了解** 常用止血药的调剂与养护。

能力要求

1. 初步具备根据疾病及证候合理选用止血药的能力。
2. 初步具备提供止血类中药药学服务能力。

📋 **岗位情景模拟**

情景描述 生活中经常会遇到有人因"上火"流鼻血,甚或流血不止,这时需要及时止血,如压迫止血,同时还需使用可凉血止血的中药内服治疗,以治病求本。

讨论 1. 什么是止血药?

2. 应该如何选用止血药?

凡以制止体内外出血为主要功效,治疗各种出血病证为主的药物,称止血药。本类药物主入心、肝、脾经,均具有止血作用。主要用于治疗体内外各种出血病证,如咯血、衄血、吐血、便血、尿血、崩漏、紫癜以及外伤出血等。

应用止血药时,应针对不同的病因、病机,选用适宜的止血药治疗,并酌情配伍其他药物,以达标本兼顾。因血热妄行而出血,宜选用凉血止血药,并配伍清热泻火、清热凉血药;因阴虚火旺、阴虚阳亢而出血,宜配伍滋阴降火、滋阴潜阳的药物;若瘀血内阻,血不循经而出血,宜选用化瘀止血药,并配伍行气活血药;虚寒性出血,宜选用温经止血药或收敛止血药,并配伍益气健脾、温阳药。

止血药根据其药性及临床应用的不同,通常可分为凉血止血药、温经止血药、化瘀止血药和收敛止血药四类。

根据前人的用药经验,止血药多炒炭用。一般而言,炒炭后其味变苦、涩,可增强止血之效。但并非所有的止血药均宜炒炭用,有些止血药炒炭后,止血作用并不增强,反而降低。因此,止血药是否炒炭用,应视具体药物而定,不可一概而论,以提高疗效为原则。

"止血不留瘀",这是运用止血药必须注意的问题。而凉血止血药和收敛止血药,易凉遏恋邪,有止血留瘀之弊,故出血兼有瘀滞不宜单独使用该类止血药。若出血过多,气随血脱,当急投大补元气之药,以挽救气脱危候。

第一节　凉血止血药

本类药物味多甘苦，药性寒凉，入血分，能清泄血分之热而止血，适用于血热妄行所致的各种出血病证。本类药物虽有凉血之功，但清热作用不强，在治疗血热出血病证时，常需配清热凉血药物。治血热夹瘀之出血，宜配化瘀止血药，或配伍少量的化瘀行气之品。急性出血较甚者，可配伍收敛止血药以加强止血疗效。

本类药物均为寒凉之品，易于凉遏留瘀，当中病即止，不宜过量久服，原则上不宜用于虚寒性出血。

地榆 Diyu
《神农本草经》

【来源】　为蔷薇科植物地榆 *Sanguisorba officinalis* L. 或长叶地榆 *Sanguisorba officinalis* L. var. *longifolia*（Bert.）Yü et Li 的干燥根。后者习称"棉地榆"。春季将发芽时或秋季植株枯萎后采挖。除去须根，洗净，干燥，或趁鲜切片，干燥。

【性味归经】　苦、酸、涩，微寒。归肝、大肠经。

【功效】　凉血止血，解毒敛疮。

【应用】

1. 血热出血证　本品味苦沉降，酸涩收敛，微寒凉血，主入肝、大肠经。为治下焦血热所致便血、痔血、血痢、崩漏等出血之要药。治血热便血，常与地黄、黄芩、槐花等药配伍，如约营煎；治痔疮出血，血色鲜红，常与槐角、防风、黄芩等配伍，如槐角丸；治血痢不止，常与黄连、金银花等同用，如地榆丸；治血热崩漏量多色红，兼见口燥唇焦，可与地黄、黄芩、牡丹皮等同用。

2. 水火烫伤、湿疹、痈肿疮毒　本品解毒敛疮，为治水火烫伤之佳品。治烫伤，单用为末，或配大黄研末，麻油调敷；治湿疹及皮肤溃烂，多配苦参、大黄，以药汁湿敷，或配煅石膏、枯矾研末加凡士林调涂患处；痈疽初起未成脓，煎汁浸洗；已成脓，单用其叶或配清热解毒药捣烂外敷。

【用法用量】　煎服，9～15g。解毒敛疮生用，止血炒炭用。外用适量，研末涂敷患处。

【药学服务】

常用处方名	地榆、地榆炭
注意事项	（1）地榆性寒酸涩，凡虚寒性便血、下痢、崩漏及出血有瘀慎用。 （2）对于大面积烧伤的患者，不宜使用地榆制剂外涂，以防其所含鞣质被大量吸收而引起中毒性肝炎
贮藏	置通风干燥处，防蛀

你知道吗

比较地榆与槐花

地榆与槐花均能凉血止血，多用于大肠火盛之便血、痔血，常相须为用。地榆善清下焦血分之热，且兼收敛之性，善治妇女血热崩漏、月经过多；槐花兼能清肝泻火，为清肝火上炎之头痛、目赤的佳品。

其他凉血止血药见表 12 – 1。

表 12 – 1　其他凉血止血药介绍

药名	性能	功效	主治	用量用法
白茅根	甘，寒。归肺、胃、膀胱经	凉血止血，清热利尿	血热吐血，衄血，尿血；热病烦渴，湿热黄疸，水肿尿少，热淋涩痛	9～30g，煎服。鲜品加倍。清热利尿多生用，鲜品为佳，可捣汁服；止血亦可炒炭用
大蓟	甘、苦，凉。归心、肝经	凉血止血，散瘀解毒消痈	衄血，吐血，尿血，便血，崩漏，外伤出血；痈肿疮毒	9～15g，煎服。外用适量，捣敷患处
小蓟	甘、苦，凉。归心、肝经	凉血止血，散瘀解毒消痈	衄血，吐血，尿血，便血，崩漏，外伤出血；痈肿疮毒	5～12g，煎服。外用适量，捣敷患处
槐花	苦，微寒。归肝、大肠经	凉血止血，清肝泻火	便血，痔血，血痢，崩漏，吐血，衄血等血热出血证；肝热目赤，头痛眩晕	5～10g，煎服。止血多炒用，清热泻火宜生用
侧柏叶	苦、涩，寒。归肺、肝、脾经	凉血止血，化痰止咳，生发乌发	吐血，衄血，咯血，便血，崩漏下血；肺热咳嗽痰多；血热脱发，须发早白	6～12g，煎服，外用适量。止血多炒炭用，化痰止咳宜生用。泡酒外用可生发
苎麻根	甘，寒。归心、肝经	凉血止血，安胎，清热解毒	血热迫血妄行的各种出血证；血热胎动不安、胎漏下血；热毒痈肿等	10～30g，煎服；鲜品30～60g，捣汁服。外用适量，煎汤外洗，或鲜品捣敷

第二节　化瘀止血药

本类药物既能止血，又能化瘀，具有止血而不留瘀的特点，适用于瘀血内阻，血不循经之出血病证，以出血色紫暗或夹有血块，或疼痛部位固定不移，或有包块，舌质紫暗或有紫斑、紫点，脉涩为特点。部分药物尚能消肿、止痛，可用于跌打损伤、瘀滞心腹疼痛、经闭、痛经等病证。本类药物虽适用于出血兼有瘀滞之证，然随证配伍也可用于其他各种出血之证。

本类药物具行散之性，出血而无瘀及孕妇应慎用。

三七 Sanqi

《本草纲目》　e 微课

【来源】为五加科植物三七 *Panax notoginseng*（Burk.）F. H. Chen 的干燥根和根

茎。应秋季花开前采挖，洗净，分开主根、支根及根茎，干燥。支根习称"筋条"，根茎习称"剪口"。

【性味归经】甘、微苦，温。归肝、胃经。

【功效】散瘀止血，消肿定痛。

【应用】

1. 体内外各种出血证　本品既止血，又能化瘀生新，有止血不留瘀，化瘀不伤正的特点，对人体内外各种出血，无论有无瘀滞，均可应用，兼瘀滞尤为适宜。单味内服或外用均有良效。治吐血、衄血、崩漏等，单用本品，米汤调服；治各种外伤出血，可单用本品研末外敷或配伍其他药物内服，如云南白药，即以本品为主药。

2. 跌仆肿痛　本品善活血化瘀而消肿定痛，为外伤瘀滞肿痛第一要药。凡跌打损伤，或筋骨折伤，瘀血肿痛等，本品皆为首选药物，可单味应用，以三七为末，黄酒或白开水送服，若配伍活血行气药雪上一枝蒿、红花等药，则活血定痛之功更著，如三七伤药片；能活血散肿，对痈疽肿痛也有良效，以本品为末米醋调涂，或配伍活血消肿的乳香、没药等药。

此外，本品具有补虚强壮的作用，素有"人参补气第一，三七补血第一"之说。民间用治虚损劳伤，常与猪肉炖服。

【用法用量】煎服，3~9g；研粉吞服，一次1~3g；也入丸散。外用适量，研粉外敷。

【使用注意】孕妇慎用。

【药学服务】

常用处方名	三七、田三七、参三七、旱三七、田七、滇七、金不换
不良反应	1. 若摄入过量三七，可致恶心、呕吐、出血倾向，甚至出现痰中带血、鼻衄、齿龈出血、月经过多、胃出血等症状。 2. 极个别人服用可引起过敏性药疹、停经，大量服用可导致肝损伤
贮藏	置阴凉干燥处，防蛀

你知道吗

三七的古籍相关记载及现代研究

李时珍在《本草纲目》中称三七"此药近时始出，南人军中用为军疮要药，云有奇功"。认为三七"乃阳明厥阴血分之药，能治一切血病"。《本草纲目拾遗》记载三七"大如拳者治打伤，有起死回生之功，价与黄金等"。将三七与人参并列，指出三七"颇类人参，人参补气第一，三七补血第一，味同而功亦等，故人并称人参、三七为药中最珍贵者"。

生三七偏于活血、止血；熟三七偏于补血。现代研究表明，三七具有止血、活血、补血、保护心肌、抗冠心病、保护脑组织、扩血管和降压、提高记忆力、消炎镇痛、镇静、保肝、抗衰老、滋补、强壮、免疫调节等多种药理作用，临床已广泛用于心脑血管疾病、神经性疾病、肿瘤及外科疾病等多种疾病的治疗。三七集若干重要生理活性于一身，是一种具有多种独立性功效的中药材，故三七又享有中药材中"瑰宝"之美誉。

现已研制出三七破壁粉，为三七超微粉碎打破细胞壁制成，用量少，服用方便，常用于心脑血管疾病。还有冻干三七，可与鲜三七媲美，充分保留了三七的有效成分及其生物活性，易打粉，易吸收。

请你想一想

为何三七享有"金不换""南国神草"之美誉？

其他化瘀止血药见表 12 - 2。

表 12 - 2 其他化瘀止血药介绍

药名	性能	功效	主治	用量用法
蒲黄	甘，平。归肝、心包经	止血，化瘀，通淋	吐血，衄血，咯血，崩漏，外伤出血；经闭痛经，胸腹刺痛，跌仆肿痛；血淋涩痛	5～10g，包煎。外用适量，敷患处
茜草	苦，寒。归肝经	凉血，止血，祛瘀，通经	吐血，衄血，崩漏，外伤出血；跌仆肿痛；瘀阻经闭关节痹痛	6～10g，煎服。止血炒炭用，活血通经生用或酒炒用
花蕊石	酸、涩，平。归肝经	化瘀止血	咯血，吐血，外伤出血，跌仆伤痛	4.5～9g，多研末服。外用适量
降香	辛，温。归肝、脾经	化瘀止血，理气止痛	吐血，衄血，外伤出血；肝郁胁痛，胸痹刺痛，跌仆伤痛，呕吐腹痛	9～15g，煎服，后下；外用适量，研细末外敷患处

第三节 收敛止血药

本类药物大多味涩，或为炭类，或质黏，故能收敛止血。广泛用于各种出血病证。因其收涩，有留瘀恋邪之弊，临床运用多配化瘀止血药或活血祛瘀药。

对于出血有瘀或出血初期邪实，当慎用或配伍活血化瘀驱邪之品。

白及 Baiji

《神农本草经》

【来源】为兰科植物白及 *Bletilla striata*（Thunb.）Reichb. f. 的干燥块茎。主产于贵州、四川等地。夏、秋二季采挖，除去须根，洗净，置沸水中煮或蒸至无白心，晒至半干，除去外皮，晒干。

【性味归经】苦、甘、涩，微寒。归肺、肝、胃经。

【功效】收敛止血，消肿生肌。

【应用】

1. 体内外诸出血证 本品味苦甘涩，质黏而性寒。为收敛止血之要药，因其主入肺、胃经，故临床尤多用于肺、胃出血之证。用于体内外出血，单用研末，糯米汤调服，如白及粉；用于干咳咯血，可配伍枇杷叶、阿胶等药，如白及枇杷丸；治吐血、便血，常与乌贼骨相须配伍使用，如乌及散；治外伤或金创伤出血，可单味研末外掺或水调外敷。

2. **疮疡肿毒、手足皲裂、水火烫伤**　本品有消肿生肌敛疮之功，为外疡消肿生肌之常用药。治疮疡初起，单用或与银花、皂角刺、乳香等配伍，如内消散；治疮痈已溃，久不收口，与黄连、贝母、轻粉等研粉外敷，如生肌干脓散；治手足皲裂、水火烫伤，多研末与麻油调涂。

【用法用量】煎服，6~15g；研末吞服3~6g；外用适量。

【使用注意】不宜与川乌、制川乌、草乌、制草乌、附子同用。

【药学服务】

常用处方名	白及、白芨、连及草
不良反应	大剂量使用可致肝、肾脏损伤
贮藏	置通风干燥处

你知道吗

比较白及和仙鹤草

白及和仙鹤草均有收敛止血的作用，可用于咯血、吐血等多种出血证。白及质黏而涩，为止血要药，尤长于肺、胃出血证；而仙鹤草又可止痢、杀虫、补虚。

其他收敛止血药见表12-3。

表12-3　其他收敛止血药介绍

药名	性能	功效	主治	用量用法
仙鹤草	苦、涩，平。归心、肝经	收敛止血，截疟，止痢，解毒，补虚	咯血，吐血，崩漏下血；疟疾，血痢；痈肿疮毒，阴痒带下；脱力劳伤	6~12g，煎服。外用适量
紫珠叶	苦、涩，凉。归肝、肺、胃经	凉血收敛止血，散瘀解毒消肿	衄血，咯血，吐血，便血，崩漏，外伤出血；热毒疮疡，水火烫伤	3~15g，煎服；研末吞服1.5~3g。外用适量，敷于患处
棕榈炭	苦、涩，平。归肺、肝、大肠经	收敛止血	吐血，衄血，尿血，便血，崩漏	3~9g，煎服
血余炭	苦，平。归肝、胃经	收敛止血，化瘀，利尿	吐血，咯血，衄血，血淋，尿血，便血，崩漏，外伤出血；小便不利	5~10g，煎服
藕节	甘、涩，平。归肝、肺、胃经	收敛止血，化瘀	吐血，咯血，衄血，尿血，崩漏	9~15g，煎服；鲜品30~60g，捣汁饮用

第四节 温经止血药

本类药物性温热，能温内脏，益脾阳，固冲脉而统摄血液，具有温经止血之效。适用于脾不统血，冲脉失固之虚寒性出血病证。应用时，若属脾不统血，应配益气健脾药；属肾虚冲脉失固，宜配益肾暖宫补摄之品。

本类药物性温热，热盛火旺之出血忌用。

艾叶 Aiye
《名医别录》

【来源】为菊科植物艾 *Artemisia argyi* Lévl. et Vant. 的干燥叶。夏季花未开时采摘，除去杂质，晒干。

【性味归经】辛、苦，温；有小毒。归肝、脾、肾经。

【功效】温经止血，散寒止痛；外用祛湿止痒。

【应用】

1. 虚寒性出血证 本品辛香苦燥性温，为温经止血之要药，善治虚寒性出血。治肾阳亏虚、冲任不固所致的崩漏下血，常配阿胶、芍药、地黄等药，如胶艾汤；治脾阳亏虚，统摄无权之吐血、衄血、便血，多配党参、干姜等药；治血热出血，可用鲜品配生地黄、生荷叶等同用，如四生丸。

2. 少腹冷痛，经寒不调，宫冷不孕 本品长于温经脉、止冷痛，为治妇科温经散寒、调经止痛之要药。治妇女宫寒不孕、经行腹痛，常配香附、吴茱萸、肉桂等药，如艾附暖宫丸；治脾胃虚寒引起的腹中冷痛，多配干姜、陈皮等同用，或单味煎服，或炒热后熨敷脐部。

3. 虚寒性胎动不安 治疗肾虚胎漏下血或胎动不安，常配阿胶、桑寄生等药。

4. 泻痢、湿疹、疥癣 治寒湿泻痢，单用即有效，或配干姜、苍术等同用；治皮肤湿疹、疥癣，单用或配黄柏、花椒等煎水外洗，或配枯矾研末外敷。

【用法用量】煎服，3~9g。外用适量，供灸治或熏洗用；醋艾炭温经止血，用于虚寒性出血。

【药学服务】

常用处方名	艾叶、薪艾、冰台、灸草、艾叶炭
不良反应	艾叶中的挥发油可引起皮肤黏膜灼热潮红，大剂量口服对胃肠可产生刺激性，吸收后发生中毒性肝炎
注意事项	孕妇慎用
贮藏	置阴凉干燥处

你知道吗

比较生艾叶、醋艾叶及艾叶炭

生艾叶善于理气血，散风寒湿邪，多用于少腹冷痛，经寒不调，皮肤湿疹瘙痒；醋艾叶能增强逐寒止痛作用，多用于虚寒之证；艾叶炭温经止血之力增强，多用于虚寒性出血证。

其他温经止血药见表12-4。

表 12-4 其他温经止血药介绍

药名	性能	功效	主治	用量用法
炮姜	辛，热。归脾、胃、肾经	温经止血，温中止痛	阳虚失血，吐血、便血、崩漏下血；脾胃虚寒，腹痛吐泻	3~9g，煎服

目标检测

单项选择题

1. 地榆除凉血止血外，还能 （　　）

A. 解毒敛疮　　　　B. 消肿生肌　　　　C. 散瘀止痛　　　　D. 生发乌发

E. 化痰止咳

2. 下列哪项药组可凉血止血、解毒散瘀消痈 （　　）

A. 大蓟、小蓟　　　B. 赤芍、白芍　　　C. 艾叶、刘寄奴　　D. 紫草、牡丹皮

E. 茜草、血余炭

3. 哪项药物既善治疗吐血便血，又善治疗肺热咳嗽有痰 （　　）

A. 白茅根　　　　　B. 槐花　　　　　　C. 仙鹤草　　　　　D. 侧柏叶

E. 白及

4. 既能活血定痛，又能化瘀止血的药物是 （　　）

A. 小蓟　　　　　　B. 茜草　　　　　　C. 三七　　　　　　D. 侧柏叶

E. 蒲黄

5. 下列哪项不是艾叶的功效 （　　）

A. 温经止血　　　　B. 散寒止痛　　　　C. 外用祛湿　　　　D. 外用止痒

E. 补虚

6. 下列药物中，具有"止血不留瘀，化瘀不伤正"之特点的药物是 （　　）

A. 仙鹤草　　　　　B. 三七　　　　　　C. 地榆　　　　　　D. 灶心土

E. 炮姜

7. 被喻为"水火烫伤佳药"的药物是 （　　）

A. 地榆　　　　　　B. 茜草　　　　　　C. 蒲黄　　　　　　D. 侧柏叶

E. 三七

8. 适宜做灸条，用于灸治的药物是（　　）

A. 艾叶　　　　　B. 大蓟　　　　　C. 白茅根　　　　D. 桑叶

E. 夏枯草

9. 被喻为"金不换"，善治跌打损伤的药物是（　　）

A. 三七　　　　　B. 大黄　　　　　C. 骨碎补　　　　D. 当归

E. 土鳖虫

10. 下列药物中，善于治肺、胃出血证的是（　　）

A. 三七　　　　　B. 仙鹤草　　　　C. 小蓟　　　　　D. 棕榈炭

E. 白及

书网融合……

 微课　　　　　划重点　　　　　自测题

第十三章 活血化瘀药

学习目标

知识要求

1. **掌握** 常用活血化瘀药的性味归经、功效与应用。
2. **熟悉** 常用活血化瘀药的使用注意、不良反应。
3. **了解** 常用活血化瘀药的调剂与养护。

能力要求

1. 初步具备根据疾病及证候合理选用活血化瘀药的能力。
2. 初步具备提供活血化瘀类中药药学服务能力。

凡以通利血脉，促进血行，消散瘀血为主要功效，用于治疗瘀血证的药物，称活血化瘀药，简称活血药或化瘀药。其中作用较峻烈者，又称破血药。

活血化瘀药多属味辛苦而性温，主入心、肝二经。辛散温通，善于走散通行，味苦则通泄，故能行血活血，使血脉通畅，瘀滞消散，即《素问·阴阳应象大论》所谓"血实者宜决之"之法。本类药物通过活血化瘀作用而达到止痛、调经、疗伤、消肿、消痈、消癥、通痹等功效。

活血化瘀药适用于一切瘀血阻滞之证。瘀血既是病理产物，又是多种病证的致病因素，且所致病种广泛。所以活血化瘀药的主治范围很广，遍及内、外、妇、儿、伤等各科。如内科的胸、腹、头疼痛，痛如针刺，痛有定处，体内的癥瘕积聚，中风不遂，肢体麻木以及关节痹痛；伤科的跌仆损伤，瘀肿疼痛；外科的疮疡肿痛；妇科的月经不调，血滞经闭，痛经，产后瘀阻腹痛等。

活血化瘀药，依据其作用强弱的不同，有行血和血、活血散瘀、破血逐瘀之分。根据其作用特点和临床应用的侧重点，分为活血止痛药、活血调经药、活血疗伤药、破血消癥药四类。

形成瘀血证的原因颇多，诸如外受风寒或风湿侵袭，或温病高热、热伤营血，或痰湿内阻、气行不畅，或正气不足，气虚血瘀，以及跌打损伤等，皆可造成血行障碍，导致瘀血证。因此在应用活血化瘀药时，应针对引起瘀血的原因进行配伍，以标本兼治。若寒凝气滞血瘀，当配温里散寒、温通经脉药；若风湿痹阻，经脉不通，当配祛风除湿通络药；若热灼营血，瘀热互结，当配清热凉血、泻火解毒药；若痰湿阻滞，血行不畅，当配化痰除湿药；若久瘀体虚或因虚致瘀，当配益气药；若癥瘕积聚，当配化痰软坚散结药。由于气血之间的密切关系，在使用活血祛瘀药时，常配伍行气药，以增强活血散瘀之力。

本类药物行散力强，易耗血动血，故不宜用于妇女月经过多以及其他出血症而无瘀血现象，对于孕妇尤当慎用或禁用。破血逐瘀之品，由于更易伤人正气，对体虚而兼瘀应慎用。

第一节 活血止痛药

岗位情景模拟

情景描述 一位男性患者，65 岁，因反复发作胸闷心悸，到医院检查诊断为心绞痛。医生给他开具速效救心丸以及其他西药，患者服用以后效果非常好，于是对速效救心丸产生了深厚的兴趣，遂到药店来咨询，了解它的药物组成与功效。

讨论 1. 气滞血瘀有什么临床表现？

2. 什么是活血止痛药？服用时有哪些注意事项？

凡以活血祛瘀，行气止痛为主要功效，治疗气血瘀滞所致各种痛证的药称为活血止痛药。

本类药物多具辛味，辛散善行，既入血分，又入气分，活血兼行气，有良好的止痛效果。主治气血瘀滞所致的各种痛证，如头痛、胸胁痛、心腹痛、痛经、产后腹痛、肢体痹痛、跌打损伤之瘀痛等，也可用于其他瘀血病证。

活血止痛药各有不同的特点，临床应用时应根据疼痛的不同病因、部位和病情，选择相应的药物，并作适当的配伍。如肝郁血瘀，配疏肝理气药；跌打损伤，瘀肿疼痛，配活血疗伤药；妇女经产诸痛，配活血调经药；外科疮疡痈肿，配清热消痈解毒药。

月经过多、孕妇应忌用或慎用活血祛瘀药。

川芎 Chuanxiong
《神农本草经》 e 微课 1

【来源】 为伞形科植物川芎 *Ligusticum chuanxiong* Hort. 的干燥根茎。夏季当茎上的节盘显著突出，并略带紫色时采挖，除去泥沙，晒后烘干，再去须根。

【性味归经】 辛，温。归肝、胆、心包经。

【功效】 活血行气，祛风止痛。

【应用】

1. 气滞血瘀诸痛症 本品既能活血化瘀，又能行气止痛，其功尤长于活血，故为"血中气药"，常用治气滞血瘀之胸胁、腹部诸痛。治心脉瘀阻，胸痹心痛，常配冰片，如速效救心丸；治肝郁气滞之胁痛，常配柴胡、白芍、香附，如柴胡疏肝散；治外伤跌仆肿痛，常配三七、乳香、没药等药。同时川芎亦善"下行血海"，能"下调经水，中开郁结"，为妇女活血调经之要药。治月经不调，可配益母草、当归等药，如益母胜金丹；治血瘀经闭，痛经，可配桃仁、赤芍等药，如血府逐瘀汤；治产后恶露不下，瘀阻腹痛，可配当归、桃仁、炮姜等药，如生化汤。

2. 头痛，风湿痹痛　本品能"上行头目"，祛风止痛，为治头痛之要药。治头痛，无论风寒、风热、风湿、血瘀，均可随证配伍使用，有"头痛必用川芎"之说。治风寒头痛，常配白芷、羌活、细辛等药，如川芎茶调散；治风热头痛，常配菊花、石膏等药，如川芎散；治风湿头痛，常配羌活、防风、藁本等药，如羌活胜湿汤；治血瘀头痛，常配赤芍、麝香等药，如通窍活血汤。本品还能祛风通络止痛，故又可治风寒湿痹、肢体关节疼痛之症，常配独活、秦艽、防风、桂枝等药同用，如独活寄生汤。

【用法用量】3～10g，煎服。

【药学服务】

常用处方名	川芎、芎䓖、酒川芎、炒川芎
注意事项	凡阴虚火旺、多汗、舌红苔黄及各种出血性疾病急性期或有出血倾向，皆不宜用；月经期、月经过多及孕妇慎用
不良反应	本品用量过大或应用不当，可致中毒，主要表现为消化道症状与过敏反应，如恶心呕吐、胸闷、皮肤瘙痒及丘疹、斑疹等
贮藏	置阴凉干燥处，防蛀

你知道吗

川芎与川芎嗪

川芎主要含苯酞衍生物、生物碱、有机酸类和有机酸酯类等化学成分，其生物碱主要以川芎嗪为主。川芎嗪能改善微循环，增加脑皮质血流量，促进神经功能恢复，对缺血缺氧性脑损伤有保护作用，并且有一定程度的促进脑复苏作用。同时，川芎嗪有明显的抑制血管收缩的作用，舒张血管平滑肌，能对抗血栓形成。川芎嗪在体内分布广泛，且易透过血脑屏障进入中枢，说明该药的作用部位具有广泛性。所以川芎对缺血性心脑血管疾病、偏头痛有显著的预防作用，正如古人所说"头痛不离川芎"。

临床上利用川芎的药理特点，开发能用于心脑血管疾病的盐酸川芎嗪注射液。该注射液主要用于闭塞性脑血管疾病如脑供血不全、脑血栓形成、脑栓塞及其他缺血性血管疾病如冠心病、脉管炎等。以静脉滴注为主，不适于肌内注射。脑出血及有出血倾向的患者不宜使用。

请你想一想

川芎和延胡索均有很好的止痛作用，请问两药在治疗疼痛方面有何异同？

郁金 Yujin

《药性论》

【来源】　为姜科植物温郁金 *Curcuma wenyujin* Y. H. Chen et C. Ling、姜黄 *Curcuma longa* L.、广西莪术 *Curcuma kwangsiensis* S. G. Lee et C. F. Liang 或蓬莪术 *Curcuma phaeocaulis* Val. 的干燥块根。前两药分别习称"温郁金"和"黄丝郁金"，其余按性状不

同，习称"桂郁金"或"绿丝郁金"。冬季茎叶枯萎后采挖，除去泥沙和细根，蒸或煮至透心，干燥。

【性味归经】辛、苦，寒。归肝、心、肺经。

【功效】活血止痛，行气解郁，清心凉血，利胆退黄。

【应用】

1. 气滞血瘀诸痛症　本品既能活血，又能行气，故治气血瘀滞之胸、胁、脘腹诸痛，常与木香配伍，气郁倍木香，血瘀倍郁金，如颠倒木金散。治肝郁气滞之胸胁刺痛，可配香附、柴胡、枳壳等药；治胸痹心痛，可配瓜蒌、薤白、丹参等药；治肝郁有热、气滞血瘀之经闭痛经，乳房胀痛，常配柴胡、栀子、当归等药，如宣郁通经汤；治肋下癥积，常与鳖甲、丹参、青皮等药同用。

2. 热病神昏，癫痫发狂　本品能解郁开窍，且性寒兼能清心，故可用于痰浊蒙蔽心窍、热陷心包之神志昏迷，常配伍石菖蒲、栀子，如菖蒲郁金汤；治痰阻心窍而至癫痫发狂，可配伍白矾以化痰开窍，如白金丸。

3. 吐血，衄血，倒经，尿血，血淋　本品入肝经血分而能降气凉血止血，用于气火上逆之吐血、衄血、倒经等，常配生地黄、牡丹皮、栀子等药，如生地黄汤；用于热结下焦，伤及血络之尿血、血淋，可与生地黄、小蓟等药同用，如郁金散。

4. 肝胆湿热黄疸，胆石症　本品入胆经能利胆退黄。治湿热黄疸，常配茵陈、栀子、枳壳等药；治胆结石，常与金钱草、海金沙、鸡内金等配伍。

【用法用量】煎服，3～10g。本品排结石可短期用较大剂量入煎剂。

【使用注意】不宜与丁香、母丁香同用。

【药学服务】

常用处方名	郁金、玉金、黄郁金、黑郁金、川郁金、温郁金、郁金片
注意事项	阴虚津亏、失血过多忌用；孕妇及无气滞血瘀应慎用
贮藏	置干燥处，防蛀

你知道吗

比较郁金、姜黄、片姜黄

郁金为植物郁金、姜黄等的块根，姜黄为姜黄的根茎，片姜黄为温郁金的根茎。三药的植物来源关系密切，为同科属植物；功效也有相似之处，均能活血行气。其不同之处在药性上，郁金性寒，而姜黄、片姜黄性温；郁金凉血清心，利胆退黄之功较优，而姜黄、片姜黄则温通经脉，治风湿痹痛较优；而且姜黄之活血功效较郁金强，为"破血"之品。而姜黄与片姜黄之别在于姜黄多用治心胸胁腹之气血瘀滞诸痛；片姜黄则以治肩臂痹痛为宜。

其他活血止痛药介绍见表13-1。

表 13 - 1　其他活血止痛药介绍

药名	性能	功效	主治	用量用法
延胡索	辛、苦、温。归肝、脾经	活血，行气，止痛	胸胁、脘腹疼痛，胸痹心痛；经闭痛经，产后瘀阻；跌仆肿痛	3～10g，煎服；研末吞服，一次1.5～3g
乳香	辛、苦、温。归心、肝、脾经	活血定痛，消肿生肌	胸痹心痛，胃脘疼痛，痛经经闭，产后瘀阻，癥瘕腹痛；风湿痹痛，筋脉拘挛，跌打损伤，痈肿疮疡	3～5g，煎汤或入丸、散。外用适量，研末调敷
没药	辛、苦、平。归心、肝、脾经	散瘀定痛，消肿生肌	胸痹心痛，胃脘疼痛，痛经经闭，产后瘀阻，癥瘕腹痛；风湿痹痛，跌打损伤，痈肿疮疡	3～5g，炮制去油，多入丸散用；孕妇及胃弱者慎用
姜黄	辛、苦、温。归脾、肝经	破血行气，通经止痛	胸胁刺痛，胸痹心痛；痛经经闭，癥瘕积聚；风湿肩臂疼痛，跌仆肿痛	3～10g，煎服。外用适量

第二节　活血调经药

PPT

岗位情景模拟

情景描述　一名女性患者在坐月子期间（产褥期）出现了恶露不尽，阴道出血时间较长，出血量时多时少，内夹褐色血块，并伴有腹部隐隐作痛，医生给患者开具益母草颗粒。

讨论　1. 什么是活血调经药？

2. 益母草为何能治疗恶露不尽？

凡以调畅血脉，通经止痛为主要功效的药物，称活血调经药。

本类药物性能大多辛散苦泄，主归肝经，具有活血散瘀之功，尤善通畅血脉而调经水。主治血行不畅所致的月经不调、痛经、经闭及产后瘀滞腹痛；亦常用于瘀血痛症、癥瘕、跌打损伤、疮痈肿毒等。

女子以肝为先天，因此妇女经产之病，多与肝之疏泄失常有关。故在使用活血调经药时，常配伍疏肝理气之品。同时需根据引起瘀滞的原因而选用不同的活血调经药，并进行适当的配伍。

本品活血力较强，女性月经过多或气血亏虚无瘀血，宜慎用。

丹参 Danshen
《神农本草经》 微课2

【来源】为唇形科植物丹参 *Salvia miltiorrhiza* Bge. 的干燥根和根茎。春、秋二季采挖，除去泥沙，干燥。

【性味归经】苦，微寒。归心、肝经。

【功效】活血祛瘀，通经止痛，清心除烦，凉血消痈。

【应用】

1. 月经不调，痛经闭经，产后瘀滞腹痛 本品活血祛瘀，善调经水，为妇科调经常用药，被称为"一味丹参散，功同四物汤"。因其性偏寒凉，对血热瘀滞之证尤为适宜。可单用研末酒调服，如丹参散；治月经不调，经闭痛经及产后瘀滞腹痛，常配川芎、当归、益母草等药，如宁坤至宝丹。

2. 血瘀胸痹心痛，癥瘕积聚，热痹疼痛 本品能通行血脉，祛瘀止痛，广泛用于各类瘀血病证。如治血脉瘀阻之胸痹心痛、脘腹胁痛，可配砂仁、檀香等药，如丹参饮；治癥瘕积聚，可配三棱、莪术、鳖甲等药；治跌打损伤，肢体瘀滞作痛，可配当归、乳香、没药等药，如活络效灵丹；治热痹，关节红肿疼痛，可配忍冬藤、秦艽等药。

3. 疮痈肿痛 本品既能凉血活血，又能清热消痈，可用于热毒瘀阻引起的疮痈肿毒或乳痈初起，常配伍清热解毒药。治乳痈初起，可配金银花、连翘等药，如消乳汤。

4. 热病烦躁神昏，心烦不眠 本品性寒凉，入心经，能清心凉血，除烦安神。用于热病邪入心营之烦躁不寐，甚或神昏，可配玄参、生地黄、黄连、金银花等药，如清营汤；用于血不养心之失眠、心悸，可配酸枣仁、柏子仁、生地黄等同用，如天王补心丹。

此外，丹参活血凉血尚可用于皮肤疾患。

【用法用量】煎服，10~15g。活血化瘀宜酒炙用。

【使用注意】不宜与藜芦同用。

【药学服务】

常用处方名	丹参、赤参、紫丹参
注意事项	血寒、血虚无瘀禁用；月经过多及孕妇慎用；古代有服用丹参忌食醋或酸物的记载
不良反应	极个别患者出现口干、头晕、乏力、手麻、气短、胸闷、恶心呕吐、胃肠道症状等，常停药后可自行缓解
贮藏	置干燥处

你知道吗

比较川芎与丹参

川芎与丹参均为常用的活血药，均能活血调经，祛瘀止痛。对内外妇儿伤诸科瘀血证，均可使用，皆为妇科活血调经之要药。不同之处在于，川芎辛散温通，对寒凝气滞血瘀尤为适宜。且川芎又善于祛风止痛，是治头痛的要药。而丹参味苦性微寒，又能凉血，故血热瘀滞更适合。同时，丹参又能凉血消痈，清心除烦安神。

红花 Honghua
《开宝本草》

【来源】为菊科植物红花 *Carthamus tinctorius* L. 的干燥花。夏季花由黄变红时采摘，阴干或晒干。

【性味归经】辛，温。归心、肝经。

【功效】活血通经，散瘀止痛。

【应用】

1. 血滞经闭，痛经，产后瘀滞腹痛 红花为活血祛瘀、通经止痛之要药，是妇产科血瘀病证的常用药，单用即可奏效，常与桃仁相须配伍使用。治血瘀所致痛经、经闭，可配当归、赤芍、桃仁等药，如桃红四物汤；治产后瘀滞腹痛，可配蒲黄、丹皮、当归等药，如红花散。

2. 胸痹心痛，胸胁刺痛，癥瘕痞块 本品能活血通经，祛瘀止痛。治胸痹心痛，常配桂枝、瓜蒌、丹参等药；治瘀滞腹痛，常配桃仁、川芎、牛膝等药，如血府逐瘀汤；治胸胁刺痛，常配桃仁、柴胡、大黄等药，如复元活血汤；治癥瘕积聚，常配大黄、虻虫等药，如大红花丸。

3. 跌仆损伤，瘀滞肿痛 本品能通利血脉，消肿止痛，不仅可以内服，外用效果也很显著。常配木香、苏木、乳香等药；或制成红花油外涂。

【用法用量】煎服，3～10g。外用适量。传统认为，红花小剂量活血调经，大剂量破血催产。因本品活血力强，应该从小剂量开始，逐渐递增。

【使用注意】孕妇慎用。

【药学服务】

常用处方名	红花、红蓝花、草红花、杜红花
注意事项	素体阳热亢盛、血热妄行以及血虚无瘀滞不宜服用。有溃疡病、各种出血性疾病急性期或有出血倾向、肝功能不全者及月经期妇女慎用
不良反应	量过大可引起腹部不适、腹泻、胃肠出血、月经过多
贮藏	置阴凉干燥处，防潮，防蛀

你知道吗

西红花与红花

西红花与红花在名字上只有一字之差，但在植物学上，两药并不是一个科属。西红花属鸢尾科番红花属，是多年生草本植物，一般只开花不结种子，靠球茎繁殖。其原产于西班牙等地中海沿岸国家，历史上我国一直从西方国家进口，故叫西红花。西红花是从印度经西藏传入内地的，故又叫藏红花。其实西藏并不出产藏红花，其正规的药材名称应该是西红花。秋季开花时采摘花朵，摘下柱头，阴干或低温干燥。西红花味甘、性平，主归心、肝经。具有活血化瘀，凉血解毒，解郁安神等功效。

红花则属于菊科植物，它与西红花功效类似，均能活血化瘀，通经止痛。然红花辛温，为常用活血化瘀药，其活血作用弱于西红花。西红花则甘寒，除活血祛瘀外，尚能凉血解毒，治疗高热烦躁、发斑发疹。

西红花被西班牙人誉为"红色金子"，历史上一直依靠进口，仅供宫廷和官宦人家使用。我国于1965年开始引种西红花，现已在北京、浙江、上海、河南等22个省市引种成功，但由于需求量增大，市场缺口仍然很大，价格比较昂贵。

请你想一想

现在许多人购买西红花或红花泡茶饮用，请问如果滥用红花、西红花等活血药，会导致哪些不良反应？

益母草 Yimucao
《神农本草经》

【来源】为唇形科植物益母草 *Leonurus japonicus* Houtt. 的新鲜或干燥地上部分。鲜品春季幼苗期至初夏花前期采割；干品夏季茎叶茂盛、花未开或初开时采割，晒干，或切段晒干。

【性味归经】苦、辛，微寒。归肝、心包、膀胱经。

【功效】活血调经，利尿消肿，清热解毒。

【应用】

1. 月经不调，痛经，产后恶露不尽，瘀滞腹痛 本品主入血分，善活血调经，祛瘀通经，为妇科血瘀经产之要药。治血滞经闭，痛经，月经不调，可单用熬膏服，如益母草膏；亦可配当归、川芎、赤芍等药，如益母草丸。

2. 水肿，小便不利 本品既能利水消肿，又能活血化瘀，尤宜用于水瘀互阻的水肿。可单用，亦可与白茅根同用。

3. 疮痈肿毒 本品性凉，能解毒清热，若治疮痈肿毒，常配黄柏、蒲公英、苦参等药；亦可用鲜品捣敷或煎汤外洗。

【用法用量】煎服，9~30g，鲜品12~40g；或熬膏，入丸剂。外用适量捣敷或煎汤外洗。

【使用注意】孕妇慎用。

【药学服务】

常用处方名	益母草、坤草、茺蔚
注意事项	血虚无瘀不宜使用，阴虚血少、滑胎忌用
不良反应	超剂量用药会出现中毒反应，主要表现为突感全身之力、疼痛酸麻，下肢呈瘫痪状态；孕妇中毒可引起流产
贮藏	干益母草置干燥处；鲜益母草置阴凉潮湿处

你知道吗

益母草是以地上部分入药，其果实入药称茺蔚子，幼株称"童子益母"草。三者均具活血之功。然益母草功偏活血调经，为胎前产后要剂；茺蔚子功偏疏风清热明目，疗目疾多用；童子益母草在江浙地区，常与红枣同煮，多用于扶正强壮。

牛膝 Niuxi

《神农本草经》

【来源】　为苋科植物牛膝 *Achyranthes bidentata* Bl. 的干燥根。冬季茎叶枯萎时采挖，除去须根和泥沙，捆成小把，晒至干皱后，将顶端切齐，晒干。

【性味归经】　苦、甘、酸，平。归肝、肾经。

【功效】　逐瘀通经，补肝肾，强筋骨，利尿通淋，引血下行。

【应用】

1. 瘀血阻滞之经闭、痛经、胞衣不下及跌仆伤痛　本品活血祛瘀力较强，性善下行，有疏利降泄之特点，尤多用于妇科经产诸疾。治瘀血阻滞所致经闭、痛经、月经不调、产后腹痛，常配当归、桃仁、红花等药，如血府逐瘀片。本品还能祛瘀以疗伤，可配伍红花、续断等药，如舒筋活血汤。

2. 腰膝酸痛，下肢痿软　牛膝既能滋补肝肾，强筋健骨，又能通血脉利关节，故既可用于肝肾亏虚之腰痛、腰膝酸软，可配杜仲、续断、补骨脂等药，如续断丸；又可用于痹痛日久，腰膝酸痛，可配独活、桑寄生等药，如独活寄生汤；若因湿热下注引起的关节红肿疼痛，可与苍术、黄柏同用，如三妙丸。

3. 淋证，水肿，小便不利　本品性善下行，能清热利尿通淋。治热淋、血淋、砂淋，常配冬葵子、瞿麦、车前子、滑石等药，如牛膝汤；治水肿，小便不利，可配泽泻、车前子，如加味肾气丸。

4. 火热上炎诸症　本品能导热下泄，引血下行，以降上炎之火。治火热上炎之吐血衄血，常配白茅根、栀子等药以凉血止血；治肝阳上亢之头痛眩晕，可与代赭石、生牡蛎、生龟板等药配伍，如镇肝息风汤；治胃火上炎之齿龈肿痛、口舌生疮，可配地黄、石膏、知母等药，如玉女煎。

【用法用量】　煎服，5~12g。活血通经、利水通淋、引血下行宜生用；补肝肾、强筋骨宜酒炙用。

【使用注意】　孕妇慎用。

【药学服务】

常用处方名	牛膝、怀牛膝
注意事项	孕妇及月经过多忌服；中气下陷，脾虚泄泻，下元不固，多梦遗精慎用
贮藏	置阴凉干燥处，防潮

你知道吗

牛膝因根茎形似牛膝，故而得名。如陶弘景所说"其茎有节似牛膝，故以为名也"（《本草经集注》）。牛膝的处方名有两个，即怀牛膝和川牛膝。怀牛膝之名首见于明代方贤所著《奇效良方》，因主产于河南怀庆府而得名。两药虽然功效相近，但因其品种及产地不同，功效亦有所差别：前者功偏补肝肾，强筋骨；后者则功偏逐瘀通经，通利关节，利尿通淋，引血下行。因此 2020 年版《中国药典》将牛膝（怀牛膝）和川牛膝作为两味药物收载。

其他活血调经药介绍见表 13 - 2。

表 13 - 2　其他活血调经药介绍

药名	性能	功效	主治	用量用法
桃仁	苦、甘，平。归心、肝、大肠经	活血祛瘀，润肠通便，止咳平喘	经闭痛经，癥瘕痞块，跌仆损伤，肺痈肠痈；肠燥便秘；咳嗽气喘	5～10g，捣碎煎服；孕妇慎用
鸡血藤	苦、甘，温。归肝、肾经	活血补血，调经止痛，舒筋活络	血虚萎黄；月经不调，痛经，经闭；风湿痹痛，麻木瘫痪	9～15g，煎服
王不留行	苦，平。归肝、胃经	活血通经，下乳消肿，利尿通淋	经闭，痛经；乳汁不下，乳痈肿痛；淋证涩痛	5～10g，煎服，孕妇慎用
月季花	甘，温。归肝经	活血调经，疏肝解郁	气滞血瘀，月经不调，痛经，闭经；胸胁胀痛	3～6g，煎服
泽兰	苦、辛，微温。归肝、脾经	活血调经，祛瘀消痈，利水消肿	月经不调，经闭，痛经，产后瘀血腹痛；疮痈肿毒；水肿腹水	6～12g，煎服

第三节　活血疗伤药

PPT

凡以活血疗伤、治疗伤科疾患为主的药物，称为活血疗伤药。

本类药物性味多辛、苦、咸，主归肝、肾经，能活血化瘀，消肿止痛，续筋接骨，止血生肌，主要适用于跌打损伤，瘀肿疼痛，骨折筋损，金疮出血等伤科疾患。也可用于其他一般血瘀病证。

应用本类药物时，对跌打损伤之瘀肿疼痛证，常配伍活血止痛药；对骨折筋损病证，常配伍补肝肾、强筋骨药，以促进骨折筋损的愈合恢复；对外伤兼风寒湿而肢体疼痛、活动不利，当配伍祛风除湿、舒筋活络药。

本类药物行散力强，易耗血动血，不宜用于妇女月经过多；对于孕妇尤当慎用或忌用。

活血疗伤药介绍见表 13 - 3。

表 13 - 3　活血疗伤药介绍

药名	性能	功效	主治	用量用法
土鳖虫	咸，寒；有小毒。归肝经	破血逐瘀，续筋接骨	产后瘀阻腹痛，癥瘕痞块，血瘀经闭；跌打损伤，筋伤骨折	3～10g，煎服；外用适量。孕妇禁用
马钱子	苦，温；有大毒。归肝、脾经	通络止痛，散结消肿	跌打损伤，骨折肿痛，风湿顽痹，麻木瘫痪；痈疽疮毒，咽喉肿痛	0.3～0.6g，炮制后入丸散用。孕妇禁用；不宜多服久服及生用；运动员慎用；有毒成分能经皮肤吸收，外用不宜大面积涂敷

续表

药名	性能	功效	主治	用量用法
骨碎补	苦，温。归肝、肾经	疗伤止痛，补肾强骨；外用消风祛斑	跌仆闪挫，筋骨折伤；肾虚腰痛，筋骨痿软，耳鸣耳聋，牙齿松动；外治斑秃，白癜风	3～9g，煎服。外用适量
自然铜	辛，平。归肝经	散瘀止痛，续筋接骨	瘀肿疼痛；跌打损伤，筋骨折伤	3～9g，多入丸散服，若入煎剂宜先煎。外用适量
苏木	甘、咸，平。归心、肝、脾经	活血祛瘀，消肿止痛	跌打损伤，骨折筋伤，瘀滞肿痛，经闭痛经，产后瘀阻；胸腹刺痛，痈疽肿痛	3～9g，煎服
血竭	甘、咸，平。归心、肝经	活血定痛，化瘀止血，生肌敛疮	跌打损伤，心腹瘀痛，外伤出血；疮疡不敛	1～2g，研末，或入丸剂。外用研末撒或入膏药用
儿茶	苦、涩，微寒。归肺、心经	活血止痛，止血生肌，收湿敛疮，清肺化痰	跌仆伤痛；外伤出血，吐血衄血；疮疡不敛，湿疹、湿疮；肺热咳嗽	1～3g，包煎；多入丸散服。外用适量

第四节　破血消癥药

PPT

凡药性峻猛，以破血逐瘀、消癥化积为主要功效的药物称破血消癥药。

本类药物大多性温，味辛苦，虫类药居多，兼有咸味，主归肝经入血分。药性峻猛，走而不守，能破血逐瘀，消癥化积。主治瘀血时间长、程度重的癥瘕积聚，亦可用于血瘀经闭、瘀肿疼痛、偏瘫等病证。

应用本类药物时，常配伍行气药以加强其破血消癥之效；若用于病程较长、体质较虚的癥瘕积聚患者，常需配伍益气养血之品。

本类药物药性峻猛，大多有毒，易耗气、动血、伤阴，所以凡出血证，阴血亏虚，气虚体弱者以及孕妇，当忌用或慎用。

破血消癥药介绍见表 13-4。

表 13-4　破血消癥药介绍

药名	性能	功效	主治	用量用法
莪术	辛、苦，温。归肝、脾经	行气破血，消积止痛	癥瘕痞块，瘀血经闭，胸痹心痛；食积胀痛	6～9g，煎服；孕妇禁用
三棱	辛、苦，平。归肝、脾经	破血行气，消积止痛	癥瘕痞块，痛经，瘀血经闭，胸痹心痛；食积胀痛	5～10g，煎服；孕妇禁用；不宜与芒硝、玄明粉同用
水蛭	咸、苦，平；有小毒。归肝经	破血通经，逐瘀消癥	血瘀经闭，癥瘕痞块，中风偏瘫；跌仆损伤	1～3g，孕妇禁用
斑蝥	辛，热；有大毒。归肝、胃、肾经	破血逐瘀，散结消癥，攻毒蚀疮	癥瘕，经闭，顽癣，瘰疬，赘疣；痈疽不溃，恶疮死肌	0.03～0.06g，炮制后多入丸散用。外用适量，研末或浸酒、醋，或制油膏涂敷患处，不宜大面积用。本品有大毒，内服慎用；孕妇禁用

目标检测

单项选择题

1. 治头痛，无论风寒、风热、风湿、血瘀皆可选用的药是（　　）
　　A. 羌活　　　　　　B. 延胡索　　　　　C. 白芷　　　　　　D. 郁金
　　E. 川芎

2. 郁金能活血行气止痛，治疗气滞血瘀痛证常配伍的药是（　　）
　　A. 川芎　　　　　　B. 姜黄　　　　　　C. 桃仁　　　　　　D. 木香
　　E. 柴胡

3. 既可活血祛瘀，又可润肠通便的药为（　　）
　　A. 桃仁　　　　　　B. 杏仁　　　　　　C. 柏子仁　　　　　D. 苏子
　　E. 红花

4. 既能活血调经，又能凉血安神的药为（　　）
　　A. 川芎　　　　　　B. 桃仁　　　　　　C. 丹参　　　　　　D. 赤芍
　　E. 红花

5. 能治乳汁不通的活血祛瘀药为（　　）
　　A. 泽兰　　　　　　B. 王不留行　　　　C. 牛膝　　　　　　D. 川芎
　　E. 益母草

6. 活血作用较强的活血祛瘀药又称为（　　）
　　A. 和血药　　　　　B. 破血药　　　　　C. 消积药　　　　　D. 活血药
　　E. 调血药

7. 川芎的功效是（　　）
　　A. 破血祛瘀，行气止痛　　　　　　B. 破血祛瘀，祛风止痛
　　C. 活血行气，祛风止痛　　　　　　D. 活血止痛，利胆退黄
　　E. 祛瘀止痛，清心除烦

8. 被称为治妇科经产病之要药的是（　　）
　　A. 益母草　　　　　B. 郁金　　　　　　C. 陈皮　　　　　　D. 木香
　　E. 丹参

9. 归肝肾经而善下行，被称为行散兼补之品的中药是（　　）
　　A. 桃仁　　　　　　B. 丹参　　　　　　C. 川芎　　　　　　D. 红花
　　E. 牛膝

10. 有"血中之气药"之称的是（　　）
　　A. 郁金　　　　　　B. 莪术　　　　　　C. 延胡索　　　　　D. 川芎
　　E. 益母草

11. 红花的功效是（　　）

    A. 活血祛瘀，利尿消肿　　　　　　B. 活血行气，祛风止痛

    C. 逐瘀通经，补肝肾　　　　　　　D. 活血通经，祛瘀止痛

    E. 活血祛瘀，润肠通便

12. 为增强活血化瘀药的功效，常配伍（　　　）

    A. 行气药　　　　B. 止血药　　　　C. 补虚药　　　　D. 温理药

    E. 泻下药

13. 下列可用于治疗热病神昏、癫痫发狂的中药是（　　　）

    A. 西红花　　　　B. 鸡血藤　　　　C. 牛膝　　　　D. 丹参

    E. 郁金

14. 专入心肝血分，治瘀血诸证屡用，兼寒者最宜用的中药是（　　　）

    A. 丹参　　　　B. 郁金　　　　C. 三棱　　　　D. 红花

    E. 益母草

15. 以下哪味药物不具有毒性（　　　）

    A. 马钱子　　　　B. 土鳖虫　　　　C. 莪术　　　　D. 水蛭

    E. 斑蝥

书网融合……

微课 1　　　　　微课 2　　　　　划重点 1　　　　　划重点 2　　　　　自测题

第十四章 化痰止咳平喘药

▶▶

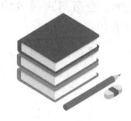

学习目标

知识要求

1. **掌握** 常用化痰止咳平喘药的性味归经、功效与应用。
2. **熟悉** 常用化痰止咳平喘药的使用注意、不良反应。
3. **了解** 一般化痰止咳平喘药的临床应用特点。

能力要求

1. 初步具备根据疾病及证候合理选用化痰止咳平喘药的能力。
2. 初步具备提供化痰止咳平喘类中药药学服务能力。

📋 岗位情景模拟

情景描述 患者因咳嗽有痰，到药店欲购买急支糖浆，药师经过仔细询问，了解到患者咳嗽痰多，痰液色白清稀、畏寒背冷、舌质淡，推荐半夏止咳糖浆，并给予其详细的用药指导。

讨论 1. 半夏的功效？

2. 如何合理选择化痰止咳平喘药？

凡以祛痰或消痰为主要功效，用以治疗痰证的药物，称为化痰药；以制止或减轻咳嗽、喘息为主要功效，用以治疗咳喘证的药物，称为止咳平喘药。因化痰药多兼止咳、平喘作用，而有的止咳平喘药兼能化痰，且病证上痰、咳、喘互相兼杂，故将化痰药与止咳平喘药合并为一章介绍，统称化痰止咳平喘药。

痰，有寒痰、湿痰、热痰、燥痰之分。同属化痰药，有偏于温燥而宜于寒痰、湿痰；有偏于凉润而宜于热痰、燥痰。故本章药物按药性及功效不同分为温化寒痰药、清化热痰药及止咳平喘药三类。凡外感内伤均能引起痰多与喘咳，在具体治疗时，应根据病情选择适宜化痰止咳平喘药，还需结合病因分清表里寒热虚实，作必要的配伍。如外感咳喘，当配解表药；肺热火郁，当配清肺降火药；寒邪郁肺，当配温肺散寒药；脾虚生痰，当配健脾燥湿药；阴虚火旺，当配滋阴降火药；肺虚喘咳，当配补肺益气药；肾虚作喘，当配补肾纳气药。对水液停留而形成痰饮，化痰止咳平喘药又常与行气药、利水药同用，以增强药效。

应用本类药物时需注意，咳嗽兼咯血，不宜用强烈而有刺激性的化痰药，否则出血更严重；麻疹初期的咳嗽，忌用温燥而带有收涩作用的化痰止咳药，以免影响麻疹的透发。

第一节　温化寒痰药

本类药物药味多苦、辛，主要归肺、脾、胃、肝、心经。苦能燥湿，辛能散寒，偏温燥，具有温肺祛寒、燥湿化痰的功效，用治寒痰停饮犯肺，咳嗽气喘，吐痰清稀、舌淡苔薄；湿痰犯肺，咳嗽痰多，色白质稀，苔腻身重；痰浊上壅，蒙蔽清窍所致的中风痰迷、癫痫惊厥等。临床应用时常与温散寒邪或燥湿健脾药配伍。

本类药物温燥性烈，易伤津动血，故热痰、阴虚燥咳及有吐血、咯血迹象须忌用或慎用。

半夏 Banxia

《神农本草经》

【来源】为天南星科植物半夏 *Pineilia ternata* （Thunb.） Breit. 的干燥块茎。夏、秋二季采挖，洗净，除去外皮和须根，晒干。

【性味归经】辛、温；有毒。归脾、胃、肺经。

【功效】燥湿化痰，降逆止呕，消痞散结。

【应用】

1. 湿痰、寒痰证　治湿痰阻肺之咳嗽痰多、色白质稀，胸膈满闷，常与陈皮、茯苓、甘草同用，如二陈汤；若风痰眩晕，眩晕头痛、胸闷、呕恶，则常与天麻、白术等同用，如半夏白术天麻汤；治寒饮犯肺，咳嗽喘息，吐痰清稀，可与干姜、桂枝等配用，如小青龙汤。

2. 多种呕吐　本品功善降逆和胃止呕，各种原因的呕吐皆可随证配伍，尤宜于痰湿或胃寒呕吐，为止呕要药。治痰饮犯胃，恶心呕吐，常配伍生姜，如小半夏汤；治胃热呕吐，常与黄连、竹茹、陈皮同用；治脾胃虚弱，反胃呕吐，常与人参、白蜜同用，如大半夏汤；治胃寒干呕，吐涎沫，常与干姜配伍，如半夏干姜散；治妊娠呕吐，则与紫苏梗、砂仁等配伍。

3. 心下痞满，结胸，梅核气　本品能化痰消痞散结，用治肝脾不调，寒热错杂之痞证，常配伍黄芩、黄连、干姜，如半夏泻心汤；治痰热结胸，心下硬，按之则痛，又与瓜蒌、黄连相须为用，如小陷胸汤；治痰气郁结之梅核气，症见咽中物吞不下，吐不出，常配伍厚朴、紫苏叶等，如半夏厚朴汤。

4. 瘿瘤，痰核，痈疽肿毒，毒蛇咬伤　本品内服消痰散结，外用消肿止痛。用治瘿瘤、痰核，常与连翘、海藻、浙贝母同用，如海藻玉壶汤；治痈疽发背、无名肿毒、毒蛇咬伤，可以生半夏研末，鸡蛋清调敷患处，或鲜品捣敷。

此外，本品能散结降浊，通畅和胃，还可用于中寒内盛，阳气不运，冷积便秘，可与硫黄合用，以温寒凝，如半硫丸。

【用法用量】内服一般炮制后使用，煎服，3~9g；外用适量，磨汁涂或研末以酒调敷患处。

【使用注意】不宜与川乌、制川乌、草乌、制草乌、附子同用；生品内服宜慎。

【药学服务】

常用处方名	半夏、生半夏、清半夏、法半夏、法夏、姜半夏、制半夏、半夏曲
注意事项	阴虚燥咳、血证、热痰、燥痰慎用
贮藏	置通风干燥处，防蛀

你知道吗

半夏与其炮制品

半夏是一种非常有名的中草药，具有比较高的药用价值，具有燥湿化痰、降逆止呕、消痞散结功效，以块茎入药，是一种天南星科的多年生草本植物，植株一般高 15 ~ 25cm。半夏生在夏至的前后，这个时候，天地之间已不是一片的纯阳之气，而且夏天已过了一半，所以称之为半夏。

半夏因炮制方法不同，其功用也有差别。夏秋间采挖，晒干后为生半夏，善于消肿散结，因有毒，只宜外用于痈肿痰核；生半夏经白矾制后为清半夏，除燥湿化痰外，又善于消痞和胃，用治胸脘痞满；生半夏经生姜、白矾制后为姜半夏，长于降逆止呕，常用治呕吐反胃；生半夏经白矾、石灰、甘草、生姜制后为法半夏，善于燥湿化痰，多用治咳嗽痰多。

所以我们在调剂半夏时，需要特别注意医生开具的处方信息。

请你想一想

含有半夏的中成药可以超量服用吗？超量服用后有什么临床表现？

其他温化寒痰药介绍见表14 - 1。

表14 - 1 其他温化寒痰药介绍

药名	性能	功效	主治	用量用法
天南星	苦、辛，温；有毒。归肺、肝、脾经	散结消肿	外用治痈肿，蛇虫咬伤	外用生品适量，研末以醋或酒调敷患处
胆南星	苦、微辛，凉。归肺、肝、脾经	清热化痰，息风定惊	痰热咳嗽，咳痰黄稠；中风痰迷，癫狂惊痫	3 ~ 6g，煎服
白附子	辛，温；有毒。归胃、肝经	祛风痰，定惊搐，解毒散结，止痛	中风痰壅，口眼㖞斜，语言謇涩；惊风癫痫，破伤风；瘰疬痰核，毒蛇咬伤；痰厥头痛，偏正头痛	3 ~ 6g，一般炮制后用，外用生品适量捣烂，熬膏或研末以酒调敷患处
芥子	辛，温。归肺经	温肺豁痰利气，散结通络止痛	寒痰咳嗽，胸胁胀痛；痰滞经络，关节麻木、疼痛，痰湿流注，痈疽肿毒	3 ~ 9g，煎服；外用适量

续表

药名	性能	功效	主治	用量用法
旋覆花	苦、辛、咸，微温。归肺、脾、胃、大肠经	降气，消痰，行水，止呕	风寒咳嗽，痰饮蓄结；胸膈痞闷，喘咳痰多；呕吐噫气，心下痞硬	3～9g，包煎
金沸草	苦、辛、咸，温。归肺、大肠经	降气，消痰，行水	外感风寒，痰饮蓄结，咳喘痰多，胸膈痞满	5～10g，煎服
白前	辛、苦，微温。归肺经	降气，消痰，止咳	肺气壅实，咳嗽痰多；胸满喘急	3～10g，煎服
大皂角	辛、咸，温；有小毒。归肺、大肠经	祛痰开窍，散结消肿	中风口噤，昏迷不醒；癫痫痰盛，关窍不通；喉痹痰阻，顽痰喘咳，咳痰不爽；大便燥结；外治痈肿	1～1.5g，多入丸散用；外用适量，研末吹鼻取嚏或研末调敷患处

PPT

📖 第二节　清化热痰药

本类药物寒凉清润，具有清热化痰、润燥化痰的功效，有些药物还兼有软坚散结的作用。主要适用于热痰壅肺、痰质黄稠、舌红苔黄，或燥痰犯肺、干咳少痰、咳痰不爽、舌红少苔及痰火郁滞、瘰疬瘿瘤等病证。临床应用应据病情适当配伍，如阴虚肺燥，配养阴润肺药，火热偏盛，则配清热泻火药。

本类药物易伤阳助湿，故脾胃虚寒及寒痰、湿痰皆不宜用。

川贝母 Chuanbeimu
《神农本草经》

【来源】为百合科植物川贝母 *Fritillaria cirrhosa* D. Don、暗紫贝母 *Fritillaria unibracteata* Hsiao et K. C. Hsia、甘肃贝母 *Fritillaria przewalskii* Maxim.、梭砂贝母 *Fritillaria delavayi* Franch.、太白贝母 *Fritillaria taipaiensis* P. Y. Li 或瓦布贝母 *Fritillaria unibracteata* Hsiao et K. C. Hsia var. *wabuensis*（S. Y. Tang et S. C. Yue）Z. D. Liu，S. Wang et S. C. Chen 的干燥鳞茎。按性状不同分别习称"松贝""青贝""炉贝"和"栽培品"。夏、秋二季或积雪融化后采挖，除去须根、粗皮及泥沙，晒干或低温干燥。

【性味归经】苦、甘，微寒。归肺、心经。

【功效】清热润肺，化痰止咳，散结消痈。

【应用】

1. 肺虚久咳，肺热燥咳　本品性寒味苦，能清肺化痰，味甘能润肺止咳，为治内伤久咳、燥痰、热痰之要药。治肺虚劳嗽，常与百部、沙参等为伍；治阴虚劳嗽，干咳日久，常配百合、麦冬等以滋阴润燥，如百合固金丸；治肺燥咳嗽，常配杏仁、麦冬等；肺热咳嗽，咳嗽剧烈，痰少不易咳出，舌红少津，苔薄黄，与知母同用以清肺润燥，化痰止咳，如二母散。

2. 乳痈，肺痈，瘰疬，疮痈 治热毒壅结所致的乳痈、肺痈、疮痈，常配伍蒲公英、鱼腥草等；治痰火郁结所致的瘰疬，常配伍牡蛎、玄参等以软坚散结，如消瘰丸。

【用法用量】3～10g；研粉冲服，一次1～2g。

【使用注意】不宜与川乌、制川乌、草乌、制草乌、附子同用。

【药学服务】

常用处方名	川贝母、炉贝、川贝、松贝、青贝、尖贝
注意事项	脾胃虚寒及有湿痰不宜用
贮藏	置通风干燥处，防蛀

你知道吗

如何制作川贝炖雪梨

川贝有清热润肺、化痰止咳功效，可用于多种咳嗽，尤其适宜久咳不止，干咳少痰；雪梨润肺清燥、止咳化痰、养血生津。这两药是天生一对，共用则增强润肺止咳功效。这里分享一个川贝炖雪梨的小方法。

1. 配料 雪梨1个、川贝4颗、冰糖适量。

2. 制法

（1）雪梨不能去皮，要清洗干净表皮。可用淘米水浸泡1小时左右，以去除残留农药。

（2）在梨的顶部约两指宽处切断，分成梨盖和梨身。用勺子小心挖出梨核部分，形成一个小梨窝。

（3）将川贝碾碎，与冰糖一起放入梨窝，盖上梨盖，用牙签固定梨盖和梨身。

（4）放入锅中，蒸约20分钟即可。

3. 服法 连同梨皮一起吃。

浙贝母 Zhebeimu
《神农本草经》

【来源】为百合科植物浙贝母 *Fritillaria thunbergii* Miq. 的干燥鳞茎。初夏植株枯萎时采挖，洗净。大小分开，大者除去芯芽，习称"大贝"；小者不去芯芽，习称"珠贝"。分别撞擦，除去外皮，拌以煅过的贝壳粉，吸去擦出的浆汁，干燥；或取鳞茎，大小分开，洗净，除去芯芽，趁鲜切成厚片，洗净，干燥，习称"浙贝片"。

【性味归经】苦，寒。归肺、心经。

【功效】清热化痰止咳，解毒散结消痈。

【应用】

1. 风热痰火咳嗽 本品性寒味苦，能清泄肺热，化痰止咳，善治风热咳嗽及痰热咳嗽。用治风热之邪犯肺，症见发热恶风，口渴咽干，兼咳嗽痰稠色黄，且不易咳出，常与桑叶、黄芩、牛蒡子等同用；治痰热郁肺，症见痰稠色黄，咳之不爽，舌红苔黄腻，可与桑白皮、黄芩、知母等配伍，如清肺宁嗽丸。

2. 痈肿疮毒、乳痈、肺痈、瘰疬、痰核　本品专消痈疽毒痰，治热毒瘀结于肺，发热咳嗽，胸痛，咳吐腥臭脓痰或脓血痰，常配鱼腥草、冬瓜仁、桃仁等以化瘀排脓；治疮痈肿毒，红肿疼痛，常配金银花、乳香、没药等以清热解毒，活血消痈，如仙方活命饮；治瘰疬结核如串珠状，常配伍玄参、牡蛎以软坚散结，如消瘰丸；治痰火郁结之瘿瘤肿大，常与海藻、昆布等为伍以化痰软坚，如海藻玉壶汤。

【用法用量】煎服，5~10g。

【使用注意】不宜与川乌、制川乌、草乌、制草乌、附子同用。

【药学服务】

常用处方名	浙贝母、浙贝、大贝、象贝、珠贝
注意事项	脾胃虚寒及有湿痰不宜用
贮藏	置干燥处，防蛀

你知道吗

比较川贝母与浙贝母

川贝母能清热化痰，润肺止咳，散结消肿；浙贝母能清热化痰，散结消痈。两药药性均寒凉，能清热化痰、散结，用于治疗热痰及瘰疬瘿瘤等。川贝母偏于甘润，兼能润肺止咳，善治咳嗽痰少及肺燥干咳、肺虚久咳，其润肺止咳优于浙贝母；浙贝母偏于苦泄，清热化痰、散结力强，多用治热痰之咳嗽痰黄黏稠及肺热咳嗽、风热咳嗽，其清热散结优于川贝母。

瓜蒌 Gualou
《神农本草经》

【来源】为葫芦科植物栝楼 *Trichosanthes kirilowii* Maxim. 或双边栝楼 *Trichosanthes rosthornii* Harms 的干燥成熟果实。秋季果实成熟时，连果梗剪下，置通风处阴干。

【性味归经】甘、微苦，寒。归肺、胃、大肠经。

【功效】清热涤痰，宽胸散结，润燥滑肠。

【应用】

1. 痰热咳喘　本品善于清肺热，润肺燥，主治热痰证和燥痰证。对痰热壅肺之咳嗽胸闷，或咳痰黄稠，不易咳出尤为适宜，常配伍黄芩、枳实、胆南星等，如清气化痰丸；治燥热伤肺之咳痰不爽，多与川贝母、天花粉、桔梗等清燥润肺、化痰止咳药同用，如贝母瓜蒌散。

2. 胸痹心痛，结胸痞满　本品善于清热化痰，利气宽胸。用治痰气互结，胸阳不通所致的胸痹，心痛彻背，常与薤白、半夏、白酒同用，以通阳行气，豁痰开胸，如栝楼薤白半夏汤；用于痰热互结的小结胸，正在心下，按之则痛，则与黄连、半夏配伍以清热化痰、散结消痞，如小陷胸汤。

3. 痈肿 本品又能清热疗痈、消肿散结。用治肺痈，症见咳嗽脓血，胸中烦闷，常与薏苡仁、桑白皮、桔梗等配伍，如桔梗汤；若肠痈脓已成，小腹胀痛，则与金银花、连翘、穿山甲等同用，如排脓散；治乳痈初起，红肿热痛，每与乳香为末，温酒服下，如栝楼散。

【用法用量】 煎服，9~15g。

【使用注意】 不宜与川乌、制川乌、草乌、制草乌、附子同用。

【药学服务】

常用处方名	瓜蒌、栝楼、全瓜蒌、全栝楼、糖瓜蒌
注意事项	脾虚及寒痰、湿痰禁服
贮藏	置阴凉干燥处，防霉、防蛀

你知道吗

鉴别用药瓜蒌

瓜蒌在古代以全果实入药，称"栝楼实"。现多分开使用，若用其果皮，名"瓜蒌皮"；用其种子，名"瓜蒌子"；而皮仁同用，名"全瓜蒌"。三者源自一物，其功用略有差异。瓜蒌皮善于清肺涤痰、宽胸散结，多用于痰热咳嗽，结胸胸痹及痈肿；瓜蒌子偏于润肺化痰、滑肠通便，多用于燥热咳嗽，肠燥便秘；全瓜蒌既能清肺涤痰、宽胸散结，又能润肠通便，兼具皮、子之功用。

桔梗 Jiegeng

《神农本草经》

【来源】 为桔梗科植物桔梗 *Platycodon grandiflorum*（Jacq.）A. DC. 的干燥根。春、秋二季采挖，洗净，除去须根，趁鲜剥去外皮或不去外皮，干燥。

【性味归经】 苦、辛，平。归肺经。

【功效】 宣肺，利咽，祛痰，排脓。

【应用】

1. 咳嗽痰多、胸闷不畅 本品善开宣肺气，祛痰宽胸，因性平不燥，咳嗽痰多，无论寒热皆可应用。治风寒咳嗽，痰白清稀，常配伍苏叶、杏仁等，如杏苏散；或与百部、紫菀、白前等配伍，如止嗽散；治风热咳嗽，痰黄而稠，多与桑叶、菊花等配用，如桑菊饮；治痰阻气滞之胸闷、咳嗽，常与枳壳同用。

2. 咽痛音哑 本品能宣肺利咽开音，用于肺气不宣，咽痛音哑，可与甘草同用，如桔梗汤；治风热犯肺，咽喉肿痛，多与荆芥、薄荷、牛蒡子等配伍，如银翘散；治肺肾阴亏所致虚火上炎，咽燥口干，咳嗽失音，常配伍生地、玄参、麦冬等药，如百合固金汤。

3. 肺痈吐脓　本品治肺痈之咳嗽胸痛、咳痰腥臭，常与金银花、连翘等配伍，如桔梗杏仁煎，亦可配鱼腥草、冬瓜仁等以增强清肺排脓之效。

4. 胸中气陷、下痢后重　本品为"诸药之舟楫"，能载药上浮，故治胸中气陷、气短，常与黄芪、升麻、柴胡等同用，如升陷汤；又可行大肠气滞，故治下痢后重，多与羌活、枳壳、陈仓米等配伍，如仓廪散。

【用法用量】煎服，3～10g。

【药学服务】

常用处方名	桔梗、炒桔梗、炙桔梗、白桔梗、桔梗片
药膳 凉拌桔梗	(1) 组成：桔梗（余水）、黄瓜、芝麻、辣椒酱、醋、糖。 (2) 作用：宣肺利咽，止咳祛痰。 (3) 适宜人群：风寒感冒咳嗽有痰、咽痛人群
注意事项	凡气机上逆，呕吐眩晕，或阴虚久咳、咯血均不宜用，用量过大易致恶心呕吐
贮藏	置通风干燥处，防蛀

其他清化热痰药介绍见表14 - 2。

表14 - 2　其他清化热痰药介绍

药名	性能	功效	主治	用量用法
竹茹	甘，微寒。归肺、胃、心、胆经	清热化痰，除烦，止呕	痰热咳嗽，胆火夹痰；惊悸不宁、心烦失眠；中风痰迷，舌强不语；胃热呕吐；妊娠恶阻，胎动不安	5～10g，煎服
前胡	苦、辛，微寒。归肺经	降气化痰，散风清热	痰热喘满，咳痰黄稠，风热咳嗽痰多	3～10g，煎服
胖大海	甘，寒。归肺、大肠经	清热润肺，利咽开音，润肠通便	肺热声哑，干咳无痰，咽喉干痛；热结便闭，头痛目赤	2～3枚，沸水泡服或煎服
天竺黄	甘，寒。归心、肝经	清热豁痰，凉心定惊	热病神昏，中风痰迷；小儿痰热惊痫、抽搐、夜啼	3～9g，煎服
海藻	苦、咸，寒。归肝、胃、肾经	消痰软坚散结，利水消肿	瘿瘤，瘰疬，睾丸肿痛；痰饮水肿	6～12g，包煎
昆布	咸，寒。归肝、胃、肾经	消痰软坚散结，利水消肿	瘿瘤，瘰疬，睾丸肿痛；痰饮水肿	6～12g，煎服

第三节　止咳平喘药

PPT

本类药物味多辛、苦，主归肺经，具有宣肺祛痰、润肺止咳、降气平喘等功效。适用于外感、内伤等多种原因所致的咳嗽、气喘证。咳喘的表现及病机较为复杂，有外感内伤之别，寒热虚实之异，而止咳平喘又有宣肺、清肺、润肺、降肺、敛肺及化痰的不同。临床应用本类药物时，必须根据不同病因，恰当配伍，方可奏效。

苦杏仁 Kuxingren ⓔ 微课

《神农本草经》

【来源】 为蔷薇科植物山杏 *Prunus armeniaca* L. var. *ansu* Maxim.、西伯利亚杏 *Prunus sibirica* L.、东北杏 *Prunus mandshurica*（Maxim.）Koehne 或杏 *Primus armeniaca* L. 的干燥成熟种子。夏季采收成熟果实，除去果肉和核壳，取出种子，晒干。

【性味归经】 苦，微温；有小毒。归肺、大肠经。

【功效】 降气止咳平喘，润肠通便。

【应用】

1. 咳嗽气喘 本品善降泄肺气而止咳平喘，随证配伍，可用于多种咳喘证，为治咳喘之要药。用于风寒咳嗽，鼻塞声重，常与麻黄、甘草配伍，如三拗汤；治风热咳嗽，痰黄而稠，可与桑叶、菊花、桔梗等同用，如桑菊饮；若外感温燥，干咳少痰，则与桑叶、贝母、沙参等配伍，如桑杏汤；若痰热壅肺，咳嗽气喘，常配石膏、麻黄、甘草，如麻黄杏仁甘草石膏汤。

2. 胸膈痞闷 本品下气宽胸，用治痰饮内停，阳气不宣，胸痹短气，常与茯苓、甘草配伍，如茯苓杏仁甘草汤；若痰湿内阻，胸膈痞闷，则多与郁金、半夏、滑石等同用，如杏仁滑石汤。

3. 肠燥便秘 本品治阴虚津枯，肠燥便秘，常与柏子仁、松子仁、郁李仁等配伍，如五仁丸；若气虚津少，肠燥便秘，又与火麻仁、枳实、芍药等配用，如麻子仁丸。

【用法用量】 5~10g，生品入煎剂后下。

【使用注意】 内服不宜过量，以免中毒。

【药学服务】

常用处方名	杏仁、苦杏仁、炒苦杏仁、生苦杏仁、杏仁泥、焙杏仁
注意事项	脱肛、子宫脱垂等气虚下陷忌用；脾虚不运，脾肾阳虚，大便不实等症不宜使用
贮藏	置阴凉干燥处，防蛀

你知道吗

苦杏仁与甜杏仁

苦杏仁味苦，含有苦杏仁苷，能分解为苯甲醛和氢氰酸，是止咳的主要成分，也是主要的毒性成分，尤适宜治疗外感咳嗽；甜杏仁始见于《本草从新》，主产于河北、北京、山东等地，较苦杏仁粒大而稍薄，一端尖，另端左右对称，表面脉纹较苦杏仁粗，又称大杏仁，南杏仁。甜杏仁香味很明显，无毒，性味甘平，功能润肺止咳，但药力较苦杏仁和缓，而其润肠通便之功，较苦杏仁为著，主要适用于肺虚久咳或津伤便秘。

紫苏子 Zisuzi

《名医别录》

【来源】 为唇形科植物紫苏 *Perilla frutescens*（L.）Britt. 的干燥成熟果实。秋季果实成熟时采收，除去杂质，晒干。

【性味归经】 辛，温。归肺经。

【功效】 降气化痰，止咳平喘，润肠通便。

【应用】

1. 咳嗽气喘　本品性温质润，主疏泄，善下气清痰，止咳平喘。治寒痰壅肺，久咳痰喘，胸膈满闷，常与半夏、厚朴、肉桂等配用，如苏子降气汤；治痰壅气逆所致的咳嗽气喘，痰多痞闷，甚则不能平卧，常配白芥子、莱菔子，如三子养亲汤；治阴虚咳喘，则与地黄、杏仁、白蜜等配伍，如苏子煎。

2. 肠燥便秘　本品质润多油，能润燥滑肠，且能降泄肺气。用治肠燥气滞，腹胀便秘，常与火麻仁配伍，以润燥行滞通便，如紫苏麻仁粥。

【用法用量】 煎服，3~10g。

【药学服务】

常用处方名	紫苏子、苏子、生苏子、炒苏子、南苏子
注意事项	阴虚咳喘及脾虚便溏慎用
贮藏	置通风干燥处，防蛀

百部 Baibu

《名医别录》

【来源】 为百部科植物直立百部 *Stemona sessilifolia*（Miq.）Miq.、蔓生百部 *Stemona japonica*（BL）Miq. 或对叶百部 *Stemona tuberosa* Lour. 的干燥块根。春、秋二季采挖，除去须根，洗净，置沸水中略烫或蒸至无白心，取出，晒干。

【性味归经】 甘、苦，微温。归肺经。

【功效】 润肺下气止咳，杀虫灭虱。

【应用】

1. 新久咳嗽，百日咳，肺痨咳嗽　本品善于润肺止咳，无论外感、内伤、暴咳、久嗽都可随证配伍。用治风寒袭肺，久咳不止，常与桔梗、荆芥等同用，如止嗽散；治热伤气阴，久咳不已，则与黄芪、沙参、桑白皮等配用，如百部汤；治肺痨咳嗽，痰中带血，骨蒸潮热，常与川贝母、阿胶等同用，如月华丸；治百日咳，则配伍紫菀、贝母、沙参等；治疗肺热咳嗽，常配黄芩、浙贝等药，如复方百部止咳糖浆。

2. 头虱体虱、蛲虫阴痒　本品味苦，能燥湿杀虫、灭虱止痒。用治头虱、体虱、疥癣，可制成20%乙醇液或50%水煎剂外搽；治蛲虫病，亦可单用本品浓煎，睡前保留灌肠；治阴道滴虫，可单用，或配蛇床子、苦参等煎汤坐浴外洗；本品还可与黄柏、白鲜皮、鹤虱等同用以治牛皮癣，如百部膏。

【用法用量】3~9g，外用适量，水煎或酒浸。

【药学服务】

常用处方名	百部、生百部、百部草、百部根
注意事项	脾虚便溏忌用；脾胃有热慎用
贮藏	置通风干燥处，防潮

枇杷叶 Pipaye
《名医别录》

【来源】为蔷薇科植物枇杷 *Eriobotrya japonica*（Thunb.）Lindl. 的干燥叶。全年均可采收，晒至七、八成干时，扎成小把，再晒干。

【性味归经】苦，微寒。归肺、胃经。

【功效】清肺止咳，降逆止呕。

【应用】

1. 肺热咳嗽，气逆喘急　本品能清肺热、降肺气而化痰止咳。用治肺热咳喘，咳痰黄稠，口苦咽干，常与桑白皮、黄连、甘草等同用，如枇杷清肺饮；治热邪犯肺，久咳伤阴，多与川贝、桔梗等配用，如川贝枇杷膏；治燥伤肺阴，干咳无痰，则配伍麦冬、桑叶、杏仁等，如清燥救肺汤；治劳嗽久咳，又与大梨、白蜜、莲子肉等为伍，如枇杷膏。

2. 胃热呕逆　本品能清胃热、降胃气而止呕逆。治胃热呕逆，烦热口渴，常与黄连、竹茹、陈皮等同用；治气虚胃气上逆，胸痞呕恶，则与人参、茯苓、生姜等配伍，如枇杷叶散。

【用法用量】煎服，6~10g。刷毛后使用。

【药学服务】

常用处方名	枇杷叶、杷叶、炙枇杷叶、蜜枇杷叶
注意事项	胃寒呕吐忌用
贮藏	置干燥处

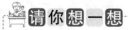请你想一想

　　枇杷叶为什么需要刷毛后才能使用？

　　其他止咳平喘药介绍见表14-3。

表 14-3 其他止咳平喘药介绍

药名	性能	功效	主治	用量用法
紫菀	辛、苦，温。归肺经	润肺下气，消痰止咳	痰多喘咳，新久咳嗽，劳嗽咯血	5~10g，煎服
桑白皮	甘，寒。归肺经	泻肺平喘，利水消肿	肺热喘咳；水肿胀满尿少，面目肌浮肿	6~12g，煎服
款冬花	辛、微苦，温。归肺经	润肺下气，止咳化痰	新久咳嗽，喘咳痰多，劳嗽咯血	5~10g，煎服
白果	甘、苦、涩，平；有毒。归肺、肾经	敛肺定喘，止带缩尿	痰多喘咳；带下白浊，遗尿尿频	5~10g，煎服
罗汉果	甘，凉。归肺、大肠经	清热润肺，利咽开音，滑肠通便	肺热燥咳；咽痛失音；肠燥便秘	9~15g，煎服
葶苈子	辛、苦，大寒。归肺、膀胱经	泻肺平喘，行水消肿	痰涎壅肺，喘咳痰多；胸胁胀满，不得平卧；胸腹水肿，小便不利	3~10g，包煎
矮地茶	辛、微苦，平。归肺、肝经	化痰止咳，清利湿热，活血化瘀	新久咳嗽，喘满痰多；湿热黄疸；经闭瘀阻，风湿痹痛，跌打损伤	15~30g，煎服
洋金花	辛，温；有毒。归肺、肝经	平喘止咳，解痉定痛	哮喘咳嗽；脘腹冷痛，风湿痹痛；小儿慢惊；外科麻醉	0.3~0.6g，宜入丸散；亦可作卷烟分次燃吸（一日量不超过1.5g）。外用适量
华山参	甘、微苦，温；有毒。归肺、心经	温肺祛痰，平喘止咳，安神镇惊	寒痰喘咳，惊悸失眠	0.1~0.2g，煎服

目标检测

单项选择题

1. 半夏内服的功效为（　　）
   A. 温化寒痰、温肺化饮、降逆止呕　　　B. 燥湿化痰、降逆止呕、消痞散结
   C. 燥湿化痰、祛风解痉、降逆止呕　　　D. 温化寒痰、燥湿化痰、消肿散结
   E. 温化寒痰、消痞消结、祛风解痉

2. 川贝母与浙贝母的主要区别为（　　）
   A. 川贝母偏于甘润，浙贝母偏于苦泄
   B. 川贝母能润肺化痰，浙贝母能解郁散结
   C. 川贝母质优效佳，浙贝母质次效逊
   D. 川贝母养阴润肺，浙贝母化痰散结
   E. 川贝母清热化痰，浙贝母润燥化痰

3. 治疗痰浊痹阻之胸痹，宜首选（　　　）

    A. 半夏　　　　　　　B. 天南星　　　　　　C. 浙贝母　　　　　　D. 川贝母

    E. 瓜蒌

4. 既清热涤痰，宽胸散结，又润燥滑肠的药是（　　　）

    A. 瓜蒌　　　　　　　B. 胆南星　　　　　　C. 半夏　　　　　　　D. 杏仁

    E. 麻子仁

5. 既降肺气，又散风热宣肺的药物是（　　　）

    A. 半夏　　　　　　　B. 旋覆花　　　　　　C. 白前　　　　　　　D. 前胡

    E. 苦杏仁

6. 既润肺下气止咳，又杀虫灭虱的药是（　　　）

    A. 百部　　　　　　　B. 枇杷叶　　　　　　C. 白前　　　　　　　D. 前胡

    E. 苦杏仁

7. 旋覆花的用法入煎剂应（　　　）

    A. 先煎　　　　　　　B. 后下　　　　　　　C. 冲服　　　　　　　D. 包煎

    E. 另煎

8. 既能降气化痰，又能降逆止呕的药物是（　　　）

    A. 白前　　　　　　　B. 桔梗　　　　　　　C. 旋覆花　　　　　　D. 皂荚

    E. 竹沥

9. 被誉为"诸药之舟楫"，能载药上行的药物是（　　　）

    A. 桔梗　　　　　　　B. 柴胡　　　　　　　C. 升麻　　　　　　　D. 白前

    E. 葛根

10. 下列药物中能用于治疗失音的是

    A. 半夏　　　　　　　B. 竹茹　　　　　　　C. 桔梗　　　　　　　D. 前胡

    E. 芥子

书网融合……

    微课　　　　　　　划重点　　　　　　　自测题

第十五章 安神药

学习目标

知识要求

1. **掌握** 常用安神药的性味归经、功效与应用。
2. **熟悉** 常用安神药的使用注意、不良反应。
3. **了解** 常用安神药的调剂与养护。

能力要求

1. 初步具备根据疾病及证候合理选用安神药的能力。
2. 初步具备提供安神类中药药学服务能力。

岗位情景模拟

情景描述 在药店工作时，我们经常会遇见一些老年顾客因睡眠不好，失眠多梦到药店咨询关于改善睡眠的药物。

讨论 1. 什么是安神药？它的服用注意事项有哪些？

2. 应该如何煎煮？

凡以安定神志、治疗心神不宁病证为主的药物，称安神药。本类药物主入心、肝经，具有重镇安神或养心安神等功效。主要用治心神不宁的心悸怔忡、失眠多梦等病证，亦可作为惊风、癫狂等病证的辅助药物。安神药根据其药性及临床应用的不同，通常可分为重镇安神药及养心安神药两类。

本类药物多属对症治标之品，使用安神药时，应针对不同的病因、病机，选用适宜的安神药治疗，并进行相应的配伍。如实证的心神不安，应选用重镇安神药物；若因火热所致，则与清心泻火或清肝泻火药物配伍；因痰所致，则与祛痰、开窍药物配伍；因血瘀所致，则与活血化瘀药配伍；肝阳上扰则与平肝潜阳药配伍；癫狂、惊风等病，应以化痰开窍或平肝息风药为主，本类药物多作为辅药应用。虚证心神不安，应选用养心安神药物，若血虚阴亏，须与补血、养阴药物配伍；心脾两虚，则与补益心脾药物配伍；心肾不交，又与滋阴降火、交通心肾之药配伍。

本类药物多为治标之品，当注意与消除病因的药物配伍使用；治疗失眠时于睡前0.5~1小时服用。

第一节 重镇安神药

本类药物多为矿石、化石、介类药物，多入心、肝二经，具有质重沉降之性。重则能镇，重可祛怯，故有重镇安神、平惊定志、平肝潜阳等作用。主要用于心火炽盛、痰火扰心、肝郁化火及惊吓等引起的实证心神不宁，心悸失眠及惊痫、肝阳眩晕等病证。

本类药物属矿石类药，入汤剂，有效成分不易煎出，故宜打碎先煎；如作入丸、散剂服，易伤脾胃，故不可多服、久服；部分含有有毒物质，使用需谨慎，以防中毒。

朱砂 Zhusha

《神农本草经》

【来源】为硫化物类矿物辰砂族辰砂，主含硫化汞（HgS）。采挖后，选取纯净者，用磁铁吸净含铁的杂质，再用水淘去杂石和泥沙。

【性味归经】甘、微寒；有毒。归心经。

【功效】清心镇惊，安神，明目，解毒。

【应用】

1. 心火亢盛之心神不宁，心悸失眠、视物昏花 本品质重可镇怯，专入心经，既可重镇安神，又能清心安神，为镇心、清火、安神定志之要药。治心火亢盛，内扰神明之心神不宁、惊悸怔忡、烦躁不眠，常与黄连、栀子、磁石等药合用，如朱砂安神丸；治心肾不交所致的视物昏花、耳聋，与磁石、肉桂、远志等配伍。

2. 热入心包或痰热内闭所致的惊风、癫痫 本品重镇，有镇惊安神之功。治温热病，热入心包或痰热内闭所致的高热烦躁、神昏谵语、惊厥抽搐，常与牛黄、麝香、黄连等开窍、清热息风药配伍，如安宫牛黄丸；治小儿惊风，常配牛黄、全蝎、钩藤等药，如牛黄散；治癫痫卒昏抽搐，常配磁石等药，如磁朱丸；治小儿癫痫，可与雄黄、珍珠等药研细末为丸服，如五色丸。

3. 疮疡肿毒，咽喉肿痛，口舌生疮 本品性寒，不论内服、外用，均有清热解毒作用。用治疮疡肿毒，常配雄黄、山慈菇等药；治咽喉肿痛，口舌生疮，可配冰片、硼砂等外用，如冰硼散。

【用法用量】0.1～0.5g，多入丸散服，不宜入煎剂。外用适量。入药宜生用，忌火煅。

【使用注意】本品有毒，不宜大量服用，也不宜少量久服；孕妇及肝肾功能不全者禁用。

【药学服务】

常用处方名	朱砂、贡珠砂、镜面砂、辰砂、珠砂、丹砂、赤砂
不良反应	长期或超量服用，轻者易引起疲倦无力、头痛头晕、食欲不振、肌肉意向性震颤、甲状腺肿大等朱砂中毒，严重可导致心、肝、肾及脑损伤
注意事项	入药只宜生用，忌火煅
贮藏	置干燥处

你知道吗

比较朱砂与黄连

朱砂与黄连均能清心火而安神志、解毒疗疮，常相须配伍应用。朱砂又镇心神、明目，疗疮只宜外用；黄连清热泻火、清热燥湿，疗疮内服外用均可。

其他重镇安神药见表 15 - 1。

表 15 - 1 其他重镇安神药介绍

药名	性能	功效	主治	用量用法
磁石	咸，寒。归肝、心、肾经	镇惊安神，平肝潜阳，聪耳明目，纳气平喘	惊悸失眠，头晕目眩，视物昏花，耳鸣耳聋，肾虚气喘	9～30g，先煎

第二节 养心安神药

本类药物多为植物类种子、种仁，具有甘润滋养之性，故有滋养心肝、益阴补血、交通心肾等作用。主要适用于阴血不足、心脾两虚、心肾不交等导致的心悸怔忡、虚烦不眠、健忘多梦、遗精、盗汗等病证。

酸枣仁 Suanzaoren
《神农本草经》
微课

【来源】为鼠李科植物酸枣 *Ziziphus jujube* Mill. var. *spinosa*（Bunge）Hu ex H. F. Chou 的干燥成熟种子。秋末冬初采收成熟果实，除去果肉及核壳，收集种子，晒干。

【性味归经】甘、酸，平。归肝、胆、心经。

【功效】养心补肝，宁心安神，敛汗，生津。

【应用】

1. 虚烦不眠、惊悸多梦　本品味甘，入心、肝经，能养心阴，益肝血而有安神功效，为养心安神要药。治心肝阴血亏虚，心失所养之心悸、怔忡、健忘、失眠、多梦、眩晕等症，常与当归、白芍、制何首乌等补血药、补阴药配伍；治肝虚有热之虚烦不眠，常与知母、茯苓、川芎等药配伍，如酸枣仁汤；治心脾两虚，惊悸不安，体倦失眠，可以与黄芪、当归、党参等补养气血药配伍应用，如归脾汤；治心肾不足，阴亏血少，心悸失眠，健忘梦遗，又当与麦冬、生地、远志等药配伍。

2. 体虚多汗　本品味酸，酸能收敛，故有收敛止汗之功效，常用治气虚自汗、阴虚盗汗，常与五味子、山茱萸、黄芪等益气固表止汗药配伍。

3. 伤津口渴　本品尚有敛阴生津止渴之功，还可用治伤津口渴咽干，可与生地、麦冬、天花粉等养阴生津药配伍。

【用法用量】煎服，10~15g，煎服。

【药学服务】

常用处方名	酸枣仁、枣仁、炒枣仁、炒酸枣仁
药膳 枣仁粥	（1）组成：酸枣仁粉、小米。 （2）作用：养心安神。 （3）适宜人群：心血亏虚所致失眠、多梦、心悸人群食用
不良反应	服用量大或患者特殊体质可引起昏睡，嗜睡，知觉丧失；还可引起血压下降及心脏传导阻滞
贮藏	置阴凉干燥处，防蛀

你知道吗

比较酸枣仁、首乌藤与柏子仁

酸枣仁、首乌藤与柏子仁均有养心安神之功。酸枣仁安神作用较强，且味酸，尚可收敛止汗，生津止渴；首乌藤还能祛风通络；柏子仁质润多脂，可润肠通便。

请你想一想

在安神药中，有哪些中药是药食同源的？

其他养心安神药见表15-2。

表15-2　其他养心安神药介绍

药名	性能	功效	主治	用量用法
柏子仁	甘，平。归 心、肾、大肠经	养心安神，润肠通便，止汗	阴血不足，虚烦失眠，心悸怔忡；肠燥便秘；阴虚盗汗	3~10g，煎服
灵芝	甘，平。归 心、肺、肝、肾经	补气安神，止咳平喘	心神不宁，失眠心悸，不思饮食；肺虚咳喘，虚劳短气	6~12g，煎服
远志	苦，辛，温。归 心、肾、肺经	安神益智，交通心肾，祛痰，消肿	心肾不交引起的失眠多梦、健忘惊悸、神志恍惚；咳痰不爽；疮疡肿毒，乳房肿痛	3~10g，煎服
首乌藤	甘，平。归心、肝经	养血安神，祛风通络	失眠多梦，血虚身痛；风湿痹痛，皮肤瘙痒	9~15g，煎服。外用适量，煎水洗患处
合欢皮	甘，平。归 心、肝、肺经	解郁安神，活血消肿	心神不安，忧郁失眠；肺痈疮肿，跌仆伤痛	6~12g，煎服。外用适量，研末调敷

你知道吗

失眠及其常用药膳

睡眠是人们不可或缺的重要生理现象，人的一生有近1/3的时间用于睡眠，保证机体各种生理功能的正常与稳定。随着社会经济的发展、人们生活习惯的改变、生活节奏的加快及竞争压力的增大，除了睡眠时间不足和心理压力以外，其他多种导致失眠的因素也逐渐增加，这使得失眠的发病率逐年升高。

现代医学认为失眠通常指患者对睡眠时间或质量不满足并影响日间社会功能的一种主观体验。失眠表现为入睡困难（入睡时间超过30分钟）、睡眠维持障碍（整夜觉醒次数≥2次）、早醒、睡眠质量下降和总睡眠时间减少（通常少于6小时），同时伴有日间功能障碍。

中医将失眠症称为"不得卧""不得眠""目不瞑""不寐""失寐"等，常与肝气郁结、心经有热、心脾两虚、心阴不足、心血亏虚相关。

安神类常用药膳举例如下。

1. 酸枣仁粥

（1）配料　酸枣仁、熟地、粳米。

（2）作用　补血滋阴、养心安眠。

（3）适宜人群　中老年心血虚所致失眠多梦、心悸的人群食用。

2. 百合粥

（1）配料　百合或干百合粉、糯米、冰糖。

（2）作用　润肺止咳、清心安神。

（3）适宜人群　适用于心肺阴虚证导致失眠多梦，或入睡困难的患者，亦可用于阴虚体质人群的滋养保健。

目标检测

单项选择题

1. 朱砂除具有清心镇静、安神功效外，还具有的功效是（　　）

　　A. 平肝潜阳　　　　B. 解毒疗疮　　　　C. 收敛固涩　　　　D. 活血散瘀

　　E. 软坚散结

2. 具有养心安神、敛汗功效的药物是（　　）

　　A. 酸枣仁　　　　　B. 莲子　　　　　　C. 远志　　　　　　D. 合欢皮

　　E. 首乌藤

3. 既能养心安神又能润肠通便的药物是（　　）

　　A. 酸枣仁　　　　　B. 柏子仁　　　　　C. 远志　　　　　　D. 龙骨

　　E. 首乌藤

4. 远志具有的功效是（　　）

　　A. 润肠通便　　　　B. 生津敛汗　　　　C. 解郁疏肝　　　　D. 祛痰消肿

　　E. 利尿通淋

5. 忌火煅的药物是（ ）

    A. 龙骨   B. 琥珀   C. 石膏   D. 朱砂

    E. 牡蛎

书网融合……

微课   划重点   自测题

第十六章 平肝息风药

学习目标

知识要求

1. **掌握** 常用平肝息风药的性味归经、功效与应用。
2. **熟悉** 常用平肝息风药的使用注意、不良反应。
3. **了解** 常用平肝息风药的调剂与养护。

能力要求

1. 初步具备根据疾病及证候合理选用平肝息风药的能力。
2. 初步具备提供平肝息风类中药药学服务能力。

岗位情景模拟

情景描述 1岁男童因高热突然出现四肢抽搐到医院就诊，医生经过仔细望闻问切诊及检查后，开具了含有石决明、珍珠母、钩藤、羚羊角粉、牛黄、金银花等药物组成的汤剂，共3剂。用药后第3天体温逐渐恢复正常，抽搐未再发生。患者家属觉得中药很神奇，在复诊后专门向中药师咨询处方中药物的作用。

讨论 1. 石决明、钩藤、羚羊角是什么药物，具有什么功效？

2. 石决明、钩藤应该如何煎煮？

凡以平肝潜阳，息风止痉为主要功效，治疗肝阳上亢或肝风内动病证的药物，称平肝息风药。

本类药物药性偏寒凉，皆入肝经，多为介类、昆虫等矿物药及动物药，介类及矿物药多为沉降之品，功效以平肝潜阳为主，主要用于治疗肝阳上亢证；虫类等药物功效以息风止痉为主，主要用于治疗肝风内动证。部分平肝潜阳药物因其质重，性寒沉降而兼有镇惊安神，清肝明目，降逆，凉血，祛风通络之功。

平肝息风药分为以平肝阳为主要作用的平抑肝阳药和以息肝风、止抽搐为主要作用的息风止痉药两类。但由于肝风内动以肝阳化风为多见，且息风止痉药多兼具平肝阳的作用，两类药物常互相配合应用，故又将两类药物合称平肝息风药。

使用平肝息风药应根据病因、病机及兼症的不同，进行相应的配伍。如属肝阳上亢，多配伍滋养肾阴的药物；肝火上炎，多配伍清泻肝火药物；肝阳化风之肝风内动，应将息风止痉药与平肝潜阳药物并用；热极生风之肝风内动，当配伍清热泻火解毒的药物；阴血亏虚之肝风内动，当配伍补养阴血药物；脾虚慢惊风，当配伍补气健脾药物。若兼窍闭神昏，当与开窍醒神药配伍；兼心神不安、失眠多梦，当与安神药物配伍；兼痰邪，当与祛痰药配伍。

本类药物有性偏寒凉或性偏温燥之不同，故应区别使用。若脾虚慢惊，不宜使用寒凉之品；阴虚血亏，当忌温燥之品。平肝息风药中的矿物质及介类药物，入汤剂宜打碎先煎或久煎；入丸散则有碍胃之弊，故应配伍开胃益脾药物。

第一节　平抑肝阳药

凡以平抑肝阳为主要功效，治疗肝阳上亢证为主的药物，称平抑肝阳药，又称平肝潜阳药。

本类药物多为质重之介类或矿石类，具有平肝潜阳或平抑肝阳的功效，某些药还具有清热、安神等作用。主要用治肝阳上亢的头晕目眩、头痛、耳鸣和肝火上攻的面红目赤、头痛头昏、烦躁易怒等症状。其次，治肝阳化风痉挛抽搐，常与息风止痉药配伍；治肝阳上扰之烦躁不眠，常与安神药配伍。

石决明 Shijueming
《名医别录》

【来源】为鲍科动物杂色鲍 *Haliotis diversicolor* Reeve、皱纹盘鲍 *Haliotis discushannai* Ino、羊鲍 *Haliotis ovina* Gmelin、澳洲鲍 *Haliotis ruber*（Leach）、耳鲍 *Haliotis asinine* Linnaeus 或白鲍 *Haliotis laevigata*（Donovan）的贝壳。夏、秋二季捕捞，去肉，洗净，干燥。

【性味归经】咸，寒。归肝经。

【功效】平肝潜阳，清肝明目。

【应用】

1. 肝阳上亢，头晕目眩　本品咸寒清热，质重潜阳，专入肝经，而有清泄肝热，潜降肝阳，清利头目之效，为"凉肝镇肝之要药"。本品兼能滋养肝阴，尤其适宜于肝肾阴虚、肝阳上亢之头痛眩晕，手足抽动，心烦不寐，常与白芍、生地黄、牡蛎等药同用，如阿胶鸡子黄汤；若治肝热之头晕头痛，烦躁易怒，常与夏枯草、黄芩、菊花等药同用，如平肝潜阳汤。

2. 目赤翳障，视物昏花，青盲雀目　本品清肝火而明目退翳，且"内服外点，皆能明目"，为眼科之要药。治疗肝火上炎，目赤肿痛，常与黄连、龙胆草、夜明砂等药同用，如黄连羊肝丸；治疗风热目赤，翳膜遮睛，常与蝉蜕、菊花、木贼等药同用；治肝虚血少，目涩昏暗，常与熟地黄、枸杞子、菟丝子等药同用；治青盲雀目，可与苍术、猪肝配伍同用。

此外，煅石决明还有收敛、制酸、止痛、止血等作用，可用于胃酸过多之胃脘痛；如研末外敷，可用于外伤出血。

【用法用量】6～20g，打碎先煎。

【药学服务】

常用处方名	石决明、九孔贝、九孔石决、煅石决明
注意事项	本品咸寒，易伤脾胃，故凡脾胃虚寒、食少便溏者忌用
贮藏	置干燥处

你知道吗

　　石决明肉为著名海珍，称为鲍鱼，有滋阴清热、益精明目之功效，可治劳热骨蒸、咳嗽、崩漏、带下、淋病、青盲内障等。现代研究发现，石决明肉中含蛋白质24%、脂肪0.44%以及色素、鲍灵等活性物质，具有营养、调节免疫功能等作用。

　　其他平抑肝阳药介绍见表16-1。

表16-1　其他平抑肝阳药介绍

药名	性能	功效	主治	用量用法
牡蛎	咸，微寒。归肝、胆、肾经	重镇安神，潜阳补阴，软坚散结，煅牡蛎收敛固涩，制酸止痛	惊悸失眠，眩晕耳鸣；瘰疬痰核，癥瘕痞块，煅牡蛎用于自汗盗汗，遗精滑精，崩漏带下，胃痛吞酸	9～30g，宜打碎先煎
赭石	苦，寒。归肝、心、肺、胃经	平肝潜阳，重镇降逆，凉血止血	眩晕耳鸣；呕吐，噫气，呃逆，喘息；吐血，衄血，崩漏下血	9～30g，宜打碎先煎。孕妇慎用
罗布麻叶	甘，苦，凉。归肝经	平肝安神，清热利水	肝阳眩晕，心悸失眠；浮肿尿少	6～12g，水煎服或开水泡服

PPT

第二节　息风止痉药

　　凡以平息肝风为主要功效，治疗肝风内动、惊厥抽搐病证为主的药物，称息风止痉药。

　　本类药物主入肝经，以息肝风、止抽搐为主要功效。主要用治温热病热极生风、肝阳化风、血虚生风等所致眩晕欲仆、项强肢颤、痉挛抽搐等症；或风阳夹痰、痰热上扰之癫痫、惊风抽搐；或风毒侵袭引动内风之破伤风、痉挛抽搐、角弓反张等症。部分药物兼有平肝潜阳、清泻肝火作用，也可用治肝阳眩晕和肝火上攻之目赤、头痛等症。

　　此外，某些息风止痉药，尚兼祛风之功，还可用治风邪中经络之口眼㖞斜、肢麻痉挛、头痛、痹证等。

钩藤 Gouteng

《名医别录》

【来源】　为茜草科植物钩藤 *Uncaria rhynchophylla*（Miq.）Miq. exHavil.、大叶钩藤

Uncaria macrophylla Wall.、毛钩藤 *Uncaria hirsuta* Havil.、华钩藤 *Uncaria sinensis* (Oliv.) Havil. 或无柄果钩藤 *Uncaria sessilifructus* Roxb. 的干燥带钩茎枝。秋、冬二季采收，去叶，切段，晒干。

【性味归经】甘，凉。归肝、心包经。

【功效】息风定惊，清热平肝。

【应用】

1. 肝风内动所致惊痫抽搐　本品甘而性凉，有息风止痉作用，又能清泄肝热，为治疗肝风内动、惊痫抽搐之常用药，尤多用于小儿热极生风。若治小儿惊风，壮热神昏，牙关紧闭，四肢抽搐等症，常与天麻、全蝎、僵蚕、蝉衣等药配伍，如钩藤饮子；若治温热病热极生风，痉挛抽搐，多与羚羊角、白芍、菊花等药配伍，如羚角钩藤汤。因本品具有轻清疏泄之性，故又可用于风热外感所致头痛、目赤等，常与薄荷、蝉蜕、荆芥等药同用。

2. 头痛、眩晕　本品既能清肝热，又可平肝阳，可用治肝阳上亢或肝火上攻所致头痛、眩晕。若属肝火上攻，常与夏枯草、龙胆草、黄芩等药配伍；若属肝阳上亢，常与天麻、石决明、怀牛膝等药配伍，如天麻钩藤饮。现代常以本品治疗高血压、中风先兆等表现为头晕目眩，常配伍杭菊花、夏枯草、刺蒺藜等。

此外，本品临床常用于治疗癫痫发作之昏仆倒地、神志不清、手足抽搐等症，亦可用于妊娠子痫。

【用法用量】3~12g，入煎剂宜后下，其有效成分钩藤碱加热后易破坏，故不宜久煎。

【药学服务】

常用处方名	钩藤、双钩藤、嫩钩藤
不良反应	大剂量使用可出现心动过缓、头晕、皮疹、月经量减少等症状
贮藏	置干燥处

你知道吗

比较钩藤和天麻

钩藤和天麻皆归肝经，均能平肝潜阳、息风止痉，均可用治肝阳上亢所致的头痛眩晕、肝风内动、惊痫抽搐等病证。不同之处在于，钩藤甘凉清热，长于清心包之火、泻肝经之热而起息风止痉作用，主治热极生风、四肢抽搐，尤多用于治疗小儿急惊风，为治疗肝风内动、惊痫抽搐之常用药，也可用治肝火上攻之头痛眩晕。天麻甘平，润而不烈，作用平和，对于肝风内动，惊痫抽搐，不论寒热虚实，各种原因所致者，皆可配伍应用，为"治内风之圣药"。同时，天麻为止眩晕头痛之良药，多种眩晕头痛皆可使用。此外，天麻又能祛风通络，也可用治风中经络、手足不遂，以及风湿痹痛、关节屈伸不利。

天麻 Tianma

微课

《神农本草经》

【来源】为兰科植物天麻 *Gastrodia elata* Bl. 的干燥块茎。立冬后至次年清明前采挖，立即洗净，蒸透，敞开低温干燥。

【性味归经】甘，平。归肝经。

【功效】息风止痉，平抑肝阳，祛风通络。

【应用】

1. 肝风内动，癫痫抽搐，破伤风　本品入肝经，能息风止痉，且甘润不烈，药性平和。治疗各种病因导致的肝风内动，不论寒热虚实，皆可配伍使用。如治小儿急惊风，常与羚羊角、钩藤、全蝎等药配伍，如钩藤饮；治小儿脾虚慢惊，则与人参、白术、白僵蚕等药配伍，如醒脾丸；治破伤风痉挛抽搐、角弓反张，又与天南星、白附子、防风等药配伍，如玉真散。

2. 头痛，眩晕　本品有良好的平抑肝阳功效，为治头痛、眩晕的要药，被称为"治风神药"，不论虚证实证皆可应用，且功效显著。若治肝阳上亢之头痛、眩晕，常与钩藤、石决明、牛膝等配伍，如天麻钩藤饮；治风痰上扰之头痛、眩晕，伴痰多胸闷，常与半夏、茯苓等配伍，如半夏白术天麻汤；治偏头痛，眼目昏花，可与川芎、刺蒺藜等药配伍。

3. 肢体麻木，手足不遂，风湿痹痛　本品还可祛外风，通经络，止痛。治中风之半身不遂、肢体麻木、筋骨疼痛等症，可与羌活、独活、盐杜仲等药配伍，如天麻丸；治风湿痹痛，关节屈伸不利，多与制川乌、羌活、杜仲等药配伍，如强力天麻杜仲丸。

【用法用量】煎服，3~10g；若研末冲服，每次 1~1.5g。

【药学服务】

常用处方名	天麻、明天麻、赤箭、定风草
药膳 天麻炖乳鸽	(1) 组成：天麻、生姜、乳鸽。 (2) 作用：平肝阳、止头痛。 (3) 适宜人群：肝阳上亢头昏、头痛的人群食用
注意事项	凡虚风内动不宜单独使用
不良反应	天麻及天麻制剂偶有过敏性反应，如荨麻疹、过敏性紫癜，严重可出现过敏性休克。大剂量炖服天麻可致急性肾功能衰竭及昏迷
贮藏	置通风干燥处，防蛀

你知道吗

天麻的来源及鉴别要点

天麻始载于《神农本草经》名赤箭，列为上品。其名之由来《新修本草》做了描述："茎似箭杆，赤色，端有花，叶赤色，远看如箭有羽。"至宋代《开宝本草》始有"天麻"之名。其以体实泽亮半透明者为佳，故又有明天麻之名。此外，因其治肝功效佳，故又名为定风草。

天麻必须与密环菌共生才能生长发育。密环菌是一种真菌，天麻种子和块茎皆依赖密环菌供给营养而生长，天麻离开密环菌将不能生长。近年来，对密环菌进行了药理研究和临床应用，其在镇惊、抗惊厥等方面表现与天麻相似的药理作用。

天麻为名贵中药，市场上曾出现多种伪品，因此应掌握一些鉴定知识，注意以下特点：质地坚实沉着；一端有干枯芽苞，红棕色，俗称"鹦哥嘴"；另一端有自母麻脱落的圆脐形疤；表面可见数圈横纹者为真。冬麻多质重，断面明亮，无空心；春麻多轻泡，断面晦暗，空心，故质量差。

其他息风止痉药介绍见表16-2。

表16-2 其他息风止痉药介绍

药名	性能	功效	主治	用量用法
羚羊角	咸，寒。归肝、心经	平肝息风，清肝明目，散血解毒	肝风内动，惊痫抽搐，妊娠子痫，高热痉厥，癫痫发狂；头痛眩晕，目赤翳障；温毒发斑，痈肿疮毒	1~3g，宜另煎2小时以上；磨汁或研粉服，每次0.3~0.6g
牛黄	甘，凉。归心、肝经	清心，豁痰，开窍，凉肝，息风，解毒	热病神昏，中风痰迷，惊痫抽搐，癫痫发狂；咽喉肿痛，口舌生疮，痈肿疔疮	0.15~0.35g，多入丸、散用。外用适量，研末敷患处。孕妇慎用
地龙	咸，寒。归肝、脾、膀胱经	清热定惊，通络，平喘，利尿	高热神昏，惊痫抽搐；关节痹痛，肢体麻木，半身不遂；肺热喘咳，水肿尿少	5~10g，煎服
全蝎	辛，平；有毒。归肝经	息风镇痉，通络止痛，攻毒散结	肝风内动，痉挛抽搐，小儿惊风；中风口㖞，半身不遂，破伤风，风湿顽痹，偏正头痛；疮疡，瘰疬	3~6g，煎服；作散剂量宜小。孕妇禁用
蜈蚣	辛，温；有毒。归肝经	息风镇痉，通络止痛，攻毒散结	肝风内动，痉挛抽搐，小儿惊风；中风口㖞，半身不遂，破伤风，风湿顽痹，偏正头痛；疮疡，瘰疬，蛇虫咬伤	3~5g，煎服。孕妇禁用
僵蚕	咸、辛，平。归肝、肺、胃经	息风止痉，祛风止痛，化痰散结	肝风夹痰，惊痫抽搐，小儿急惊风，破伤风，中风口㖞；风热头痛，目赤咽痛，风疹瘙痒，发颐痄腮	5~10g，煎服

请你想一想

生活中我们发现有人用蝎子泡药酒，认为每天服用能发挥通经活络的作用，促进血管通畅。这样服用药酒，请问是否安全？

目标检测

单项选择题

1. 既能清肝热，又能息肝风、平肝阳的药物为（　　　）

A. 石决明   B. 珍珠母   C. 牛黄   D. 刺蒺藜

E. 羚羊角

2. 钩藤入汤剂时应（　　）

A. 先下   B. 后下   C. 包煎   D. 另煎

E. 烊化

3. 治疗惊痫抽搐，不论寒热虚实，皆可配伍使用的药为（　　）

A. 钩藤   B. 牛黄   C. 天麻   D. 牡蛎

E. 地龙

4. 既能平肝潜阳，又能清肝明目的药物为（　　）

A. 菊花   B. 决明子   C. 石决明   D. 夏枯草

E. 羚羊角

5. 以下药物，适合治疗急慢惊风的是（　　）

A. 羚羊角   B. 天麻   C. 全蝎   D. 石决明

E. 僵蚕

6. 羚羊角片入汤剂时应（　　）

A. 另煎   B. 后下   C. 包煎   D. 烊化

E. 与诸药同煎

7. 以下药物需要先煎的是（　　）

A. 牡蛎   B. 石决明   C. 赭石   D. 以上皆是

E. 以上皆不是

8. 具有息风止痉、平抑肝阳、祛风通络等功效，被称为"治风神药"的药物是（　　）

A. 牛黄   B. 防风   C. 钩藤   D. 石决明

E. 天麻

9. 功效类似龙骨而又能软坚散结的药物为（　　）

A. 石决明   B. 牡蛎   C. 磁石   D. 珍珠母

E. 羚羊角

10. 被喻为治疗头痛、眩晕的要药是（　　）

A. 川芎   B. 钩藤   C. 天麻   D. 菊花

E. 石决明

书网融合……

e 微课   划重点   自测题

第十七章　开窍药

学习目标

知识要求

1. **掌握**　常用开窍药的临床应用及用法。
2. **熟悉**　常用开窍药的配伍方法及使用注意。
3. **了解**　一般开窍药的临床应用特点。

能力要求

1. 初步具备根据疾病及证候合理选用开窍药的能力。
2. 初步具备提供开窍类中药药学服务能力。

岗位情景模拟

情景描述　顾客听闻安宫牛黄丸可以预防老年人中风，便进药店欲购买，调剂员告诉顾客安宫牛黄丸属处方药，需经医生诊断开具处方后方可购买，且安宫牛黄丸属清热解毒、镇惊开窍药，有明确的适应证，不可任意用之。

讨论　1. 开窍药的使用注意事项有哪些？
　　　　2. 麝香的功效主治是什么？

凡以开窍醒神为主要功效，用以治疗闭证神昏的药物，称开窍药。本类药物多芳香，故亦称芳香开窍药。

开窍药入心经，多味辛，气芳香。辛则行散，芳香走窜。故本类药物能开启闭塞之窍机，通关开窍，醒脑复神，具开窍醒神之效。

应用本类药物治闭证时，应据寒、热不同分别配伍。症见面青、身凉、苔白、脉迟等寒象，为寒闭，应"温开"，选用辛温的开窍药，同时与温里祛寒的药物相配伍；症见面赤、身热、苔黄、脉数等热象，应"凉开"，选用辛凉的开窍药，同时与清热泻火解毒的药物相配伍。若闭证神昏兼惊厥抽搐，还须与平肝息风止痉药同用；若以疼痛为主症，可配伍行气药或活血化瘀药；痰浊壅盛，须配伍化湿祛痰药。

此外，本类药物只能救急治标，且辛香行散，易耗正气，故不可久服。辛香之品易于挥发，故入丸散不宜入煎剂，忌用于脱证。

麝香 Shexiang

《神农本草经》　微课

【来源】　为鹿科动物林麝 *Moschus berezovskii* Flerov、马麝 *Moschus sifanicus* Przewalski 或原麝 *Moschus moschiferus* Linnaeus 成熟雄体香囊中的干燥分泌物。野麝多在冬季至次

春猎取，猎获后，割取香囊，阴干，习称"毛壳麝香"；剖开香囊，除去囊壳，习称"麝香仁"。家麝直接从其香囊中取出麝香仁，阴干或用干燥器密闭干燥。

【性味归经】辛，温。归心、脾经。

【功效】开窍醒神，活血通经，消肿止痛。

【应用】

1. 闭证　本品气极香，走窜之性甚烈，为醒神回苏的要药，可用于各种原因引起的闭证，因其辛温，故为寒闭证首选。又因其开窍通关作用极强，故临床亦广泛用本品配伍清热解毒药治疗热闭。用治温病热陷心包、痰热蒙闭心窍所致的高热烦躁、神昏谵语，常与牛黄、冰片、朱砂配伍使用，如安宫牛黄丸；用治中风猝昏，证属寒湿或痰浊、气郁阻闭气机，症见面青、身凉、脉沉、四肢厥逆，常配苏合香、安息香等，如苏合香丸。

2. 血瘀，癥瘕，昏厥心痛，跌打损伤，风寒湿痹　本品可行血中之瘀滞，开经络之壅遏，用治血瘀头痛，常配桃仁、红花、川芎等，如通窍活血汤；治癥瘕痞块，可配伍破血逐瘀水蛭、虻虫、三棱等，如化癥回生丹；本品入心经，开通心脉，为治心腹暴痛之佳品，常配牛黄、苏合香等，如麝香保心丸；治跌打损伤，常配乳香、没药等，用以活血祛瘀、消肿止痛，如七厘散；治风湿顽痹，可与川乌、威灵仙等祛风湿药配伍。

3. 疮疡肿毒，咽喉肿痛　本品内服、外用均有良效。若治疮疡肿毒，常配伍乳香、没药、雄黄，如醒消丸；治咽喉肿痛，常与牛黄、蟾酥等药配伍，如六神丸。

【用法用量】0.03～0.1g，多入丸散用。外用适量。

【使用注意】孕妇禁用。

【药学服务】

常用处方名	麝香、麝香仁、当门子
注意事项	凡气血阴阳虚弱慎用，脱证禁用
贮藏	密闭，置阴凉干燥处，遮光，防潮，防蛀

你知道吗

人工麝香

麝香源自鹿科动物林麝、马麝或原麝成熟雄体香囊中的干燥分泌物，2003年麝被列为国家一级保护动物，种群数量处于濒危状态，尽管家养麝已成规模化开展，但短时间内，麝香仍属于稀缺中药。

麝香酮为麝香中重要的有效成分，可以使用化学方法人工合成。但人工麝香酮与天然麝香中存在的麝香酮相比，缺少生物活性，结构种类较繁杂，且因空间构象的不同而存在潜在的未知风险，故实际入药时药效仍不及天然麝香。目前国家要求麝香只能严格限定用于生产特效药、关键药等重点中成药，若将以人工麝香酮充当天然麝香酮的掺伪麝香当作优质麝香入药，将可能对患者的治疗和健康造成一定程度上的隐患。

石菖蒲 Shichangpu
《神农本草经》

【来源】为天南星科植物石菖蒲 *Acorus tatarinoxjuii* Schott 的干燥根茎。秋、冬二季采挖，除去须根和泥沙，晒干。

【性味归经】辛、苦，温。归心、胃经。

【功效】开窍豁痰，醒神益智，化湿开胃。

【应用】

1. 痰蒙清窍，神志昏迷 本品辛开苦燥温通，能通关开窍并祛痰湿，善治痰湿之邪蒙闭清窍所致的神志昏乱。如治中风痰迷心窍，神志昏乱、舌强不能语，常与半夏、天南星、橘红等燥湿化痰药合用，如涤痰汤；若痰热癫痫抽搐，可与枳实、竹茹、黄连等配伍，如清心温胆汤；若痰热蒙蔽、神昏谵语，常与栀子、郁金、竹沥等清热化痰开窍药配伍，如菖蒲郁金汤。

2. 噤口痢 本品有较好的芳香化湿、燥湿作用，又能行胃肠之气滞。用治湿浊热毒蕴结肠中所致之噤口痢，症见不思饮食呕恶不纳、下利频繁，可与黄连、陈皮、石莲子等配伍。

3. 湿浊中阻，脘腹痞满，胀闷疼痛 本品能化湿醒脾，行气除胀，开胃进食。临床常与厚朴、茯苓、苍术、陈皮、砂仁等化湿、行气药同用，治疗湿浊中阻胸腹胀满。

4. 健忘、失眠、耳鸣耳聋 常与人参、茯神、远志等配伍治健忘证，如不忘散；治劳心过度、心神失养引发的失眠、多梦、心悸怔忡，常配伍补养气血的人参、白术、龙眼肉及安神药朱砂、酸枣仁、茯神等，如安神定志丸；若治心肾两虚所致耳鸣耳聋、头昏心悸，则常与菟丝子、女贞子等补肾益精药及补养心血的丹参、首乌藤等为伍，如安神补心丸。

5. 痈疽疮疡、喉痹肿痛 本品辛行苦泄，能消散痈肿。用生菖蒲捣贴或捣末以水调涂以治痈疽发背；本品善燥湿、化湿，可用菖蒲研末外用以治遍身生疮、黏着衣被的热毒湿疮；与山豆根、马勃、射干等配伍，可治喉痹音哑。

【用法用量】煎服，3~10g。

【药学服务】

常用处方名	石菖蒲、菖蒲
注意事项	阴虚阳亢、烦躁汗多、咳嗽、吐血慎服，服用本品忌饴糖、羊肉
贮藏	置干燥处，防霉

你知道吗

鉴别用药：远志与石菖蒲

远志与石菖蒲均有祛除痰湿之功，既开窍醒神，又安神益智，用于痰湿秽浊蒙闭清窍之神志昏乱、癫狂痴呆及心神不安、失眠、健忘。远志偏于化痰、兼能止咳，常用治咳嗽痰多，善治痈疽肿毒、乳房肿痛；而石菖蒲偏于化湿，兼能和胃，常用于湿浊中阻，脘痞胀痛及噤口痢。

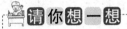请你想一想

含开窍药的常用中成药有哪些？

其他开窍药介绍见表 17 - 1。

表 17 - 1　其他开窍药介绍

药名	性能	功效	主治	用量用法
冰片	辛、苦、微寒。归心、脾、肺经	开窍醒神，清热止痛	热病神昏、惊厥；中风痰厥，气郁暴厥；中恶昏迷，胸痹心痛；目赤，口疮，咽喉肿痛，耳道流脓	0.15～0.3g，入丸散用。外用研粉点敷患处
苏合香	辛，温。归心、脾经	开窍，辟秽，止痛	中风痰厥，猝然昏倒；胸痹心痛，胸腹冷痛；惊痫	0.3～1g，宜入丸散服
蟾酥	辛，温；有毒。归心经	解毒，止痛，开窍醒神	痈疽疔疮；咽喉肿痛；中暑神昏，痧胀腹痛吐泻	0.015～0.03g，多入丸、散用。外用适量

目标检测

单项选择题

1. 具有开窍醒神、活血通经功效的药物是（　　）

A. 冰片　　　　　B. 麝香　　　　　C. 石菖蒲　　　　D. 苏合香

E. 安息香

2. 治疗痰湿蒙蔽心窍所致的神昏、癫痫，宜首选（　　）

A. 天竺黄　　　　B. 竹茹　　　　　C. 石菖蒲　　　　D. 冰片

E. 半夏

3. 治疗寒闭或热闭神昏，皆宜首选的药物是（　　）

A. 麝香　　　　　B. 安息香　　　　C. 石菖蒲　　　　D. 苏合香

E. 牛黄

4. 石菖蒲的功效不包括（　　）

A. 开窍　　　　　B. 宁神　　　　　C. 豁痰　　　　　D. 化湿

E. 开胃

5. 下列开窍药具有毒性的是（　　　）

A. 冰片   B. 麝香   C. 蟾酥   D. 苏合香

E. 石菖蒲

书网融合……

微课   划重点   自测题

第十八章 补虚药

凡能补虚扶弱，以消除人体阴阳气血虚弱病证为主要功效的药物，称为补虚药，亦称补益药。

本类药物能够扶助正气，补益精微，主治人体正气虚弱、精气亏虚导致的精神萎靡、体倦乏力、食少纳呆、面色淡白或萎黄、心悸气短、脉象虚弱等症。适用于大病之后正气虚弱和正虚邪实，或病邪未尽、正气已衰的病证。

补虚药的补虚作用又有补气、补阳、补血与补阴的不同，分别主治气虚证、阳虚证、血虚证和阴虚证。此外，个别补虚药还分别兼有祛寒、润燥、生津、清热及收涩等功效。

使用补虚药首先应因证选药，除应根据气虚、阳虚、血虚与阴虚的证候不同选用相应的补虚药外，还应考虑人体气血阴阳之间存在相互关系，临床上单一的虚证并不多见。因此，常将两类或两类以上的补虚药配伍使用。如气虚可发展为阳虚，阳虚者其气必虚；气虚生化无力，可致血虚；血虚则气无所依，血虚亦可导致气虚。气属阳，津液属阴，气虚可致津液不足；津液大量亏耗，亦可导致气随津脱。热病不仅容易伤阴，而且壮火亦会食气，以致气阴两虚，故补气药和补阳药、补阴药和补血药，往往相辅而用。对于气血两亏，阴阳俱虚者，则须气血兼顾或阴阳双补。

使用补虚药还应注意：①防止不当补而误补，邪实而正不虚，误用补虚药有"误补益疾"之弊；②应避免当补而补之不当，如不分气血，不别阴阳，不辨脏腑，不明寒热，盲目使用补虚药，不仅不能收到预期的疗效，而且还可能导致不良后果；③补虚药用于扶正祛邪，不仅要分清主次，处理好祛邪与扶正的关系，而且应避免使用可能妨碍祛邪的补虚药，使祛邪而不伤正，补虚而不留邪；④应注意补而兼行，使补而不滞；⑤应注意服用补虚药的剂量与服药疗程，避免补虚药的不良反应；⑥部分补虚药药性滋腻，不容易消化，过用或用于脾运不健者可能妨碍脾胃运化，应掌握好用药分寸，适当配伍健脾消食药顾护脾胃。同时，补气还应辅以行气、除湿或化痰，补血还应辅以补气或行血。

补虚药如作汤剂，一般宜适当久煎，使药味尽出。虚证一般病程较长，补虚药宜采用蜜丸、煎膏、口服液、细粉等方式，以便于保存、服用。

随着现代制药科技的发展，市场销售补虚药的新型中药饮片，如破壁粉、超微细粉、生鲜补虚中药等，不仅使用方便、便于吸收，而且服用剂量小、安全性高，值得大家推广使用。

第一节　补气药

PPT

岗位情景模拟

情景描述　在药店工作时，经常会遇见顾客来咨询功效类似或名称基本相同的中成药，如咨询含有人参的生脉饮与含有党参的生脉饮有什么不同、应该如何选择等。

讨论　1. 人参与党参的功效主治区别是什么？

2. 如何正确使用人参与党参？

凡以补气为主要功效，治疗气虚证的药物，称补气药。气虚是指机体活动能力的不足，补气药能增强机体的活动能力，尤其是脾、肺二脏的功效，故最适用于脾气虚弱、肺气不足证。

本类药的性味以甘温或甘平为主，主要有补脾、肺、心气的功效。主治脾气虚，症见神疲体倦、面色萎黄、食欲不振、腹胀、便溏、消瘦或一身虚浮，甚或脏器下垂、失血等；肺气虚，症见气少不足以息，动则益甚，咳嗽无力，久咳不止，甚或喘促，体虚自汗等；心气虚，症见心悸、失眠、胸闷、胸痛等症状。

使用本类药物时，除应随不同的气虚证选择相宜补气药外，还须根据兼证酌情配伍，如阳虚者配补阳药，阴虚者配补阴药。

补气药多味甘，碍气助湿，以防气滞而出现腹胀纳呆，必要时应辅以理气除湿之药。同时防止补气药的滥用。

人参 Renshen
《神农本草经》　微课

【来源】　为五加科植物人参 *Panax ginseng* C. A. Mey. 的干燥根和根茎。多于秋季采挖，洗净经晒干或烘干。栽培的俗称"园参"；播种在山林野生状态下自然生长的称"林下山参"，习称"籽海"。

【性味归经】　甘、微苦，微温。归脾、肺、心、肾经。

【功效】　大补元气，复脉固脱，补脾益肺，生津养血，安神益智。

【应用】

1. 体虚脱证　人参能峻补元气、复脉固脱，是救治气虚脱证的要药，适用于因大汗、大泻、大失血或大病、久病所致元气虚极欲脱，脉微欲绝之重症，单重用有效，如独参汤；若气虚而致阳气欲脱、汗出肢冷等症，可配伍回阳救逆之附子，如参附汤。

2. 脾肺心肾气虚证　人参能缓补诸脏，是补虚要药。治脾虚所致倦怠乏力、食少便溏等症状，常配白术、茯苓等药，如四君子汤、人参健脾丸；治脾气虚弱，不能统血，导致失血、失眠，常配黄芪、白术等药，如归脾汤；如治气虚不能生血，以致气血两虚，可配当归、熟地等药，如八珍汤；治肺气虚所致喘咳无力、神疲声微等症状，常配五味子、陈皮、远志等药，如人参养荣汤；治心气虚所致惊悸失眠，常配酸枣仁、柏子仁等药，如天王补心丹；治气阴两亏、心悸气短、脉微自汗重症，配伍麦冬、五味子，如生脉饮（人参方）；治肾虚所致气虚喘咳，常与蛤蚧、杏仁等同用，如人参蛤蚧散。

3. 阳痿宫冷　本品能温补肾阳，治肾阳虚所致阳痿怕冷、夜尿多、疲劳，则常与淫羊藿等配伍，如补肾益寿胶囊；治女性气血两虚宫寒痛经、月经不调、不孕，常与鹿茸、西红花、熟地等配伍，如定坤丹。

4. 热伤气津及消渴　治温病、暑病气分热盛，津气两伤，身热而渴，脉虚大无力，常配知母、石膏等药，如白虎加人参汤；治温热病耗气伤阴证，常配麦冬、五味子等药，如生脉散；治阴虚内热消渴，常配五味子、黄芪，如参芪降糖片。

此外，本品还常与解表药、攻下药等祛邪药配伍，用于体虚外感或里实正虚之证，如参苏丸。

【用法用量】 3～9g，另煎兑服；也可研粉吞服，一次2g，一日2次。如挽救虚脱，当用大量（15～30g）浓煎汁分次频服。

【使用注意】 不宜与藜芦、五灵脂同用。

【药学服务】

常用处方名	人参、园参、白参、生晒参
药膳 人参山药炖鸡	(1) 组成：人参（鲜）、山药、生姜、胡椒粉、鸡。 (2) 作用：益气健脾。 (3) 适宜人群：病后体弱、脾胃虚弱，症见面色萎黄、食少，易腹泻的人群食用
注意事项	(1) 实证、热证禁服；儿童、孕妇忌用。 (2) 服人参后不宜服萝卜、茶、吗啡
不良反应	(1) 可诱发或加重心律失常，易引起儿童性早熟。 (2) 人参滥用综合征表现为血压升高、烦躁、皮疹、出血，少数患者表现为性情抑郁
贮藏	置阴凉干燥处，密闭保存，防蛀

西洋参 Xiyangshen

《增订本草备要》

【来源】 为五加科植物西洋参 *Panax quinquefolium* L. 的干燥根。均系栽培品，秋季采挖，洗净，晒干或低温干燥。

【性味归经】 甘、微苦，凉。归心、肺、肾经。

【功效】补气养阴，清热生津。

【应用】

1. 气虚阴亏证 本品能补气，兼能清火养阴生津。适用于热病伤气或大汗、大泻损伤阴津所致神疲乏力、气短息促、自汗、心烦口渴、舌燥、脉细数无力等症，如芪参补气胶囊，或单独服西洋参；也可用于心气虚所致的胸闷气短、心悸失眠、神疲乏力，常与丹参、五味子等配伍，如益安宁丸。

2. 肺气虚及肺阴虚证 本品能补肺气，兼能养肺阴、清肺火，适用肺气虚或肺阴虚所致气喘、咳嗽痰少、咽痛，或痰中带血等症，常配玉竹、麦冬、川贝母等药。

3. 暑热津伤及内热消渴 本品不仅能补气、养阴生津，还能清热，适用于暑热伤气津所致身热汗多、口渴心烦、体倦少气、脉虚数，常配西瓜翠衣、淡竹叶、麦冬等药，如王氏清暑益气汤。临床亦常配伍清热养阴生津之品用于内热消渴病之口燥咽干。

【用法用量】3~6g，另煎兑服，也可研粉吞服，一次2g。

【使用注意】不宜与藜芦同用。

【药学服务】

常用处方名	西洋参、洋参、花旗参
药膳 西洋参的药茶	（1）组成：西洋参、枸杞。 （2）作用：益气生津。 （3）适宜人群：肺肾阴虚，症见神疲乏力，口燥咽干、音嘶之人饮用
不良反应	可致过敏性哮喘、药疹、腹痛腹泻、月经延期等症状；过量服西洋参也会出现兴奋、烦躁、失眠、头痛等症状
注意事项	胃有寒湿者忌服；呼吸道感染、炎症的患者慎用西洋参
贮藏	置阴凉干燥处，密闭，防蛀

你知道吗

西洋参的发现及与人参的比较

西洋参的发现与人参密切相关，1714年，一位曾经到过中国的传教士塔吐斯在英国皇家学会会刊上发表了题为"叙述远东人参"的文章以后，被在加拿大魁北克的拉菲太神父看到，他仔细地研究了从中国寄去的人参植物标本，并根据北美森林环境条件与远东人参环境相似的特点，推测在北美森林中一定能找到该种植物，并最终发现了与人参十分相似的植物，后经分类鉴定为西洋参。

人参与西洋参均属同科同属植物，但功效方面有较大的差异。人参和西洋参具有补气作用，可以用于气虚导致的神疲气短、脉细无力等症状的治疗，但是人参药性微温，大补元气、益气救脱的作用比较强，适宜虚寒证患者；西洋参的性味偏于苦凉，并且有补阴的作用，用于热病后期、津液耗伤或者是气阴两虚。

党参 Dangshen

《本草从新》

【来源】 为桔梗科植物党参 *Codonopsis pilosula*（Franch.）Nannf.、素花党参 *Codonopsis pilosula* Nannf. var. *modesta*（Nannf.）L. T. Shen 或川党参 *Codonopsis tangshen* Oliv. 的干燥根。秋季采挖，洗净，晒干。

【性味归经】 甘，平。归脾、肺经。

【功效】 健脾益肺，养血生津。

【应用】

1. 脾肺气虚证　本品有补脾益肺作用，药力不如人参，但因药性平和，用途广泛。对于中气不足的体虚、食少倦怠等症，常配白术、茯苓等药，如四君子口服液；对肺气亏虚的久咳不止、干咳少痰、咳喘无力等症，可配黄芪，如参芪颗粒。

2. 气血两虚证　本品既能补气，又能补血。对气血两虚所致的面色萎黄、心悸气短等症，常与黄芪、熟地、当归等配伍，如益气养血口服液，治疗气虚血瘀导致心律不齐，可与三七、黄精、甘松等配伍，如稳心颗粒。

3. 气津两伤证　本品有补气生津作用，适用于气津两伤的轻症，宜与麦冬、五味子等配伍，如生脉饮（党参方）。

此外，本品因药性平和亦常与解表药、祛邪药配伍，用于气虚外感或里实正虚之证。

【用法用量】 煎服，9～30g。

【使用注意】 不宜与藜芦同用。

【药学服务】

常用处方名	党参、上党参、台党参、西党参、潞党参、川党参、条党参
药膳 参芪鸡	（1）组成：党参、黄芪、生姜、鸡。 （2）作用：补益中气。 （3）适宜人群：气虚所致体弱，四肢无力，面色萎黄或苍白，食少，体虚易感人群食用
贮藏	置阴凉干燥处，密闭保存，防蛀

黄芪 Huangqi

《神农本草经》

【来源】 为豆科植物蒙古黄芪 *Astragalus membranaceus*（Fisch.）Bge. var. *mongholicus*（Bge.）Hsiao 或膜荚黄芪 *Astragalus membranaceus*（Fisch.）Bge. 的干燥根。春、秋二季采挖，除去须根和根头，晒干。

【性味归经】 甘，微温。归肺、脾经。

【功效】 补气升阳，固表止汗，利水消肿，生津养血，行滞通痹，托毒排脓，敛疮生肌。

【应用】

1. 脾肺气虚与中气下陷证 本品为补中益气要药,又能升阳举陷。用于气虚乏力,食少便溏,常配党参,如参芪颗粒;治中气下陷之久泻脱肛、胃下垂、子宫脱垂,常配人参、升麻、柴胡等药,如补中益气汤;治肺气虚弱、咳喘日久、气短神疲,常与党参、紫菀、桑白皮等祛痰止咳平喘药配伍,如补肺丸。

2. 气虚水肿、血虚萎黄 本品能利水消肿,治气虚水肿,常配白术、防己等,如防己黄芪汤。能补气生血、补气摄血、补气生津,若治气弱血虚,常与补血药当归配伍,如当归补血汤;对脾虚不能统血所致失血,常配人参、白术等药,如归脾汤;若治内热消渴,常配天花粉、五味子等药,如参芪降糖胶囊。

3. 表虚自汗 本品能固表止汗,治表虚自汗,可单用,如黄芪颗粒,也可配麻黄根、浮小麦、牡蛎等药;若表虚自汗而易感风邪者,常配防风、白术等药,如玉屏风散。

4. 半身不遂、痹证 本品能行滞通痹,治疗半身不遂,常配当归、川芎、地龙等药,如补阳还五汤;治疗寒湿痹痛,宜与祛风湿药和活血药配伍。

5. 痈疽难溃,久溃不敛 本品能托毒排脓,敛疮生肌。治疮疡中期,脓成不溃,常配人参、当归、白芷等药,如托里透脓散;若久溃不敛,常配人参、当归、肉桂等,如十全大补汤。

【用法用量】煎服,9~30g。

【药学服务】

常用处方名	黄芪、黄耆、绵黄芪、北芪、生芪
药膳 黄芪当归 牛肉汤	(1)组成:黄芪、当归、大枣、生姜、牛肉。 (2)作用:益气、养血、调经。 (3)适宜人群:气血亏虚,症见面色萎黄或苍白、神疲乏力、四肢不温、女性月经量少或痛经之人群食用
不良反应	大量服用后可导致面红、心烦、失眠、咽痛、血压升高或头晕等症状
注意事项	凡表实邪盛、疮疡初起、或溃后热毒尚盛、阴虚阳亢均不宜
贮藏	置通风干燥处,防潮,防蛀

你知道吗

比较人参、党参与黄芪

人参、党参与黄芪三药皆具有补气、生津、生血之功效,且常相须为用,能相互增强疗效。但人参作用较强,被誉为补气第一要药,并具有益气救脱、安神增智、补气助阳之功;党参补气之力较为平和,专于补益脾肺之气,兼能补血;黄芪补气之力不及人参,但长于补气升阳、益卫固表、托毒生肌、利水消肿,尤宜于脾虚气陷及表虚自汗等症。

请你想一想

现在许多人通过购买补气药如人参、西洋参、黄芪等来扶正气,调整人体的生理功能。如果滥用补气药,会导致哪些不良反应?

白术 Baizhu

《神农本草经》

【来源】 为菊科植物白术 *Atractylodes macrocephala* Koidz. 的干燥根茎。冬季下部叶枯黄、上部叶变脆时采挖,除去泥沙,烘干或晒干,再除去须根。

【性味归经】 苦、甘,温。归脾、胃经。

【功效】 健脾益气,燥湿利水,止汗,安胎。

【应用】

1. 脾气虚诸证与水肿　本品既补脾气,又能燥湿利水,为治疗脾虚诸证要药,对于脾虚湿滞之食少、便溏、痰饮、水肿、带下诸症,有标本兼顾之效。治脾虚食少或腹胀泄泻,常配人参、茯苓等,如四君子汤;治脾虚泄泻、便溏、乏力,常配党参、茯苓、桔梗等药,如参苓白术颗粒;治脾虚水肿,可配茯苓、桂枝等利水之品,如五苓散。

2. 气虚自汗　常与黄芪、防风配伍,以固表御邪,如玉屏风散。

3. 胎动不安　治疗因胎热而致的胎动不安,常配黄芩等药,如安胎饮;若肾虚冲任不固、胎动不安,常配人参、黄芪、续断等药,如泰山盘石散。

【用法用量】 煎服,6～12g。燥湿利水宜生用;补气健脾宜炒用;健脾止泻宜炒焦用。

【药学服务】

常用处方名	白术、炙白术、炒白术、麸炒白术
注意事项	燥湿伤阴,属阴虚内热或津液亏耗者,不宜服用
贮藏	置阴凉干燥处,防蛀

你知道吗

比较白术与苍术

白术与苍术古时统称"术",后世逐渐分别入药。两药均具有健脾、燥湿的功效,治疗湿阻中焦,常相须为用。白术以健脾益气为主,宜用于脾虚湿困而偏于虚证者,它还有固表止汗、安胎之功;苍术以燥湿化湿为主,宜用于湿浊内阻而偏于实证者,它还有发汗解表、祛风湿及明目的作用。

甘草 Gancao

《神农本草经》

【来源】 为豆科植物甘草 *Glycyrrhiza uralensis* Fisch.、胀果甘草 *Glycyrrhiza inflata* Bat. 或光果甘草 *Glycyrrhiza glabra* L. 的干燥根和根茎。春、秋二季采挖,除去须根,晒干。

【性味归经】 甘,平。归心、肺、脾、胃经。

【功效】补脾益气，清热解毒，祛痰止咳，缓急止痛，调和诸药。

【应用】

1. 补益心脾、益气复脉 本品能补心气，治疗心气虚所致脉结代、心动悸、虚羸少气，常与党参、桂枝、火麻仁、阿胶等配伍，如炙甘草汤；本品也能补脾气，治疗脾胃虚弱、倦怠乏力，常配人参、白术、茯苓，如四君子汤。

2. 祛痰止咳 治湿痰咳嗽，常配半夏、茯苓等药，如二陈汤；治寒痰咳喘，常配干姜、细辛等药，如苓甘五味姜辛汤；治风热咳嗽，常配麻黄、石膏等药，如麻杏石甘汤；治风寒咳嗽，常与麻黄、杏仁同用，如三拗汤。

3. 缓急止痛 治疗脘腹、四肢挛急疼痛，常与白芍同用，即芍药甘草汤。

4. 清热解毒 治疗痈肿疮毒，常配紫花地丁、连翘、金银花等药。

5. 调和诸药 因甘草最善调和药性，故有"国老"之称。在许多方剂中都发挥调和药性、缓和毒烈药性。本品能调和药性，如寒热并用的麻杏石甘汤、补泻并用的温脾汤；能缓和毒烈药性，如缓半夏燥烈的二陈汤，缓附子、干姜燥热的四逆汤；对附子、乌头等多种药物中毒，有一定解毒作用。其甜味浓郁，也可矫正方中药物的滋味。

另外，对咽喉肿痛、胃及十二指肠溃疡有一定疗效。

【用法用量】煎服，2~10g。清热解毒宜生用，补中益气、缓急止痛宜蜜炙。

【使用注意】不宜与海藻、京大戟、红大戟、甘遂、芫花同用。

【药学服务】

常用处方名	甘草、生草、皮草、粉甘草、甜甘草、粉草
不良反应	长期或大量服用时，可出现浮肿、血压升高、钠潴留、血钾降低、四肢无力，头晕，头痛等不良反应
注意事项	湿盛而胸腹胀满及呕吐者忌服；各种水肿、肾病、高血压、低血钾、充血性心力衰竭等患者均忌用
贮藏	置通风干燥处，防蛀

山药 Shanyao

《神农本草经》

【来源】为薯蓣科植物薯蓣 *Dioscorea opposita* Thunb. 的干燥根茎。冬季茎叶枯萎后采挖，切去根头，洗净，除去外皮和须根，干燥，习称"毛山药"；或除去外皮，趁鲜切厚片，干燥，称为"山药片"；也有选择肥大顺直的干燥山药，置清水中，浸至无干心，焖透，切齐两端，用木板搓成圆柱状，晒干，打光，习称"光山药"。

【性味归经】甘，平。归脾、肺、肾经。

【功效】补脾养胃，生津益肺，补肾涩精。

【应用】

1. 脾虚证 本品既补气又养阴，补而不滞，滋而不腻，有"平补三焦良药"之称。用于脾虚食少，久泻不止，脾虚带下等症。治脾虚食少便溏，常与党参、白术等配伍，如参苓白术散；治湿邪下注白带或黄带，常配白术、芡实、黄柏等药，如易黄汤。

2. 肺虚证 本品能补肺气、滋肺阴、敛肺气，治疗肺肾阴虚、久咳不止、干咳少痰之症，常配麦冬、五味子等药，如麦味地黄丸。

3. 肾虚证 本品能补肾涩精，治疗肾阴亏损、头晕耳鸣、腰膝酸软、盗汗遗精，常配熟地、山茱萸等药，如六味地黄丸；治疗脾肾虚损所致的腰膝酸痛、耳鸣目眩、形体消瘦、食欲减退、牙根酸痛，常配熟地、肉苁蓉、杜仲等药，如还少丹。

4. 消渴 本品益气养阴、生津止渴，性平而不燥，为治疗内热消渴之佳品，常与黄芪、知母、天花粉等配伍，如玉液汤。

【用法用量】煎服，15～30g。山药作用缓和，补而不骤，宜大剂量。

【药学服务】

常用处方名	山药、怀山药、淮山药、薯蓣
药膳 栗子山药炖鸡	(1) 组成：栗子、山药（鲜）、生姜、鸡肉。 (2) 作用：补肾益精。 (3) 适宜人群：肾精不足的中老年食用
注意事项	脾胃有湿热或气滞者慎用
贮藏	置通风干燥处

其他补气药介绍见表 18-1。

表 18-1 其他补气药介绍

药名	性能	功效	主治	用量用法
大枣	甘，温。归脾、胃、心经	补中益气，养血安神	脾虚食少，乏力便溏；妇人脏躁	6～15g，煎服
刺五加	辛、微苦，温。归脾、肾、心经	益气健脾，补肾安神	脾肺气虚，体虚乏力，食欲不振；肺肾两虚，久咳虚喘，肾虚腰膝酸痛；心脾不足，失眠多梦	9～27g，煎服
太子参	甘、微苦，平。归脾、肺经	益气健脾，生津润肺	脾虚体倦，食欲不振，病后虚弱；气阴不足，自汗口渴，肺燥干咳	9～30g，煎服
白扁豆	甘，微温。归脾、胃经	健脾化湿，和中消暑	脾胃虚弱，食欲不振，大便溏泻；白带过多，暑湿吐泻，胸闷腹胀；炒白扁豆健脾化湿，用于脾虚泄泻、白带过多	9～15g，煎服
红景天	甘、苦，平。归肺、心经	益气活血，通脉平喘	气虚血瘀，胸痹心痛，中风偏瘫；倦怠气喘	3～6g，煎服
沙棘	酸、涩，温。归脾、胃、肺、心经	健脾消食，止咳祛痰，活血散瘀	脾虚食少，食积腹痛，咳嗽痰多；胸痹心痛，瘀血经闭，跌仆瘀肿	3～10g，煎服
蜂蜜	甘，平。归肺、脾、大肠经	补中，润燥，止痛，解毒；外用生肌敛疮	脘腹虚痛，肺燥干咳，肠燥便秘；解乌头类药毒；外治疮疡不敛，水火烫伤	15～30g，调药汁服

第二节 补阳药

PPT

岗位情景模拟

情景描述 在寒冷的冬季，药店营业员总会遇见老年顾客到药店咨询购买温补阳气、抵御寒气的中药。

讨论 1. 阳虚证有什么临床表现？

2. 什么是补阳药？使用时有哪些注意事项？

凡能补助人体阳气，以治疗阳虚证为主的药物，称为补阳药。部分药物兼能补肝肾、益精髓、健筋骨。

阳虚证包括心阳虚、脾阳虚、肾阳虚等证。肾为先天之本，肾阳即元阳，乃诸阳之本，它对人体脏腑、经络起着温煦生化作用，是人体生命活动的原动力，所以阳虚诸证与肾阳不足有密切关系。

补阳药味多甘、辛、咸，药性多温热，主入肾经，其咸以补肾，辛甘化阳，能补一身之元阳。肾阳得补，其他脏腑得以温煦，从而消除或改善全身阳虚诸证。主要适用于肾阳不足，畏寒肢冷，腰膝酸软，性欲淡漠，阳痿早泄，精寒不育或宫冷不孕，尿频遗尿。此外还可治脾肾阳虚，脘腹冷痛或阳虚水泛之水肿；肝肾不足，筋骨痿软或小儿发育不良，囟门不合，齿迟行迟；肺肾两虚，肾不纳气之虚喘。

补阳药多配伍温里、补肝肾、补脾肺之药，此外应注意与养阴、补血、益精药配伍，使"阳得阴助，生化无穷"。

补阳药性多燥烈，易助火伤阴，故阴虚火旺忌用。

鹿茸 Lurong

《神农本草经》

【来源】 为鹿科动物梅花鹿 *Cervus nippon* Temminck 或马鹿 *Cervus elaphus* Linnaeus 的雄鹿未骨化密生茸毛的幼角。前者习称"花鹿茸"，后者习称"马鹿茸"。夏、秋二季锯取鹿茸，经加工后，阴干或烘干。

【性味归经】 甘、咸，温。归肾、肝经。

【功效】 壮肾阳，益精血，强筋骨，调冲任，托疮毒。

【应用】

1. 肾阳不足，精血亏虚等证 本品为温肾壮阳，补督脉，益精血要药。如治阳痿不举，可与山药浸酒服；治疗诸虚百损、五劳七伤、元气不足、畏寒乏力、阳痿滑精、宫冷不孕，可配人参、当归、黄芪等药，如参茸固本丸。

2. 筋骨痿软，小儿发育不良 本品能益肾精、强筋骨、促进发育。治肾虚引起的头昏耳鸣、腰膝酸软、神疲健忘等症，常与淫羊藿、熟地黄、制何首乌、枸杞子配伍，如阳春胶囊；治小儿发育不良、囟门不合，常与山茱萸、熟地、五加皮等补肝肾、健筋骨药同用，如加味地黄丸。

3. 冲任虚寒 治疗冲任虚寒的崩漏带下常配当归、熟地、蒲黄、阿胶等药，如鹿茸散；治疗气血两虚、气滞血瘀月经不调、经行腹痛，常配人参、香附、鸡血藤、三七等药，如定坤丹。

4. 疮疡久溃，阴疽不敛 本品能温阳补血，托疮毒，治疗阴疽，常与当归、肉桂等药配伍，如阳和汤。

【用法用量】1～2g，研末冲服。服用剂量宜小，逐渐加量，不可骤用大量；治肾阳虚衰之阳痿、不育、不孕等，宜用酒剂；治筋骨不健、创面久不愈合、营养不良、小儿发育迟缓等病证，宜用散剂、丸剂。

【药学服务】

常用处方名	鹿茸、鹿茸片、梅花鹿茸、黄毛鹿茸、黄毛茸、马鹿茸、青毛鹿茸、青毛茸
不良反应	大量服用可导致出血、心率增快、血压升高
注意事项	阴虚内热忌用；肾病、糖尿病、高血压、消化性溃疡不宜服用
贮藏	置阴凉干燥处，密闭，防蛀。

你知道吗

1. 鹿角 为鹿科动物马鹿或梅花鹿已骨化的角或锯茸后翌年春季脱落的角基，性味归经：咸，温。归肾、肝经。功效：温肾阳，强筋骨，行血消肿。用量6～15g。

2. 鹿角胶 为鹿角经水煎煮、浓缩制成的固体胶。性味归经：甘、咸，温。归肾、肝经。功效：温补肝肾，益精养血。用量：3～6g，烊化兑服。

3. 鹿角霜 为鹿角去胶质的角块。味咸，性温，归肝、肾经。功效益肾助阳活血。外用治疗创伤出血、疮疡多黄水或久不愈合，又有止血敛疮之效。煎服或入丸、散剂，用量10～15g。外用适量。阴虚火旺者不宜。

杜仲 Duzhong
《神农本草经》

【来源】为杜仲科植物杜仲 *Eucommia ulmoides* Oliv. 的干燥树皮。4～6月剥取，刮去粗皮，堆置"发汗"至内皮呈紫褐色，晒干。

【性味归经】甘，温。归肝、肾经。

【功效】补肝肾，强筋骨，安胎。

【应用】

1. 肝肾不足，头晕目眩 治肝肾两虚、肝阳上亢所致头晕目眩、手足麻木，常与天麻、钩藤等配伍，如复方杜仲片；若治肝火偏亢，可与夏枯草、菊花、黄芩等药配伍，如天麻钩藤颗粒。

2. 腰膝酸痛，筋骨无力　本品能补肝肾、强筋骨，为治腰痛的要药。治肾虚腰痛或足膝痿弱，可单味煮羊腰食用或配补骨脂、续断等，如腰痛片；治中风引起的筋脉挛痛、肢体麻木、风湿腰痛，可配独活、天麻等，如强力天麻杜仲丸；治外伤腰痛，可配当归、川芎等药；治疗肾阳虚阳痿、小便频数，可配山茱萸、菟丝子等药，如右归丸。

3. 妊娠漏血，胎动不安　治肝肾不足引起的胎动不安、习惯性流产，单用有效，亦可配桑寄生、续断、阿胶、菟丝子等药。

【用法用量】煎服，6~10g。

【药学服务】

常用处方名	杜仲、川杜仲、炒杜仲、盐杜仲、盐炙杜仲、杜仲炭
贮藏	置通风干燥处

续断 Xuduan
《神农本草经》

【来源】为川续断科植物川续断 *Dipsacus asper* Wall. ex Henry 的干燥根。秋季采挖，除去根和须根，用微火烘至半干，堆置"发汗"至内部变绿色时，再烘干。

【性味归经】苦、辛，微温。归肝、肾经。

【功效】补肝肾，强筋骨，续折伤，止崩漏。

【应用】

1. 肝肾不足，腰膝酸软，风湿痹痛　本品有补肝肾，强筋骨之功。治肝肾不足兼风寒痹痛，可与防风、川乌等配伍，如续断丸；治腰膝酸痛，可配杜仲、牛膝、五加皮等药。

2. 崩漏，胎漏　本品有补肾止血安胎之功。治崩漏下血久不止，可配侧柏炭、当归、艾叶等止血活血、温经养血之品；治滑胎，常与桑寄生、阿胶等药配伍，如寿胎丸。

3. 跌仆损伤，筋伤骨折　本品为伤科常用药，治跌打损伤、瘀血肿痛、筋伤骨折，常与红花、制川乌、威灵仙等配伍，如骨友灵搽剂。

【用法用量】煎服，9~15g。

【药学服务】

常用处方名	续断、川续断、川断
贮藏	置干燥处，防蛀

淫羊藿 Yinyanghuo
《神农本草经》

【来源】为小檗科植物淫羊藿 *Epimedium brevicornu* Maxim.、箭叶淫羊藿 *Epimedium sagittatum*（Sieb. et Zucc.）Maxim.、柔毛淫羊藿 *Epimedium pubescens* Maxim. 或朝鲜淫羊藿 *Epimedium koreanum* Nakai 的干燥叶。夏、秋季茎叶茂盛时采收，晒干或阴干。

【性味归经】辛、甘，温。归肝、肾经。

【功效】补肾阳，强筋骨，祛风湿。

【应用】

1. 肾阳虚衰，阳痿遗精等症　本品温补肾阳，治肾虚阳痿，本品可单味浸酒服，如淫羊藿酒；亦常配熟地、菟丝子、山药、肉苁蓉等药，如肾宝颗粒。

2. 筋骨痿软，风湿痹痛，麻木拘挛等症　治行痹游走疼痛，常配威灵仙、川芎、肉桂等药，如仙灵脾散；治疗筋骨痿软、肾虚骨痛，可配补骨脂、续断等药，如仙灵骨葆胶囊。

此外，现代用于肾阳虚之喘咳及妇女更年期高血压（肾阳虚型）。

【用法用量】煎服，6～10g。

【药学服务】

常用处方名	淫羊藿、仙灵脾
注意事项	阴虚火旺不宜服
贮藏	置通风干燥处

菟丝子 Tusizi

《神农本草经》

【来源】为旋花科植物南方菟丝子 *Cuscuta australis* R. Br. 或菟丝子 *Cuscuta chinensis* Lam. 的干燥成熟种子。秋季果实成熟时采收植株，晒干，打下种子，除去杂质。

【性味归经】辛、甘，平。归肝、肾、脾经。

【功效】补益肝肾，固精缩尿，安胎，明目，止泻；外用消风祛斑。

【应用】

1. 肝肾不足，目昏耳鸣，视力减退　本品滋补肝肾，益精养血而明目，被认为是治疗慢性眼病要药，常配石斛、熟地等药，如石斛夜光丸；治头晕耳鸣、眼花心悸，常与淫羊藿、金樱子等配伍，如补肾强身片。

2. 腰膝酸软、阳痿遗精、遗尿尿频　本品为平补阴阳之品，能补肾阳、益肾精以固精缩尿。治腰痛常配桑寄生、女贞子等，如壮腰健肾丸；治阳痿遗精、精少，可配桑螵蛸、泽泻，如菟丝子丸（《鸡峰普济方》）；也可配枸杞子、覆盆子、车前子等药治疗精少不孕，如五子衍宗丸；治小便过多或失禁，与桑螵蛸、肉桂、鹿茸等配伍，如菟丝子丸（《太平惠民和剂局方》）。

3. 肾虚胎漏，胎动不安　治肝肾两虚的胎动不安，常配续断、桑寄生、阿胶等药。

4. 脾肾阳虚，便溏泄泻　本品能补肾益脾止泻，如治脾虚便溏，可与人参、白术、补骨脂等配伍。

5. 外用消风祛斑　浸酒外搽，可治疗白癜风。

【用法用量】煎服，6～12g。外用适量。

【药学服务】

常用处方名	菟丝子、吐丝子
贮藏	置通风干燥处

冬虫夏草 Dongchongxiacao

《本草从新》

【来源】 为麦角菌科真菌冬虫夏草菌 *Cordyceps sinensis*（Berk.）Sacc. 寄生在蝙蝠蛾科昆虫幼虫上的子座和幼虫尸体的干燥复合体。夏初子座出土、孢子未发散时挖取，晒至六七成干，除去似纤维状的附着物及杂质，晒干或低温干燥。

【性味归经】 甘，平。归肺、肾经。

【功效】 补肾益肺，止血化痰。

【应用】

1. 肾虚阳痿遗精、动则作喘 本品补肾益精，有兴阳起痿之功，用治肾阳不足、阳痿遗精、畏寒肢冷、动则作喘可单用浸酒服，或配人参、黄芪、山茱萸等药，如防衰益寿丸。

2. 久咳虚喘，劳嗽咯血 本品平补肺肾，能补肾益肺、止血化痰、止咳平喘，尤为劳嗽咯血多用，常配阿胶、川贝母、生地黄、麦冬等药；若治疗肺肾两虚，气虚作喘，可与人参、黄芪等配伍。

【用法用量】 煎服，3~9g。也可入丸、散剂。冬虫夏草为平补之品，久服方有效。

【药学服务】

常用处方名	冬虫夏草、虫草
贮藏	置阴凉干燥处，密闭保存，防蛀

请你想一想

2018 年 3 月 8 日，国家食品药品监督管理总局网站发布关于停止冬虫夏草用于保健食品试点工作的通知，为什么？

其他补阳药介绍见表 18-2。

表 18-2 其他补阳药介绍

药名	性能	功效	主治	用量用法
巴戟天	甘、辛，微温。归肾、肝经	补肾阳，强筋骨，祛风湿	阳痿遗精，宫冷不孕；月经不调，少腹冷痛；风湿痹痛，筋骨痿软	3~10g，煎服
补骨脂	辛、苦，温。归肾、脾经	温肾助阳，纳气平喘，温脾止泻；外用消风祛斑	肾阳不足，阳痿遗精，遗尿尿频，腰膝冷痛；肾虚作喘，五更泄泻；外用治白癜风，斑秃	6~10g，煎服。外用20%~30%酊剂涂患处

续表

药名	性能	功效	主治	用量用法
锁阳	甘，温。归肝、肾、大肠经	补肾阳，益精血，润肠通便	肾阳不足，精血亏虚，腰膝酸软，阳痿滑精；肠燥便秘	5～10g，煎服
仙茅	辛，热；有毒。归肾、肝、脾经	补肾阳，强筋骨，祛寒湿	阳痿精冷；筋骨痿软，腰膝冷痛；阳虚冷泻	3～10g，煎服
肉苁蓉	甘、咸，温。归肾、大肠经	补肾阳，益精血，润肠通便	肾阳不足，精血亏虚，阳痿不孕；腰膝酸软，筋骨无力；肠燥便秘	6～10g，煎服
沙苑子	甘，温。归肝、肾经	补肾助阳，固精缩尿，养肝明目	肾虚腰痛；遗精早泄，遗尿尿频，白浊带下；眩晕，目暗昏花	9～15g，煎服
蛤蚧	咸，平。归肺、肾经	补肺益肾，纳气定喘，助阳益精	肺肾不足，虚喘气促，劳嗽咯血；阳痿，遗精	3～6g，多入丸散或酒剂
核桃仁	甘，温。归肾、肺、大肠经	补肾，温肺，润肠	肾阳不足腰膝酸软，阳痿遗精；虚寒喘嗽；肠燥便秘	6～9g，煎服
紫石英	甘，温。归肾、心、肺经	温肾暖宫，镇心安神，温肺平喘	肾阳亏虚，宫冷不孕；惊悸不安，失眠多梦；虚寒咳喘	9～15g，煎服，宜先煎
海马	甘、咸，温。归肝、肾经	温肾壮阳，散结消肿	阳痿，遗尿，肾虚作喘，癥瘕积聚，跌仆损伤；外治痈肿疔疮	3～9g，煎服。外用适量，研末敷患处

你知道吗

冬病夏治

　　冬病夏治是我国传统中医药疗法中的特色疗法，它是根据《素问·四气调神论》中"春夏养阳"、《素问·六节脏象论》中"长夏胜冬"的克制关系发展而来的中医养生治病指导思想。冬病夏治是指对于一些在冬季容易发生或加重的疾病，在夏季给予针对性的治疗，提高机体的抗病能力，从而使冬季易发生或加重的病证减轻或消失，是中医学"天人合一"的整体观和"未病先防"的疾病预防观的具体运用。常用的治疗方法包括穴位贴敷、针刺、药物内服等，通过在夏季自然界阳气最旺盛的时间对人体进行药物或非药物疗法，益气温阳、散寒通络，从而达到防治冬季易发疾病的目的。

　　冬病夏治中最常用的治疗方法为中药穴位贴敷，现代研究发现，药物贴敷后可使局部血管扩张，促进血液循环，改善周围组织营养。通过神经反射激发机体的调节作用，使其产生抗体，提高免疫功能，增强体质；还可能通过神经-体液的作用而调节神经、内分泌、免疫系统的功能。

　　也可以采用药物治疗，冬病夏治常用的药物如红参、鹿茸、淫羊藿、肉苁蓉、巴戟天等温阳药，针对虚寒体质或疾病，能起到事半功倍的功效，但是必须在医生指导下服用。

PPT

第三节 补血药

岗位情景模拟

情景描述 在药店工作时，营业员经常会遇到顾客前来咨询常用补血中药有哪些，以及如何服用补血的中药。

讨论 1. 血虚的临床表现有哪些？

2. 如何正确使用补血药？

凡能补血，以治疗血虚证为主要功效的药物，称为补血药。

补血药性味多甘温或甘平，主入心、肝、脾、肾经，质地滋润，能补肝养心或益脾，以滋生血液为主，有的兼能滋养肝肾。补血药广泛用于各种血虚证，其主要症状为面色萎黄、唇甲苍白、眩晕耳鸣、心悸怔忡、失眠健忘，或月经延期、量少、色淡，甚则闭经、舌淡脉细等。

临床应用补血药时，须注意血虚与阴虚、气虚之间的关系，如血虚兼气虚者，常配伍补气药，以达气旺血生之效；血虚兼阴虚者，应配伍补阴药，或选用既补血又补阴的阿胶、熟地黄之类。脾为后天之本，气血生化之源，脾胃运化无力，补血药就不能充分发挥作用，故服用补血药还应适当配伍健运脾胃药。

补血药多滋腻黏滞，妨碍运化，故凡湿滞脾胃、脘腹胀满、食少便溏者应慎用。必要时可配伍健脾消食药，以助运化吸收。

当归 Danggui

《神农本草经》

【来源】 为伞形科植物当归 *Angelica sinensis*（Oliv.）Diels 的干燥根。秋末采挖，除去须根和泥沙，待水分稍蒸发后，捆成小把，上棚，用烟火慢慢熏干。

【性味归经】 甘、辛，温。归肝、心、脾经。

【功效】 补血活血，调经止痛，润肠通便。

【应用】

1. 血虚证 当归为补血圣药，若气血两虚，常配黄芪补气生血，如当归补血汤；若血虚萎黄、眩晕心悸，常与熟地黄、白芍、川芎配伍，如四物汤。

2. 月经不调，经闭痛经 本品为补血活血，调经止痛之要药。若治血虚所致月经不调，常与补血、活血药同用，如四物汤；若兼气滞痛经，可配香附、延胡索等药，如女金丸；若兼血瘀经痛经闭，可配桃仁、红花等药，如桃红四物汤；若兼寒滞，可配炮姜、艾叶等温经散寒之药。

3. 虚寒腹痛，风湿痹痛，跌仆损伤，痈疽疮疡等 治疗血虚寒凝之腹痛，配桂枝、芍药等，如当归建中汤；治疗跌打损伤肿痛，常配三七、香附等药，如独圣活血片；

治疗疮疡初起肿胀疼痛，配银花、赤芍、天花粉等药，如仙方活命饮；治疗脱疽，可配金银花、玄参、甘草等药，如四妙勇安汤；治疗风寒痹痛、肢体麻木，配羌活、防风、黄芪等药，如蠲痹汤。

4. 肠燥便秘　本品能补血润肠，对治疗产后便秘尤宜。常配肉苁蓉、牛膝、升麻等药，如济川煎。

【用法用量】煎服，6~12g。

【药学服务】

常用处方名	当归、全当归、秦当归、西当归		
药膳 当归生姜 羊肉汤	(1) 组成：当归、生姜、羊肉。 (2) 作用：温中补虚，祛寒止痛。 (3) 适宜人群：妇女产后气血虚弱，阳虚失温所致腹痛、血虚乳少，恶露不尽者食用		
注意事项	湿盛中满、大便溏泻者忌服		
贮藏	置阴凉干燥处，防潮，防蛀		

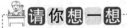

请你想一想

为什么当归被称为妇科"圣药"？

熟地黄 Shudihuang

《本草图经》

【来源】为玄参科植物地黄 *Rehmannia glutinosa* Libosch. 的块根经加工炮制而成。通常以酒、砂仁、陈皮为辅料经反复蒸晒，至内外色黑油润，质地柔软黏腻。切厚片，干燥，即得。

【性味归经】甘，微温。归肝、肾经。

【功效】补血滋阴，益精填髓。

【应用】

1. 血虚证　本品为养血补虚之要药，治疗血虚萎黄、眩晕、心悸、失眠及月经不调、崩中漏下等，常与当归、白芍、川芎同用，如四物汤；若治心血虚心悸、失眠多梦，可配远志、酸枣仁等安神药，如归脾汤；若血虚寒所致崩漏下血，可配阿胶、艾叶等补血止血、温经散寒药，如胶艾汤。

2. 肝肾阴虚证　本品能滋补肾阴，填精益髓，为补肾阴之要药。治疗肝肾阴虚，腰膝酸软、遗精、盗汗、耳鸣及消渴等，常配山药、山茱萸等药，如六味地黄丸；治疗阴虚骨蒸潮热，亦可与龟板胶、鹿角胶等同用，如左归丸。本品能益精血、乌须发，常与制何首乌、牛膝、菟丝子等配伍，如七宝美髯丹；治疗肝肾不足、髓海空虚，症见腰膝酸软、腿足不利，也可配龟甲、锁阳、狗脊等，如虎潜丸。

此外，熟地黄炭能止血，可用于崩漏等血虚出血。

【用法用量】煎服，9~15g。重用久服宜与陈皮、砂仁等同用，防止黏腻碍胃。

【药学服务】

常用处方名	熟地黄、熟地、大熟地、酒熟地
注意事项	凡气滞痰多、脘腹胀痛、食少便溏忌服
贮藏	置通风干燥处

你知道吗

比较地黄与熟地黄

地黄甘寒质润，清热凉血、养阴生津，血热阴伤及阴虚发热者宜之；熟地黄为地黄的炮制品，味甘性温，入肝肾而功专养血滋阴，填精益髓，凡真阴不足、精髓亏虚者，皆可用之。

制何首乌 Zhiheshouwu
《开宝本草》

【来源】为蓼科植物何首乌*Polygonum multiflorum* Thunb. 的干燥块根经加工炮制而成。秋、冬二季叶枯萎时采挖，削去两端，洗净，个大的切成块，切厚片或块状。将生首乌与黑豆汁拌匀，置非铁质的适宜容器内，炖至汁液吸尽；或蒸至内外棕褐色，晒干，多次蒸晒，切片，干燥，为制何首乌。

【性味归经】苦、甘、涩，微温。归肝、心、肾经。

【功效】补肝肾、益精血、乌须发，强筋骨，化浊降脂。

【应用】

1. 肝肾不足，精血亏虚证 制首乌功善补肝肾、益精血、乌须发，强筋骨。治疗肝肾两虚所致的头晕目花、耳鸣、腰酸肢麻，常配熟地黄、桑椹、菟丝子等药，如首乌片；治须发早白，配当归、枸杞子、菟丝子等药，如七宝美髯丹；治肝肾亏虚、腰膝酸软、眩晕耳鸣、崩漏带下，常配伍桑椹、女贞子、杜仲等药，如首乌强身片。

2. 化浊降脂 本品有化浊降脂作用，治因嗜吃肥甘厚味所致痰浊之体、肥胖，可配黄精、山楂、决明子等药，如降脂灵片。

【用法用量】煎服，3~6g。

【药学服务】

常用处方名	制何首乌、制何乌、首乌、首乌咀、炙首乌
不良反应	有肝损伤的报道
注意事项	大便溏泄及湿痰较重不宜用
贮藏	置干燥处，防蛀

白芍 Baishao

《神农本草经》

【来源】为毛茛科植物芍药 *Paeonia lactiflora* Pall. 的干燥根。夏、秋二季采挖，洗净，除去头尾和细根，置沸水中煮后除去外皮或去皮后再煮，晒干。

【性味归经】苦、酸，微寒。归肝、脾经。

【功效】养血调经，敛阴止汗，柔肝止痛，平抑肝阳。

【应用】

1. 肝血亏虚，月经不调 本品敛阴养血，治肝血亏虚、面色苍白、眩晕心悸，或月经不调、崩漏，常配熟地、当归等药，如四物汤；治血虚有热、月经不调，可配伍黄芩、黄柏、续断等药，如保阴煎。

2. 肝脾不和之胁痛、腹痛或四肢挛痛 本品养血柔肝而止痛，治疗血虚肝郁、胁肋疼痛，常配柴胡、当归、白芍等药，如逍遥散；治疗脾虚肝旺、腹痛泄泻，常配白术、防风、陈皮等药，如痛泻要方；治疗痢疾腹痛，常与木香、黄连等配伍，如芍药汤；若治阴血虚筋脉失养而致手足挛急作痛，常配甘草缓急止痛，如芍药甘草汤。

3. 肝阳上亢之头痛眩晕 以本品能平抑肝阳，治肝阳上亢之头痛眩晕，常配牛膝、代赭石、龙骨、牡蛎等，如镇肝息风汤。

4. 自汗，盗汗 本品能敛阴、和营而止汗。如外感风寒，营卫不和之汗出恶风，可与桂枝配伍，以调和营卫，如桂枝汤；治阴虚盗汗，则须配龙骨、牡蛎、浮小麦等药。

【用法用量】煎服，6~15g。

【使用注意】不宜与藜芦同用。

【药学服务】

常用处方名	白芍、芍药、白芍药
贮藏	置干燥处，防蛀

你知道吗

比较白芍和赤芍

白芍和赤芍在《神农本草经》中通称芍药，但前人认为"白补赤泻，白收赤散"。在功效方面，白芍长于养血调经，敛阴止汗，平抑肝阳；赤芍则长于清热凉血，活血散瘀，清泄肝火。

阿胶 Ejiao

《神农本草经》

【来源】为马科动物驴 *Equus asinus* L. 的干燥皮或鲜皮经煎煮、浓缩制成的固体胶。

【性味归经】甘，平。归肺、肝、肾经。

【功效】补血滋阴，润燥，止血。

【应用】

1. 血虚证　本品为补血要药，治血虚萎黄，眩晕心悸，单用本品有效，亦常配熟地、当归、芍药等药，如阿胶四物汤；治气血亏虚之心悸、脉结代，常配桂枝、人参等药。

2. 热病伤阴，心烦不眠，虚风内动　本品能滋肾水，治热病伤阴，肾水亏而心火亢，心烦不得眠，常配黄连、白芍等药，如黄连阿胶汤；用治温热病后期，真阴欲竭，阴虚风动，手脚痉挛，也可配龟甲、鸡子黄等养阴息风药，如大定风珠。

3. 肺阴虚燥咳　本品能滋阴润肺，治肺中虚热，痰中带血，可配牛蒡子、杏仁，如补肺阿胶汤；治燥邪伤肺、干咳无痰等，可配桑叶、杏仁、麦冬等药，如清燥救肺汤。

4. 出血　本品能止血，对出血兼阴虚、血虚证尤为适宜。可单味炒黄为末服治疗妊娠尿血；治血热吐衄，常配伍蒲黄、生地黄等药；治咯血，常配人参、天冬、白及等药，如阿胶散；治冲任不固、崩漏等，可配熟地、当归、芍药等药，如胶艾汤。

【用法用量】3~9g。烊化兑服。

【药学服务】

常用处方名	阿胶、阿胶珠、炒阿胶、炙阿胶、烫阿胶
药膳 阿胶膏	（1）组成：阿胶（打粉）、黑芝麻、大枣、枸杞、黄酒、冰糖。 （2）作用：补血滋阴。 （3）适宜人群：肝血亏虚人群食用
注意事项	脾胃虚弱者慎用
贮藏	密闭

你知道吗

1. 黄明胶与新阿胶　分别是用猪皮、牛皮熬制而成。牛皮胶是历史上最早的阿胶，明代后被驴皮胶替代，故改称黄明胶，其性味、功用与阿胶相似，但主要作止血药用；猪皮胶是 1976 年山东平阴阿胶厂研制的，与阿胶相似，故取名新阿胶。

2. 阿胶丁、蛤粉炒阿胶与蒲黄炒阿胶　阿胶丁擅长滋阴补血；蛤粉炒阿胶既降低了滋腻之性，又矫正了不良气味，善于益肺润燥；蒲黄炒阿胶则以止血安络为主。

3. 阿胶膏的制作方法

阿胶最好的吃法就是做成阿胶膏，味道好，营养全，方便携带。下面了解阿胶膏的制作方法。

（1）原料　阿胶 500g、黑芝麻 50g、核桃仁 100g、红枣 100g、枸杞 100g 克、冰糖 100g、黄酒 500g。

（2）制作步骤

1）阿胶打成粉末备用；黑芝麻用慢火炒干、炒出香味后待用；核桃仁用慢火炒制5分钟，盛入容器待用；红枣去枣核，煎成小块备用；枸杞清洗后控干备用；冰糖敲碎或溶于黄酒中待用；黄酒烊化阿胶或融化冰糖用。

2）将所准备的材料放一起搅拌均匀，加入黄酒（阿胶烊化其中），开大火开始熬制。

3）熬胶过程中要不停地搅拌，否则会产生焦味、也会粘锅底，直接影响阿胶膏片的质量与功效，烧开锅后中火继续慢慢熬。

4）感觉浓度较稠时，开始用小火熬制，加入待用的冰糖黄酒水继续慢熬，直至成膏状可关火。

5）将熬制好的膏全部倒入备好的瓷罐（可其他容器）中；抹平盒内的阿胶膏表面，使其平整，冷却后均匀切片，每片单独包装。

6）密封后保存，食用时取出。

其他补血药介绍见表 18-3。

表 18-3　其他补血药介绍

药名	性能	功效	主治	用量用法
龙眼肉	甘，温。归心、脾经	补益心脾，养血安神	气血不足，心悸怔忡；健忘失眠，血虚萎黄	9~15g，煎服

第四节　补阴药

PPT

岗位情景模拟

情景描述　每当秋季来临时，很多女性或中老年人出现口干、眼干、皮肤干燥，药店营业员会给顾客讲解秋季防燥的疾病知识，并介绍一些药食两用的滋阴药。

讨论　1. 阴虚证有什么表现？

2. 什么是补阴药？它的使用注意有哪些？

凡以滋养阴液，以治疗阴虚液亏证为主要功效的药物，称为补阴药。

补阴药药性多甘寒质润，有滋养阴液、生津润燥之功，主入肺、胃、肝、肾经，又分别具有生肺阴、养胃阴、滋肝阴、补肾阴的作用。历代医家相沿以"甘寒养阴"来概括其性能。"阴虚则内热"，而补阴药的寒凉性又可以清除阴液不足所生之热，故尤适用于阴虚内热证。

补阴药主要适用于阴虚证，最常见的有肺阴虚、胃阴虚、肝阴虚、肾阴虚、心阴虚等。阴虚证多见于热病后期及慢性疾病，其主要表现常分为两类病证：一是阴液不足，不能滋润脏腑组织，出现皮肤、咽喉、口鼻、眼目干燥或肠燥便秘；二是阴虚生内热，出现午后潮热、盗汗、五心烦热、两颧发红，或阴虚阳亢，出现头晕目眩。不同脏腑的阴虚证还各有其特殊症状：肺阴虚，可见干咳少痰、咯血或声音嘶哑等症；胃阴虚，可见口干咽燥、胃脘隐痛、饥不欲食，或干呕呃逆等症；脾阴虚大多是脾的气阴两虚，可见食少不欲食、食后腹胀、便秘、唇干少津、呃逆、舌干苔少等症；肝阴虚可见头晕耳鸣、两目干涩，或肢麻筋挛、爪甲不荣等症；肾阴虚可见头晕目眩、耳鸣耳聋、牙齿松动、腰膝酸痛、遗精等症；心阴虚可见心悸怔忡、失眠多梦等症。

本类药物各有特点，在用于不同脏腑的阴虚证治疗时，还应针对各种不同病证，分别配伍清热化痰、补肾固精、平肝熄风、退虚热、补血等类药物，以标本兼顾。

此外，尚须遵从阴阳互根之理，在补阴药对中适当辅以补阳药，使阴有所化，并可借阳药之通运，以制阴药之凝滞。正如明代张介宾所谓"善补阴者，必于阳中求阴，则阴得阳升而源泉不竭"。

本类药大多有一定滋腻性，脾胃虚弱、痰湿内阻、脾虚便溏者慎用。

北沙参 Beishashen
《本草汇言》

【来源】为伞形科植物珊瑚菜 *Glehnia littoralis* Fr. Schmidt ex Miq. 的干燥根。夏、秋二季采挖，除去须根，洗净，稍晾，置沸水中烫后，除去外皮，干燥。或洗净直接干燥。

【性味归经】甘、苦，性微寒。归肺、胃经。

【功效】养阴清肺，益胃生津。

【应用】

1. 肺热燥咳、劳嗽咯血 本品能补肺阴，兼能清肺热。治阴虚肺燥之干咳少痰、咯血或咽干音哑等症，常配桑叶、玄参等药；治肺结核，常与百部、贝母等药同用。

2. 胃阴不足、热病伤津 本品能补胃阴，生津止渴，兼能清胃热。适用于胃阴虚或热病伤津之口干多饮、胃脘隐痛、干呕、大便干结、舌红少津等症，常与麦冬、玉竹等养阴生津之品同用，如益胃汤。

【用法用量】煎服，5~12g。

【使用注意】不宜与藜芦同用。

【药学服务】

常用处方名	北沙参、莱阳沙参、辽沙参、条沙参
注意事项	感受风寒而致咳嗽及肺胃虚寒忌服
贮藏	置通风干燥处，防蛀

你知道吗

比较北沙参和南沙参

北沙参和南沙参均具养阴清肺，益胃生津之功。南沙参兼能化痰、益气，适用于肺热燥咳、劳嗽有痰及气津两伤证。北沙参长于滋阴，适用于燥咳无痰、阴虚劳嗽及胃阴伤甚者。

麦冬 Maidong

《神农本草经》

【来源】为百合科植物麦冬 *Ophiopogon japonicas*（L. f）Ker – Gawl. 的干燥块根。夏季采挖，洗净，反复暴晒、堆置，至七八成干，除去须根，干燥。

【性味归经】甘、微苦，微寒。归心、肺、胃经。

【功效】养阴生津，润肺清心。

【应用】

1. 肺燥干咳　本品能养肺阴，清肺热。治疗肺阴虚、肺燥有热的咽痛、干咳痰少等症，常配阿胶、石膏、桑叶等药，如清燥救肺汤；治肺气阴两虚久咳不止，常与人参、五味子配伍，如生脉散。

2. 心阴虚证　本品能养心阴，清心热。治心阴虚有热之心烦、失眠多梦、心悸怔忡等症，常配生地、酸枣仁、柏子仁等药，如天王补心丹；治热伤心营、神烦少寐，宜配黄连、生地、玄参等清心凉血养阴之品，如清营汤。

3. 胃阴虚证　本品用于胃阴虚之肠燥便秘，常配生地、玄参等药，如增液汤；治内热消渴，可配天花粉、乌梅等药；治热伤胃阴、口干舌燥，可配生地、玉竹、沙参等药。

【用法用量】煎服，6～12g。

【药学服务】

常用处方名	麦冬、杭麦冬、寸冬、川麦冬
注意事项	凡脾虚便溏、内有痰饮湿浊及初感风寒咳嗽忌用
贮藏	置阴凉干燥处，防潮

你知道吗

比较麦冬和天冬

麦冬和天冬功用相似，均具有养肺胃之阴、清肺胃之热的功效。但麦冬长于清心除烦；而天冬则长于滋肾阴、泻火。

百合 Baihe

《神农本草经》

【来源】为百合科植物卷丹 *Lilium lancifolium* Thunb.、百合 *Lilium brownii* F. E. Brown var. *viridulum* Baker 或细叶百合 *Lilium pumilum* DC. 的干燥肉质鳞叶。秋季采挖，洗净，剥取鳞叶，置沸水中略烫，干燥。

【性味归经】甘，微寒。归心、肺经。

【功效】养阴润肺，清心安神。

【应用】

1. 肺阴虚证 用于阴虚肺燥有热之干咳少痰、咯血或咽干音哑等症，常配生地黄、玄参、桔梗、川贝母等润肺祛痰药，如百合固金片。

2. 虚烦惊悸，失眠多梦，精神恍惚 本品能养阴清心，宁心安神。治虚热上扰、失眠、心悸等症，可配麦冬、酸枣仁、丹参等清心安神药；治疗神志恍惚，情绪不能自主，口苦、小便赤、脉微数等为主的百合病，常配地黄、知母等养阴清热之药，如百合地黄汤。

此外，本品还能养胃阴、清胃热，对胃阴虚有热之胃脘灼痛亦可选用。

【用法用量】煎服，6~12g。蒸食、煮粥食或拌蜜蒸食。

【药学服务】

常用处方名	百合、南百合	
药膳 百合蒸南瓜	（1）组成：百合、南瓜、冰糖。 （2）作用：养阴润肺、清心安神。 （3）适宜人群：阴虚证，症见口干、干咳少痰、失眠多梦的人群食用	
贮藏	置通风干燥处	

玉竹 Yuzhu

《神农本草经》

【来源】为百合科植物玉竹 *Polygonatum odoratum*（Mill.）Druce 的干燥根茎。秋季采挖，除去须根，洗净，晒至柔软后，反复揉搓，晾晒至无硬心，晒干；或蒸透后，揉至半透明，晒干。

【性味归经】甘，微寒。归肺、胃经。

【功效】养阴润燥，生津止渴。

【应用】

1. 肺阴虚证 治阴虚肺燥有热的干咳少痰、咯血、声音嘶哑等症，常配沙参、麦冬、川贝母等药，如沙参麦冬汤；治阴虚感受风温、头痛身热、微恶风寒、咳嗽、心烦、口渴、咽干等症，常配疏散风热之薄荷、桔梗等药，如加减葳蕤汤。

2. 胃阴虚证 治燥伤胃阴，咽干口渴、食欲不振，常配麦冬、沙参等药；治胃热津伤之消渴，可配石膏、知母、麦冬、天花粉等药。

本品还能养心阴，亦略能清心热，还可用于热伤心阴之烦热多汗、惊悸等症，可与麦冬、酸枣仁等清热养阴安神之品配伍。

【用法用量】煎服，6~12g。

【药学服务】

常用处方名	玉竹、葳蕤、葳蕤、肥玉竹、明玉竹
药膳 玉竹煲鸡脚	(1) 组成：玉竹、鸡脚、生姜、胡椒。 (2) 作用：养阴润燥、美容养颜。 (3) 适宜人群：阴虚体质的人群食用
贮藏	置通风干燥处，防霉，防蛀

枸杞子 Gouqizi

《神农本草经》

【来源】为茄科植物宁夏枸杞 *Lycium barbarum* L. 的干燥成熟果实。夏、秋二季果实呈红色时采收，热风烘干，除去果梗，或晾至皮皱后，晒干，除去果梗。

【性味归经】甘，平。归肝、肾经。

【功效】滋补肝肾，益精明目。

【应用】

1. 肝肾阴虚、虚劳精亏　本品能滋肝肾之阴，为平补肾精肝血之佳品。治疗精血不足所致的头晕目眩、腰膝酸软、遗精滑泄、耳聋、牙齿松动、须发早白、失眠多梦，以及肝肾阴虚，潮热盗汗、消渴等病证的方中，都颇为常用，可单用，或与补肝肾、益精补血之品配伍，如七宝美髯丹、五子衍宗丸、还少丹等。

2. 益精明目　治肝肾阴虚或精亏血虚之两目干涩、目昏不明，常配熟地、山茱萸、山药、菊花等药，如杞菊地黄丸。

【用法用量】煎服，6～12g。也可熬膏、浸酒或入丸、散剂。

【药学服务】

常用处方名	枸杞子、甘枸子、甘枸杞、西枸杞、宁枸杞、枸杞、杞子
药膳 枸杞银耳羹	(1) 组成：枸杞、银耳、冰糖。 (2) 作用：滋阴润肺，滋补肝肾。 (3) 适宜人群：阴虚体质人群食用
注意事项	脾虚有湿慎用
贮藏	置阴凉干燥处，防闷热，防潮，防蛀

铁皮石斛 Tiepishihu

《神农本草经》

【来源】为兰科植物铁皮石斛 *Dendrobium officinale* Kimura et Migo 的干燥茎。11 月至翌年 3 月采收，除去杂质，剪去部分须根，边加热边扭成螺旋形或弹簧状，烘干；或切成段，干燥或低温烘干，前者习称"铁皮枫斗"（耳环石斛）；后者习称"铁皮石斛"。

【性味归经】甘，微寒。归胃、肾经。

【功效】益胃生津，滋阴清热。

【应用】

1. 胃阴虚，热病伤津 本品长于滋养胃阴，生津止渴，兼能清胃热。治热病伤津、烦渴，常配与天花粉、鲜生地、鲜芦根等药；治胃热阴虚之胃脘疼痛、牙龈肿痛、口舌生疮，可配生地、麦冬、黄芩等药。

2. 肾阴虚证 本品能滋阴，兼能降火，治阴虚火旺、骨蒸劳热等症，宜配生地黄、枸杞子、黄柏等药。

3. 肾阴虚，目暗不明 本品具有补肾明目之功，常配枸杞子、熟地黄、菟丝子等药，如石斛夜光丸；治肝肾两亏、虚火上升引起的瞳孔散大、夜盲昏花、视物不清，与熟地黄、枸杞子、决明子配伍，如石斛明目丸。

4. 肾精亏虚，筋骨痿软 本品能补肾壮腰，治疗肾精虚筋骨痿软，常配杜仲、牛膝等药。

【用法用量】煎服，6～12g；鲜用15～30g，剖开，宜久煎。

【药学服务】

常用处方名	铁皮石斛、铁皮枫斗、耳环石斛
注意事项	脾胃虚寒，大便溏薄，舌苔厚腻均忌用
贮藏	置通风干燥处，防潮

你知道吗

铁皮石斛："九大仙草"之魁首

我国古人非常欣赏铁皮石斛的药效，《神农本草经》将其列为上品，指出铁皮石斛具有生津、止渴、镇痛、消除水肿之功效，主治热病阴虚、目暗、胃弱、声音嘶哑等疾病，对声带疲劳、声音嘶哑，恢复其美音有特殊疗效。民谚有云："北有人参，南有枫斗。"其中"枫斗"就是铁皮石斛。"中华仙草""草中黄金"的美称也都属于铁皮石斛。

《本草纲目》认为铁皮石斛具有极高的药用价值，其可以"强阴益精，厚肠胃，补内绝不足"，在《道藏》中，铁皮石斛、天山雪莲、三两重人参、百年首乌、花甲之茯苓、深山灵芝、海底珍珠、冬虫夏草、苁蓉是为所谓九大"仙草"，铁皮石斛正是这九大"仙草"之魁首。

张锡纯认为，铁皮石斛在使用之时，应当"劈开先煎，庶得真味。且此物最耐久煎，一味浓煎，始有效力。若杂入群药中仅煮沸三、四十分钟，其味尚未出也"。

铁皮石斛有多种食用方法，可以熬汤、泡酒、泡茶等。作为传统的清补之品，这种药材极擅养阴。我国自古以来都是"药食同源"，如著名的京剧表演艺术家梅兰芳先生就常将铁皮石斛当茶饮来保护嗓子、养生保健。

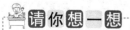

在滋阴药中，有哪些中药是药食同源的？

其他补阴药介绍见表 18 - 4。

表 18 - 4 其他补阴药介绍

药名	性能	功效	主治	用量用法
墨旱莲	甘、酸，寒。归肝、肾经	滋补肝肾，凉血止血	肝肾阴虚，牙齿松动，须发早白，眩晕耳鸣，腰膝酸软；阴虚血热吐血、衄血、尿血，血痢，崩漏下血；外伤出血	6~12g，煎服
南沙参	甘，微寒。归肺、胃经	养阴清肺，益胃生津，化痰，益气	肺热燥咳，阴虚劳嗽，干咳痰黏，胃阴不足，食少呕吐；气阴不足，烦热口干	9~15g，煎服。不宜与藜芦同用
天冬	甘、苦，寒。归肺、肾经	养阴润燥，清肺生津	肺燥干咳，顿咳痰黏；腰膝酸痛，骨蒸潮热，内热消渴，热病津伤，咽干口渴，肠燥便秘	6~10g，煎服
鳖甲	咸，微寒。归肝、肾经	滋阴潜阳，退热除蒸，软坚散结	阴虚发热，骨蒸劳热，阴虚阳亢，头晕目眩；虚风内动，手足瘛疭；经闭，癥瘕，久疟疟母	9~24g，先煎
女贞子	甘、苦，凉。归肝、肾经	滋补肝肾，明目乌发	肝肾阴虚证	6~12g，煎服
黄精	甘，平。归脾、肺、肾经	补气养阴，健脾，润肺，益肾	阴虚肺燥证；脾胃虚弱；肾精亏虚，内热消渴	9~15g，煎服
桑椹	甘、酸，寒。归心、肝、肾经	滋阴补血，生津润燥	肝肾阴虚证；消渴、肠燥便秘症	9~15g，煎服
黑芝麻	甘，平。归肝、肾、大肠经	补肝肾，益精血，润肠燥	精血亏虚证；肠燥便秘	9~15g，煎服
龟甲	咸、甘，微寒。归肝、肾、心经	滋阴潜阳，益肾强骨，养血补心，固经止崩	阴虚阳亢，阴虚内热，虚风内动；肾虚骨痿；阴血亏虚证	9~24g，煎服，宜先煎
石斛	甘，微寒。归胃、肾经	益胃生津，滋阴清热	热病津伤，口干烦渴，胃阴不足，食少干呕；病后虚热不退，阴虚火旺，骨蒸劳热，目暗不明，筋骨痿软	6~12g；鲜品15~30g，宜拍碎久煎

目标检测

单项选择题

1. 具有补肺气、补脾气、补肾固涩的药物是（   ）

A. 太子参　　　　B. 西洋参　　　　C. 党参　　　　D. 山药

E. 五味子

2. 专治脾肺气虚的药组是（   ）

A. 鹿茸、淫羊藿　B. 党参、黄芪　　C. 山茱萸、山药　D. 当归、白芍

E. 杜仲、续断

3. 补气养阴，清热生津，首选的药物是（　　）
A. 山药　　　　B. 西洋参　　　　C. 沙参　　　　D. 太子参
E. 玄参

4. 人参用于抢救虚脱，常用的剂量是（　　）
A. 1～3g　　　B. 3～6g　　　C. 6～9g　　　D. 9～15g
E. 15～30g

5. 具有升阳举陷、利水消肿功效的药物是（　　）
A. 黄芪　　　　B. 白术　　　　C. 升麻　　　　D. 党参
E. 柴胡

6. 最善补肾阳、益精血、强筋骨的药物是（　　）
A. 鹿茸　　　　B. 鹿角　　　　C. 鹿角胶　　　　D. 鹿角霜
E. 冬虫夏草

7. 补肾阳、益精血、强筋骨、调冲任、托疮毒功效的药物是（　　）
A. 狗脊　　　　B. 补骨脂　　　　C. 鹿茸　　　　D. 蛤蚧
E. 人参

8. 具有补肝肾、强筋骨、安胎功效的药物是（　　）
A. 五加皮　　　　B. 黄芩　　　　C. 杜仲　　　　D. 狗脊
E. 白术

9. 具有疗伤、活血祛瘀止痛功效的药物是（　　）
A. 杜仲　　　　B. 桑寄生　　　　C. 五加皮　　　　D. 续断
E. 狗脊

10. 具有补肾益肺、止血化痰的药物是（　　）
A. 阿胶　　　　B. 冬虫夏草　　　　C. 百部　　　　D. 鹿茸
E. 人参

11. 功善补血活血、调经止痛的药物是（　　）
A. 香附　　　　B. 川芎　　　　C. 当归　　　　D. 益母草
E. 白芍

12. 下列哪项不是制何首乌的功能（　　）
A. 补肝肾　　　　B. 截疟　　　　C. 益肾精　　　　D. 乌须发
E. 化浊降脂

13. 治腹部挛急作痛，常以甘草配（　　）
A. 赤芍　　　　B. 饴糖　　　　C. 蜂蜜　　　　D. 阿胶
E. 白芍

14. 与桂枝配伍，能调和营卫的药物是（　　）
A. 大枣　　　　B. 赤芍　　　　C. 生姜　　　　D. 白芍

E. 杏仁

15. 下列哪项不是阿胶的功能（　　　）

 A. 滋阴   B. 止血   C. 润燥   D. 补血

 E. 和中

16. 能补肝肾、明目、乌发的药是（　　　）

 A. 南沙参   B. 麦冬   C. 生首乌   D. 枸杞子

 E. 车前子

17. 下列哪项不是麦冬的主治病证（　　　）

 A. 肺热燥咳 B. 内热消渴 C. 肾虚腰酸 D. 劳嗽咯血

 E. 阴虚心烦

18. 具有养阴润燥、生津止渴，同时又常用于阴虚外感的药物是（　　　）

 A. 沙参   B. 石斛   C. 玉竹   D. 天冬

 E. 麦冬

19. 具有益胃生津，滋阴清热，同时又具补肾精强筋骨的药物是（　　　）

 A. 铁皮石斛 B. 沙参   C. 天冬   D. 玉竹

 E. 麦冬

20. 北沙参具有的功效是（　　　）

 A. 既能滋补肝肾又能益胃生津 B. 既能养阴清肺又能益胃生津

 C. 既能滋阴除烦又能益胃生津 D. 既能补脾益气又能益胃气

 E. 既能清火生津又能滋阴润燥

书网融合……

 微课   自测题

第十九章　收涩药

学习目标

知识要求

1. **掌握**　常用收涩药的药性、功效与应用。
2. **熟悉**　常用收涩药的使用注意、不良反应。
3. **了解**　常用收涩药的调剂与养护。

能力要求

1. 初步具备根据疾病及证候合理选用收涩药的能力。
2. 初步具备提供收涩类中药的药学服务能力。

凡以收敛固涩为主要功效的药物称为收涩药，又称固涩药。

本类药物味多酸涩，性温或平，主入肺、脾、肾、大肠经。具收敛固滑脱之功，有固表止汗、敛肺止咳、涩肠止泻、固精缩尿、固崩止带等作用。主要用于久病体虚、气虚不固所致的自汗、盗汗、久咳虚喘、久泻、久痢、遗精、滑精、遗尿、尿频、崩漏不止等滑脱不禁的病证。根据其药性及临床应用的不同，通常可分为固表止汗药、敛肺涩肠药、固精缩尿止带药三类。

本类病证的根本原因是正气虚弱，故应用收涩药治疗属于治病之标，因此临床应用本类药时，须与相应的补益药配伍，以标本兼顾。如治气虚自汗、阴虚盗汗，则分别配伍补气药、补阴药；治脾肾阳虚之久泻、久痢，应配伍温补脾肾药；治肾虚遗精、滑精、遗尿、尿频，当配伍补肾药；治冲任不固、崩漏不止，当配伍补益肝肾、调固冲任药；治肺肾虚损、久咳虚喘，宜配伍补肺益肾纳气药。

凡表邪未解，湿热所致之泻痢、带下，或热邪所致咳嗽、出血等均不宜使用，误用有"闭门留寇"之弊。而虚极欲脱之脱证，治当固本救脱。

第一节　固表止汗药

PPT

📋 岗位情景模拟

情景描述　有些中药是来源于同一药用植物的不同部位，但功效却不尽相同。在药店工作时，有些顾客就会对此产生疑问，如咨询麻黄与麻黄根的区别。

讨论　1. 麻黄与麻黄根在来源上有何区别？

2. 麻黄与麻黄根在功效上有何区别？

本类药物性味多为甘平，多入肺、心二经，有固表止汗之功。临床常用于气虚表卫不固，腠理疏松，津液外泄而自汗；或阴虚火旺迫津外泄而盗汗。治自汗当配伍益气固表药，治盗汗宜配伍滋阴除蒸药，以治病求本。

凡实热之邪所致汗出，应以清热祛邪为主，非本类药物所宜。

麻黄根 Mahuanggen

《本草经集注》

【来源】 为麻黄科植物草麻黄 *Ephedra sinica* Stapf 或中麻黄 *Ephedra intermedia* Schrenk et C. A. Mey. 的干燥根及根茎。秋末采挖，除去残茎、须根和泥沙，洗净，润透，切厚片，干燥。

【性味归经】 甘、涩，平。归心、肺经。

【功效】 固表止汗。

【应用】

1. 气虚自汗 本品入肺经，能实卫分而固腠理，为敛肺固表止汗之要药。治气虚自汗，常配黄芪、浮小麦、牡蛎等药，如牡蛎散；治阳虚自汗，可配参附汤。

2. 阴虚盗汗 治阴虚盗汗，常配滋阴补血的五味子、当归、生地等药；治产后血虚汗不止，常与益气补血药黄芪、当归等配伍，如麻黄根散。

此外，本品可外用，配伍蛤粉、牡蛎共研细末，扑于身上，可治各种虚汗证。

【用法用量】 煎服，3～9g。外用适量，研粉撒扑。

【药学服务】

常用处方名	麻黄根
注意事项	有表邪忌用
贮藏	置干燥处

你知道吗

比较麻黄和麻黄根

麻黄和麻黄根同出一源，均可治汗。麻黄以其地上草质茎入药，主发汗；麻黄根以其地下根及根茎入药，主止汗，为止汗之专药。

第二节 敛肺涩肠药

PPT

岗位情景模拟

情景描述 张某，男，65 岁，身体虚弱，面色苍白，反复干咳少痰、气喘 5 年，曾在医院确诊为慢性支气管炎、肺气肿，近日到药店咨询，驻店药师给顾客推荐麦味地黄丸，患者服用 2 周后，效果非常好。

讨论 1. 五味子在其中发挥什么功效？

2. 在服用敛肺涩肠药时需要注意什么？

本类药物酸涩收敛，主入肺经或大肠经。分别具有敛肺止咳喘、涩肠止泻作用。适用于肺虚久咳、肺肾两虚的虚喘、脾肾虚寒所致的久泻、久痢。临床运用时必须配伍补虚药，如肺气虚，则配补益肺气药；如肾气虚，则配补肾纳气药；如脾肾阳虚，则配温补脾肾药；若气虚下陷，则宜配补气升提药。

本类药属敛肺止咳之品，对感受外邪或痰热壅肺所致的咳喘均不宜使用；属涩肠止泻之品，对湿热下注泻痢，或伤食腹泻均不宜使用。

五味子 Wuweizi
《神农本草经》

【来源】为木兰科植物五味子 *Schisandra chinensis*（Turcz.）Baill. 的干燥成熟果实。习称"北五味子"，秋季果实成熟时采摘，晒干或蒸后晒干，除去果梗和杂质。

【性味归经】酸、甘，温。归肺、心、肾经。

【功效】收敛固涩，益气生津，补肾宁心。

【应用】

1. 肺虚久咳或肺肾两虚之喘证 本品能上敛肺气，下滋肾阴，为治疗久咳虚喘之要药。治肺虚久咳，可与黄芪、白术等药配伍；治肺肾两虚之喘咳，常配山茱萸、山药等药，如麦味地黄丸；若治寒饮咳喘证，需配伍麻黄、细辛等温肺化饮之药，如小青龙汤。

2. 气虚所致自汗、盗汗、遗精、滑精、久泻 本品能敛肺止汗，治自汗、盗汗，可与麻黄根、牡蛎等配伍；能补肾涩精止遗，治遗精、滑精、尿频，常与桑螵蛸、益智仁、龙骨等配伍；能涩肠止泻，治久泻不止，常与补骨脂、肉豆蔻、吴茱萸，如四神丸。

3. 阴虚津伤所致口渴、消渴 本品具有益气生津止渴之功。治热伤气阴，汗多口渴，常配人参、麦冬等药，如生脉散；治阴虚内热，口渴多饮之消渴，多与山药、天花粉、黄芪等配伍，如玉液汤。

4. 心肾阴血亏虚所致心悸、失眠 本品既能补益心肾，又能宁心安神。常与麦冬、生地、酸枣仁等配伍，如天王补心丹。

【用法用量】煎服，2～6g。

【药学服务】

常用处方名	五味子、北五味、辽五味、炙五味子
药膳 五味子枸杞茶	（1）组成：五味子、枸杞子。 （2）作用：补肝益肾、宁心安神。 （3）适宜人群：心肾阴精不足，失眠多梦之人食用
注意事项	凡表邪未解、内有实热、咳嗽初起、麻疹初期，均不宜用
不良反应	五味子服用过量或使用不当，可出现腹部不适，胃部烧灼、泛酸、胃痛，食欲减退等不良反应
贮藏	置通风干燥处，防霉

你知道吗

五味子的来历与功效

五味子名称由来和宋朝名医苏颂有关，苏颂曾经这样形容过五味子："五味皮肉甘酸，核中辛苦，都有咸味，此则五味见也。"所以五味子由此得名。五味子因其五味而具有养五脏的功效，中医认为：酸入肝，苦入心，甘入脾，辛入肺，咸入肾，五味子五味俱全。很多名医都认识到了五味子可以养五脏之气，比如唐代名医孙真人认为"五月常服五味子以补五脏气"，明代医学家李时珍也曾经说过"五味子咸酸入肝而补肾，辛苦入心而补肺，甘入中宫益脾胃。"同时期的医学家李士财对五味子的养五脏之功效的阐述更为细致，他还把五味子誉为"生津之要药，收敛之妙剂"。

在五味子众多的药用价值之中，最为显著的就是止咳。对于五味子能够止咳，很多中药书籍和中医名家都有记载。张锡纯曾说过"五味子敛收之力甚大，若咳逆上气挟有外感，须与辛散之药合用，方能服后不致留邪。"

请你想一想

含有五味子的常用中成药有哪些？

其他敛肺涩肠药介绍见表19-1。

表19-1 其他敛肺涩肠药介绍

药名	性能	功效	主治	用量用法
乌梅	酸、涩、平。归肝、脾、肺、大肠经	敛肺，涩肠，生津，安蛔	肺虚久咳；脾肾亏虚久泻久痢；虚热消渴；蛔厥呕吐腹痛	6～12g，煎服
诃子	苦、酸、涩、平。归肺、大肠经	涩肠止泻，敛肺止咳，降火利咽	虚证之久泻久痢，便血脱肛；肺虚喘咳、久咳不止、咽痛音哑；痰热郁肺	3～10g，煎服
五倍子	酸、涩、寒。归肺、大肠、肾经	敛肺降火，涩肠止泻，敛汗，止血，收湿敛疮	肺虚久咳，肺热痰嗽；久泻久痢，自汗盗汗；便血痔血，外伤出血；痈肿疮毒，皮肤湿烂	3～6g，煎服。外用适量
罂粟壳	酸、涩、平。有毒。归肺、大肠、肾经	敛肺，涩肠，止痛	久咳，久泻，脱肛；脘腹疼痛	3～6g，煎服
石榴皮	酸、涩、温。归大肠经	涩肠止泻，止血，驱虫	久泻，久痢，便血，脱肛，崩漏带下；虫积腹痛	3～9g，煎服
肉豆蔻	辛，温。归脾、胃、大肠经	温中行气，涩肠止泻	脾胃虚寒，久泻不止；脘腹胀痛，食少呕吐	3～10g，煎服
赤石脂	甘、酸、涩、温。归大肠、胃经	涩肠，止血，生肌敛疮	久泻久痢，大便出血，崩漏带下；外治疮疡久溃不敛，湿疮脓水浸淫	9～12g，先煎。外用适量，研末敷患处
禹余粮	甘、涩、微寒。归胃、大肠经	涩肠止泻，收敛止血	久泻，久痢；崩漏，便血	9～15g，先煎；或入丸、散

PPT

第三节　固精缩尿止带药

岗位情景模拟

情景描述　在药店工作时，有的顾客来咨询唐代王维的七绝《九月九日忆山东兄弟》："遥知兄弟登高处，遍插茱萸少一人。"中的茱萸到底是哪味中药。

讨论　1. 山茱萸与吴茱萸是同一味药吗？其在功效上有何区别？

　　　　2. 使用山茱萸的注意事项有哪些？

本类药物酸涩收敛，主入肾、膀胱经。具有固精、缩尿、止带作用。适用于肾虚不固所致的遗精、滑精、遗尿、尿频以及带下清稀等症，常与补肾药配伍同用，以标本兼治。某些药物甘温还兼有补肾之功。

本类药酸涩收敛，湿热下注所致的遗精、尿频等不宜使用。

山茱萸 Shanzhuyu　微课
《神农本草经》

【来源】为山茱萸科植物山茱萸 *Cornus officinalis* Sieb. et Zucc. 的干燥成熟果肉。秋末冬初果皮变红时采收果实，用文火烘或置沸水中略烫后及时除去果核，干燥。

【性味归经】酸、涩，微温。归肝、肾经。

【功效】补益肝肾，收涩固脱。

【应用】

1. 肝肾两虚所致之腰膝酸软、头晕耳鸣、阳痿　本品既能益精，又可助阳，为平补阴阳之要药。治肝肾阴虚之头晕目眩、腰酸耳鸣，常与熟地黄、山药等配伍，如六味地黄丸；治命门火衰之腰膝冷痛、小便不利，常与肉桂、附子等配伍，如肾气丸；治肾虚阳痿，多与鹿茸、补骨脂、淫羊藿等配伍，以温肾助阳。

2. 肾气虚所致遗精滑精、遗尿尿频等　本品能固精缩尿，为固精止遗之要药。治肾虚精关不固之遗精、滑精，常配熟地黄、山药等药，如肾气丸；治肾虚膀胱失约之遗尿、尿频，常配覆盆子、金樱子、桑螵蛸等药；治久病虚脱，常配人参、附子、龙骨等药。

3. 冲任不固所致崩漏、月经过多　治妇女肝肾亏损、冲任不固之崩漏及月经过多，常与熟地黄、当归等配伍，如加味四物汤；若脾气虚弱，冲任不固而漏下不止，常与黄芪、山药等药配伍，如固冲汤。

此外，本品亦治消渴，多与地黄、天花粉等配伍。

【用法用量】煎服，6～12g。

【药学服务】

常用处方名	山茱萸、枣皮、山萸肉、萸肉
药膳 枸杞萸肉粥	(1) 组成：枸杞、山茱萸、糯米。 (2) 作用：补养肝肾，养血明目。 (3) 适宜人群：中老年视物不清、或视力下降的人食用，长期食用能延年益寿
注意事项	湿热下注而致小便淋涩，不宜应用
贮藏	置干燥处，防蛀

你知道吗

小小萸肉也能治病救人

　　清末，京城霍乱流行，大户赵氏的媳妇有孕在身又患了霍乱，吐泻一昼夜导致流产，神气涣散，呼之不应，奄奄一息，家人马上去请名医张锡纯来诊治。等张锡纯赶到，家里已经将妇女从床上抬下，给其穿上殓服，开始准备后事了。张锡纯检查后忙说："一息犹存，即可挽回。"这时，买药已经来不及了，正好，张锡纯前日诊治过这家的邻居，给他开的方子里有山茱萸。于是，张锡纯从邻居尚未煎服的药里捡出约六钱山茱萸，熬汤给患者服下。很快，患者对呼唤有了反应，呼吸也明显了一点。紧接着，张锡纯让家属去买山茱萸二两、山药二两，煎汤给患者服下。不久，患者的神气也恢复了。这个医案里，患者病危、元气欲脱、大汗淋漓，张锡纯用的就是山茱萸收涩固脱的功效。

请你想一想

　　为什么山茱萸能治疗元气欲脱、虚汗淋漓呢？

莲子 Lianzi
《神农本草经》

　　【来源】为睡莲科植物莲 *Nelumbo nucifera* Gaertn. 的干燥成熟种子。秋季果实成熟时采割莲房，取出果实，除去果皮，干燥；或除去莲子心后干燥。

　　【性味归经】甘、涩，平。归脾、肾、心经。

　　【功效】补脾止泻，止带，益肾涩精，养心安神。

　　【应用】

　　1. 脾虚泄泻、带下　本品既可补益脾气，又能涩肠止泻。治脾虚久泻、食欲不振，常配党参、茯苓、白术等药，如参苓白术散；治疗脾虚湿盛带下，常配茯苓、白术等药。

　　2. 肾虚精关不固所致遗精、滑精　本品治肾虚精关不固之遗精、滑精，常配芡实、龙骨等药，如金锁固精丸。

　　3. 心肾不交所致心悸、失眠　本品交通心肾而有安神之功，治心肾不交之虚烦、心悸、失眠，常配酸枣仁、茯神、远志等药。

　　【用法用量】煎服，6~15g。

【药学服务】

常用处方名	莲子、莲子肉、莲肉、建莲肉、湘莲肉、莲实
药膳 百合莲子 瘦肉粥	(1) 组成：百合、莲子、精瘦肉、粳米。 (2) 作用：清肺润燥、补脾安神。 (3) 适宜人群：普通人群秋季食用
贮藏	置干燥处，防蛀

你知道吗

1. 莲子心　是莲子中的干燥幼叶及胚根，又称莲心。性能：味苦，性寒。功能：清心安神，交通心肾，涩精止血。2~5g，煎服。

2. 莲须　是莲的雄蕊，又称莲蕊。性能：甘、涩，平。功能：固肾涩精。3~5g，煎服。

3. 荷叶　是莲的叶片，性能：味苦，性平。功能：清暑化湿，升发清阳，凉血止血。主治暑热病证、多种出血证。3~10g，煎服。

芡实 Qianshi
《神农本草经》

【来源】　为睡莲科植物芡 *Euryale ferox* Salisb. 的干燥成熟种仁。秋末冬初采收成熟果实，除去果皮，取出种子，洗净，再除去硬壳（外种皮），晒干。

【性味归经】　甘、涩，平。归脾、肾经。

【功效】　益肾固精，补脾止泻，除湿止带。

【应用】

1. 肾虚精关不固遗精、滑精　本品能益肾固精，治肾虚精关不固之腰膝酸软、遗精滑精，常与金樱子相须而用，如水陆二仙丹；亦可配莲子、牡蛎等药，如金锁固精丸。

2. 脾虚久泻　本品既能健脾除湿，又能收敛止泻。可用治脾虚湿盛，久泻不愈，常配党参、白术、茯苓等药。

3. 带下　本品能益肾健脾、收敛止带，为治疗带下证之佳品。治脾肾两虚之带下清稀，常配党参、白术、山药等药；若治湿热带下，则配伍清热利湿之黄柏、车前子等药，如易黄汤。

【用法用量】　煎服，9~15g。

【药学服务】

常用处方名	芡实、炒芡实、麸炒芡实、鸡头米
药膳 芡实粥	(1) 组成：炒芡实、粳米。 (2) 作用：益肾固涩。 (3) 适宜人群：肾虚遗精、脾虚泄泻之人食用
贮藏	置通风干燥处，防蛀

你知道吗

比较芡实和莲子

芡实和莲子同科，均能益肾固精、补脾止泻、止带，两者常相须配伍使用。但芡实能除湿止带；莲子交通心肾，养心安神。

其他固精缩尿止带药介绍见表 19 - 2。

表 19 - 2　其他固精缩尿止带药介绍

药名	性能	功效	主治	用量用法
覆盆子	甘、酸，温。归肝、膀胱、肾经	益肾固精缩尿，养肝明目	遗精滑精，遗尿尿频，阳痿早泄；目暗昏花	6~12g，煎服
桑螵蛸	甘、咸，平。归肝、肾经	固精缩尿，补肾助阳	遗精滑精，遗尿尿频，小便白浊	5~10g，煎服
金樱子	酸、甘、涩，平。归肾、膀胱、大肠经	固精缩尿，固崩止带，涩肠止泻	遗精滑精，遗尿尿频；崩漏带下；久泻久痢	6~12g，煎服
海螵蛸	咸、涩，温。归脾、肾经	收敛止血，涩精止带，制酸止痛，收湿敛疮	吐血衄血，崩漏便血；遗精滑精，赤白带下；胃痛吞酸；外治损伤出血，湿疹湿疮，溃疡不敛	5~10g，煎服。外用适量，研末敷患处
椿皮	苦、涩，寒。归大肠、胃、肝经	清热燥湿，收敛止带，止泻，止血	赤白带下；久泻久痢；崩漏经多，便血痔血	6~9g，煎服
鸡冠花	甘、涩，凉。归肝、大肠经	收敛止带，止血，止痢	带下；崩漏，便血痔血；赤白下痢，久痢不止	6~12g，煎服

目标检测

单项选择题

1. 下列不属于收涩药主治病证的是（　　　）
   A. 自汗盗汗　　　　B. 湿热泻痢　　　　C. 久咳虚喘　　　　D. 遗精滑精
   E. 崩漏不止

2. 治疗久咳、失音的药物是（　　　）
   A. 罂粟壳　　　　B. 芥子　　　　C. 川贝母　　　　D. 诃子
   E. 麻黄根

3. 既能涩肠止泻，又能安蛔止痛的药物是（　　　）
   A. 五味子　　　　B. 金樱子　　　　C. 乌梅　　　　D. 肉豆蔻
   E. 使君子

4. 麻黄根的主治病证是（　　　）
   A. 脾虚久泻　　　　B. 带下崩漏　　　　C. 久咳虚喘　　　　D. 自汗盗汗

    E. 汗出不畅

5. 既能补脾止泻，又能养心安神的药物是（ ）

    A. 莲子　　　　　B. 大枣　　　　　C. 麦冬　　　　　D. 芡实

    E. 枸杞

6. 诃子的功效为（ ）

    A. 敛肺滋肾，生津敛汗，涩精止泻，宁心安神

    B. 收敛止血，固精止带，制酸止痛，收湿敛疮

    C. 涩肠止泻，敛肺止咳，降火利咽

    D. 补益肝肾，收敛固涩

    E. 补肾助阳，固精缩尿

7. 以果实的果肉入药的是（ ）

    A. 莲子　　　　　B. 五味子　　　　　C. 山茱萸　　　　　D. 芡实

    E. 覆盆子

8. 以下叙述中错误的是（ ）

    A. 收涩药物味多酸涩，性温或平，主入肺、脾、肾、大肠经

    B. 临床上在应用收涩药时，须与相应的补益药配伍同用，以标本兼顾

    C. 收涩药易耗伤津液，对阴亏津少、肾虚遗精遗尿，应慎用或忌用

    D. 麻黄主发汗，麻黄根主止汗

    E. 五味子能上敛肺气，下滋肾阴，为治疗久咳虚喘之要药

9. 以下不属于五味子的主治病证的是（ ）

    A. 肺虚久咳　　　　　　　　　B. 肺肾两虚之喘证

    C. 正气虚所致遗精、滑精　　　D. 阴虚津伤所致口渴、消渴

    E. 痰热郁肺

10. 以下不属于乌梅功效的是（ ）

    A. 清热　　　　　B. 敛肺　　　　　C. 涩肠　　　　　D. 生津

    E. 安蛔

书网融合……

　　　　微课　　　　　划重点　　　　自测题

第二十章　其他药

学习目标

知识要求

1. **掌握**　剧毒药用药的基本要求及使用注意。
2. **熟悉**　攻毒杀虫止痒药、涌吐药、拔毒化腐生肌药的含义、功效、适应范围及使用注意。
3. **了解**　攻毒杀虫止痒药、涌吐药、拔毒化腐生肌药的调剂与养护。

能力要求

初步具备提供攻毒杀虫止痒药、涌吐药、拔毒化腐生肌药的药学服务能力。

第一节　攻毒杀虫止痒药

PPT

凡以攻毒疗疮，杀虫止痒为主要作用的药物，分别称为攻毒药或杀虫、止痒药。本类药物以外用为主，兼可内服。主要用于疮痈疔毒、疥癣、湿疹、聤耳、梅毒及虫蛇咬伤、癌肿等病证。

本类药物的外用方法因病、因药而异，如研末外撒，或煎汤洗渍及热敷、浴泡、含漱，或用油脂及水调敷，或制成软膏涂抹，或作成药捻、栓剂栓塞等。

本类药物多具不同程度的毒性。所谓"攻毒"，即有以毒制毒之意，无论外用或内服，均应严格掌握剂量及用法，不可大面积、过量或持续使用，以防发生不良反应。本类药物内服使用时，宜作丸散剂用，使其缓慢溶解吸收，且便于掌握剂量。制剂时应严格遵守炮制和制剂法度，以减低毒性而确保用药安全。

雄黄 Xionghuang

《神农本草经》

【来源】　为硫化物类矿物雄黄族雄黄，主含二硫化二砷（As_2S_2）。采挖后，除去杂质。

【性味归经】　辛，温；有毒。归肝、大肠经。

【功效】　解毒杀虫，燥湿祛痰，截疟。

【应用】

1. 痈肿疔疮，蛇虫咬伤　本品温燥有毒，外用或内服均可以毒攻毒而解毒杀虫疗疮。治痈肿疔毒，可外用或入复方，如以本品为末涂之，或配伍乳香、没药、麝香为丸；治蛇虫咬伤，轻者单用本品香油调涂患处；重者当与五灵脂共为细末，酒调灌服，并外敷。

2. 虫积腹痛　本品有杀虫作用，如与牵牛子、槟榔等同用，可治虫积腹痛，如牵牛丸。

3. 疟疾　古方还用雄黄截疟治疟疾，今已少用。

此外，本品内服可治惊痫，常与朱砂同用。

【用法用量】0.05～0.1g，入丸、散用。外用适量，熏涂患处。

【使用注意】内服宜慎；不可久用；孕妇禁用。

【药学服务】

常用处方名	雄黄、明雄黄、腰黄
不良反应	雄黄含砷具有较大毒性。中毒可见恶心、呕吐、腹痛和腹泻等急性胃肠症状；重者可见血尿、血水便、发热、烦躁，甚则呼吸循环衰竭而亡
贮藏	置干燥处，密闭

你知道吗

雄黄酒

在我国端午节有喝雄黄酒的习俗，"五月五，雄黄烧酒过端午"，但是近年来常有因服用雄黄酒而引起急性中毒甚至死亡的事件发生。雄黄是从雄黄矿中提炼出来的，提炼过程需要经过多次水飞，将一些可以溶解于水的有毒砷和砷的化合物大量去掉，剩下的就是溶解度非常小的As_2S_2，规定其含量要达到90%以上，溶解度较小的As_2S_2绝大部分不被人体吸收，最终被排出体外，对人体危害较小；但是，另外10%的含量中，就有砷的化合物——As_2O_3，即人们俗称的砒霜，毒性大。虽然雄黄入药有一定的功效，现代临床应用也将雄黄用于治疗白血病、癌症等，但是由于砷对人体可能造成伤害，所以现在中药中也很少用到雄黄，内服慎用，更不可久用，一般用其他具有相似功效、但毒性较小的药物代替。

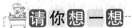**请你想一想**

安宫牛黄丸中含有雄黄，请问服用时应该注意什么？

硫黄 Liuhuang
《神农本草经》

【来源】为自然元素类矿物硫族自然硫，采挖后，加热熔化，除去杂质；或用含硫矿物经加工制得。

【性味归经】酸，温；有毒。归肾、大肠经。

【功效】外用解毒杀虫疗疮；内服补火助阳通便。

【应用】

1. 外用治疥癣、秃疮、阴疽恶疮　本品有解毒杀虫的功效，为治疗疥疮的要药。

治疗疔疮，单取硫黄为末，麻油调涂；治顽癣瘙痒，与轻粉、斑蝥、冰片为末，同香油、面粉为膏，涂敷患处，如臭灵丹。

2. 内服治阳痿足冷、虚喘冷哮、虚寒便秘　硫黄乃纯阳之品，可用于肾阳衰微，下元虚冷诸证。如治疗虚冷便秘，以硫黄配半夏用，能温阳通便，即半硫丸；治肾虚阳痿常与鹿茸、补骨脂、蛇床子等同用；治肾不纳气之喘促，常配附子、肉桂、沉香等药，如黑锡丹。

【用法用量】生硫黄只作外用，内服常与豆腐同煮后阴干用。外用适量，研末油调涂敷患处。内服1.5～3g，炮制后入丸散服。

【使用注意】孕妇慎用。不宜与芒硝、玄明粉同用。

【药学服务】

常用处方名	硫黄、炙硫磺、石硫磺、倭硫磺
不良反应	本品过量服用可致中毒。中毒可见头晕、头痛、全身无力、恶心、呕吐、腹痛、腹泻、便血，意识模糊，瞳孔缩小，血压下降，继而出现昏迷，甚至休克死亡
贮藏	置干燥处，防火

你知道吗

比较硫黄和雄黄

硫黄和雄黄均能解毒杀虫，外用均能治疗疥疮。雄黄解毒疗疮力强，外用主治痈疽恶疮，其杀虫力更强于硫黄，但因其毒性大，且用药部位容易产生色素沉着，故宜慎用。硫黄外用主治疥癣，为治疗疥疮的要药，内服可疗阳虚冷秘等证，但用药宜慎。

蛇床子 Shechuangzi　微课
《神农本草经》

【来源】为伞形科植物蛇床 *Cnidium monnieri*（L.）Cuss. 的干燥成熟果实。夏、秋二季果实成熟时采收，除去杂质，晒干。

【性味归经】辛、苦，温；有小毒。归肾经。

【功效】燥湿祛风，杀虫止痒，温肾壮阳。

【应用】

1. 阴痒带下，湿疹瘙痒　本品有杀虫止痒、燥湿祛风作用，为皮肤及妇科病常用药，常与苦参、黄柏、白矾等药配伍，且较多外用。如治阴部瘙痒，与白矾煎汤频洗。

2. 寒湿带下，湿痹腰痛　本品性温热可助阳散寒。治带下、腰痛，尤宜于寒湿兼肾虚所致，常配山药、杜仲、牛膝等药。

3. 肾虚阳痿，宫冷不孕　本品内服有温肾壮阳之功。适用于肾阳衰微，下焦虚寒所致的男子阳痿、女子宫冷不孕，常配伍当归、枸杞、淫羊藿等药，如赞育丹。

【用法用量】3～10g。外用适量，多煎汤熏洗，或研末调敷。

【药学服务】

常用处方名	蛇床子
注意事项	阴虚火旺或下焦有湿热不宜内服
贮藏	置干燥处

你知道吗

比较蛇床子和地肤子

蛇床子和地肤子均可止痒，常相须配伍。但蛇床子散寒燥湿、温肾壮阳；而地肤子清热利湿、通淋。

其他攻毒杀虫止痒药介绍见表20-1。

表20-1 其他攻毒杀虫止痒药介绍

药名	性能	功效	主治	用量用法
白矾	酸、涩、寒。归肺、脾、肝、大肠经	外用解毒杀虫，燥湿止痒，内服止血止泻，祛除风痰	外治用于湿疹，疥癣，脱肛，痔疮，聍耳流脓；内服用于久泻不止，便血，崩漏，癫痫发狂	0.6～1.5g，内服。外用适量，研末敷或化水洗患处
蟾酥	辛，温；有毒。归心经	解毒，止痛，开窍醒神	痈疽疔疮；咽喉肿痛；中暑神昏，痧胀腹痛吐泻	0.015～0.03g，内服多入丸、散。外用适量
木鳖子	苦、微甘，凉；有毒。归肝、脾、胃经	散结消肿，攻毒疗疮	疮疡肿毒，乳痈，瘰疬，痔瘘，干癣，秃疮	0.9～1.2g，内服。外用适量，研末，用油或醋调涂患处
蜂房	甘，平。归胃经	攻毒杀虫，祛风止痛	疮疡肿毒，乳痈，瘰疬，皮肤顽癣，鹅掌风；牙痛，风湿痹痛	3～5g，内服。外用适量，研末油调敷患处，或煎水漱，或洗患处
大蒜	辛，温。归脾、胃、肺经	解毒消肿，杀虫，止痢	痈肿疮疡；疥癣，肺痨；泄泻，痢疾	9～15g，内服
土荆皮	辛，温；有毒。归肺、脾经	杀虫，止痒，疗癣	疥癣瘙痒	外用适量，酒或醋浸涂擦，或研末调涂患处

PPT

第二节 涌吐药

凡能促使呕吐，治疗停滞在咽喉、胸膈或胃脘以上部位的毒物、宿食、痰涎等所致病证为主的药物，称为涌吐药，又名催吐药。

本类药物味多酸、苦、辛，归胃经，具有涌吐毒物、宿食、痰涎等作用。适用于误食毒物，未被吸收；或食滞胃脘，胃脘胀痛；或痰浊上涌，蒙蔽清窍，癫痫发狂等证。涌吐药物的运用，属于"八法"中的吐法，旨在因势利导，驱邪外出，以达到治疗疾病的目的。

涌吐药作用强烈，且多具毒性，易伤胃损正，故仅适用于病情较急的形证俱实。且只可暂用，不可连服或久用。凡年老体弱、小儿、妇女胎前产后，以及素体失血、头晕、心悸、劳嗽喘咳等，均当忌用。

因本类药物作用峻猛，药后患者反应强烈而痛苦不堪，故现代临床已少用。

涌吐药介绍见表 20 - 2。

表 20 - 2　涌吐药介绍

药名	性能	功效	主治	用量用法
常山	苦、辛，寒；有毒。归肺、心、肝经	涌吐痰涎，截疟	痰饮停聚，胸膈痞塞；疟疾	煎服，5~9g

第三节　拔毒化腐生肌药

PPT

凡以拔毒化腐，生肌敛疮为主要功效的药物，称为拔毒化腐生肌药。

本类药物多为矿石重金属类药物，多具剧毒或强大刺激性，以外用为主，主要适用于痈疽疮疡溃后脓出不畅，或溃后腐肉不去，新肉难生，伤口难以生肌愈合之症。此外，某些药物兼能解毒明目退翳，还可用治口舌生疮、咽喉肿痛、目赤翳障等。

本类药物的外用方法有：研末外撒；加油调敷；或制成药捻；或外用膏药敷贴；或点眼，吹喉、鼻，滴耳等。

本类药物多具剧毒，使用时应严格控制剂量和用法，外用也不可过量或过久应用，特别是重金属类剧毒药，如轻粉，不宜在头面及黏膜上使用，以防发生中毒。制剂时应严格遵守炮制及制剂要求，以减轻其毒性，确保临床用药安全。

拔毒化腐生肌药介绍见表 20 - 3。

表 20 - 3　拔毒化腐生肌药介绍

药名	性能	功效	主治	用量用法
轻粉	辛，寒。有毒。归大肠、小肠经	外用杀虫，攻毒，敛疮；内服祛痰消积，逐水通便	外用治疮疡溃烂，疥癣瘙痒，湿疹，酒渣鼻，梅毒下疳；内服治痰涎积滞，水肿胀满，二便不利	外用适量，研末掺敷患处。内服每次 0.1~0.2g，一日 1~2 次，多入丸剂或装胶囊服，服后漱口
炉甘石	甘，平。归肝、脾经	解毒明目退翳，收湿止痒敛疮	目赤肿痛，睑弦赤烂，翳膜遮睛，胬肉攀睛；溃疡不敛，脓水淋漓，湿疮瘙痒	外用适量

目标检测

单项选择题

1. 外用杀虫主治疥疮，内服可助阳通便的药物是（　　　）
    A. 雄黄　　　　B. 硫黄　　　　C. 蛇床子　　　　D. 白矾

E. 轻粉

2. 具有解毒杀虫、燥湿祛痰、截疟功效的药物是（　　）

A. 雄黄　　　　　　B. 硫黄　　　　　　C. 白矾　　　　　　D. 蟾酥

E. 蛇床子

3. 治疗肾虚宫寒不孕，宜选用的药物是（　　）

A. 肉苁蓉　　　　　B. 续断　　　　　　C. 硫黄　　　　　　D. 蛇床子

E. 女贞子

4. 关于雄黄用法的表述，不正确的是（　　）

A. 不宜大面积使用　　　　　　　　B. 不宜久用

C. 孕妇禁用　　　　　　　　　　　D. 宜火煅后使用

E. 内服入丸散

5. 以下药物中无毒的是（　　）

A. 白矾　　　　　　B. 硫黄　　　　　　C. 雄黄　　　　　　D. 蛇床子

E. 木鳖子

书网融合……

微课　　　　　划重点　　　　　自测题

中药实用性
技能实训

实训一　中药煎煮

【实训目的】

1. 掌握普通中药与特殊中药的煎煮方法与要求。

2. 具备中药的煎煮能力。

【实训原理】

一般药物可以同时煎煮，但部分药物因其质地、性能和临床应用的不同，在煎煮方式上有其特殊要求，大致有以下几种。

1. 先煎　如磁石、赭石、牡蛎、石决明等矿物类、贝壳类药物，因其有效成分不易煎出，应打碎先煎、煮沸后约 30 分钟，再下其他药物；如川乌、附子等毒性、烈性药物也宜先煎 0.5～1 小时，以降低其毒烈之性。

2. 后下　如薄荷、藿香、番泻叶、钩藤等气味芳香和有效成分久煎易挥发或破坏的药物，宜后下，待其他药物煎煮将成时再投入，煮沸 3～5 分钟即可。

3. 包煎　如蒲黄、海金沙等质地过轻或较细的药物，因其漂浮在药液上面，不便煎煮和服用；如车前子、葶苈子等富含淀粉、黏液质的药物，煎煮时容易黏底、焦糊；如辛夷、旋覆花等药材有毛，对咽喉有刺激性，这几类药物煎煮时宜用纱布包裹。

4. 另煎　如人参、西洋参、鹿茸等贵重药物宜另煎，以免其有效成分被其他药渣吸附，造成浪费。

5. 烊化　如阿胶、鹿角胶等胶类药物，煎煮时容易黏附他药或黏底，应先行烊化，再与其他药汁兑服。

【实训器材及药品】

1. 器材　电砂锅、纱布、烧杯、玻璃棒等仪器。

2. 药品　人参 10g；海金沙 10g；藿香 10g；阿胶 10g。

【实训方法】

1. 人参的煎煮方法（另煎）　称取人参药材粗粉 10g，置于电砂锅中，加入 120ml 水浸泡 1 小时，用武火煮沸后改用文火慢煎 40～60 分钟。趁热过滤，收集滤液。将药渣再次加入 100ml 水进行煎煮 30 分钟，过滤，收集滤液。合并两次煎煮所得滤液，即得。

2. 海金沙的煎煮方法（包煎）　称取海金沙药材 10g，用纱布包裹后置于电砂锅中，入 120ml 水浸泡 1 小时，用武火煮沸后改用文火慢煎 20～30 分钟。趁热过滤，收集滤液。将药渣再次加入 100ml 水进行煎煮 20 分钟，过滤，收集滤液。合并两次煎煮所得滤液，即得。

3. 藿香的煎煮方法（后下）　称取藿香药材 10g，置于电砂锅中，加入 120ml 水浸泡 1 小时，用武火煎煮 5 分钟。趁热过滤，收集滤液。再次加入 100ml 水于锅中，药渣再次采用武火煎煮 5 分钟，过滤，收集滤液。合并两次煎煮所得滤液，即得。

4. 阿胶的煎煮方法（烊化）　称取阿胶中粉 5g 放入 50ml 约 40℃ 温水中，用玻璃棒不断搅拌，直至阿胶药材全部溶化，搅拌均匀，即得。

⑦ 思考题

请分别简述人参需另煎、海金沙需包煎、藿香需后下、阿胶需烊化的原理。

实训二　药膳的制作——山药排骨汤

【实训目的】

1. 掌握药膳配伍的基本原则，熟悉常用药食同源中药。

2. 具备常用药食同源中药药膳操作能力。

【实训原理】

药膳是在中医药理论指导下，将药食同源药物与食物融为一体，取药物之性，用食物之味，食借药力，药助食功，相得益彰。药膳贵在药性平缓，不会损伤脏腑，尤其适用于老年人及体弱人群。

药膳配伍基本原则：以食用或安全为主，不能在药膳中加入大量药物，或以药物为主，否则药味太浓，很难被人们接受，而且长期服用容易产生副作用，反而有害身体。食疗药膳必须以食物为主，配用适当药物时，应符合"食用"和"安全"的要求，必须选用口感较好或对膳食风味影响不大或经过烹调加工能达到一定风味的"药食两用"中药材。药膳的运用必须在辨证的前提下，因时因地制宜使用。

山药排骨汤中山药味甘，性平，归脾、肺、肾经，有补脾养胃、生津益肺、补肾涩精功效；薏苡仁味甘、淡，性凉，归脾、胃、肺经，有利水渗湿、健脾止泻、除痹等功效。适用于食少便溏、倦怠乏力、小儿营养不良等脾虚湿滞人群。

【实训器材、药品及食物】

1. **器材**　电砂锅、电磁炉、各种餐饮器具。

2. **药品**　新鲜山药 200g、薏米 20g、生姜 10g。

3. **食物**　猪排骨 450g、料酒 5ml 及适量食盐。

【实训方法】

1. 将实验所需的药材与食物清洗干净，山药切块状，薏米泡发分别置于餐盘中，备用。

2. 倒入适量自来水至电砂锅中，再将猪排骨放入锅中焯去血水，捞出，清洗干净，置于餐盘中，备用。

3. 将备好的猪排骨放入清洗干净的电砂锅中，加入足量的自来水、姜、薏米。

4. 武火煮沸，打去浮沫，并倒入适量的料酒。

5. 慢炖至肉变软，用时约 1.5 个小时。

6. 将备好的山药倒入电砂锅内，继续炖 0.5 小时，至山药软烂，加入适量食盐，搅拌均匀即可。

思考题

山药排骨汤适于哪些人食用?

【附:药食同源中药名单】

药食同源中药包括丁香、八角茴香、刀豆、小茴香、小蓟、山药、马齿苋、乌梅、木瓜、火麻仁、代代花、玉竹、甘草、白芷、白果、白扁豆、白扁豆花、龙眼肉、决明子、百合、肉豆蔻、肉桂、余甘子、佛手、杏仁、沙棘、芡实、花椒、赤小豆、麦芽、昆布、枣、罗汉果、郁李仁、金银花、青果、鱼腥草、姜、枳椇子、枸杞子、栀子、砂仁、胖大海、茯苓、香橼、香薷、桃仁、桑叶、桑椹、橘红、桔梗、益智仁、荷叶、莱菔子、莲子、高良姜、淡竹叶、淡豆豉、菊花、菊苣、黄芥子、黄精、紫苏、紫苏子、葛根、黑芝麻、槐花、蒲公英、榧子、酸枣仁、鲜白茅根、鲜芦根、橘皮、薄荷、薏苡仁、薤白、覆盆子、藿香、乌梢蛇、牡蛎、阿胶、鸡内金、蜂蜜、蝮蛇、人参、山银花、芫荽、玫瑰花、松花粉、粉葛、布渣叶、夏枯草、当归、山柰、西红花、草果、姜黄、荜茇。

实训三　中药香囊的制作

PPT

【实训目的】

1. 熟悉中药香囊保健防病的基本原理,掌握其作用。

2. 具备中药香囊的制作能力。

【实训原理】

中药香囊又名香袋、荷包等,利用穿着的衣帽、鞋袜或饰物将芳香辟秽的药物佩带在身上,通过呼吸道或皮肤吸收而发挥防病治病的作用。中药香囊作为我国一种传统文化和非物质文化遗产,使用历史悠久,以"治未病"思想为指导,运用"内病外治"理论,利用药之芳香之味,以起到芳香辟秽、健脾和胃、理气解郁、通窍醒神、驱毒杀虫的作用。

驱蚊虫香囊配方:丁香、薄荷、艾叶、佩兰各2.5g。其中,丁香辛、温,归脾、胃、肺、肾经,温中降逆,补肾助阳;薄荷有特殊清凉香气,味辛性凉,外用可治疗皮肤瘙痒、皮炎、湿疹、驱避蚊虫等;艾叶气清香,味辛、苦,性温,外用祛湿止痒,外治皮肤瘙痒、驱蚊虫;佩兰气芳香,味辛,芳香化湿、发表解暑,全方配伍,可芳香辟秽、驱虫除疫。

【实训器材及药品】

1. 器材　打粉机、6号筛网、铁盘。

2. 药品　丁香50g、薄荷50g、艾叶50g、佩兰50g,药粉包装内袋20个,香囊外包装袋20个。

【实训方法】

1. 药材洁净　将处方中各药味洁净处理,去除杂质,烘箱60℃以下干燥。

2. 药材粉碎　在洁净区内将药材混合粉碎并过 100 目筛网，收集药粉，备用。

3. 药粉包装　将粉碎的药粉装入小布袋，10 克/袋，即得。

【香囊用法及使用注意】

1. 用法　香囊佩挂在脖子上，或用别针固定于衣襟，布袋中药末每 5 天更换一次，以保持药效。

2. 使用注意　对所含药物过敏禁用；孕妇慎用。

? 思考题

1. 驱蚊虫香囊的制作过程有哪些？

2. 中药香囊使用注意包括什么？

实训四　贵细中药的陈列

【实训目的】

1. 掌握药房及药店贵细中药的陈列方法、原则及注意事项；熟悉 GSP 管理的规章制度；了解中药零售企业的经营要求。

2. 具备贵细中药陈列技能。

【实训原理】

贵细中药指来之不易、物稀量少、疗效显著、价格昂贵的一类中药材。即可包括植物类和动物类。植物类有：人参、三七、西洋参、西红花等，而动物类有：鹿茸、冬虫夏草、海马等。

一方面，由于产地来源、生长时间、大小及产地加工方法等条件不同，药材质量参差不齐。因此，贵细药材商品一般有不同等级规格之分，其价格差异也较大；另一方面，贵细中药陈列要展现中药材之美，并满足顾客的购买心理。通过陈列吸引顾客，最终使顾客满意，有利于贵细中药材的销售。因此，贵细药材商品的陈列应按照规格不同及展现中药材之美等方面进行分类陈列。

【实训器材及药品】

1. 仪器　药材陈列专柜、托盘。

2. 药品　西洋参 500g、三七 500g、鹿茸 50g、冬虫夏草 50g。

【实训方法】

1. 陈列类型　专柜陈列。

2. 贵细中药陈列的基本原则

（1）陈列货架标准化原则　对于封闭式销售来说，典型售货柜台及货架既要便于各种身材顾客的活动又要便于普通身材营业员的活动。因此，柜台一般高度为 90 ~ 95cm，宽度为 46 ~ 60cm；货架宽度一般为 46 ~ 56cm，高度不应超过 160 ~ 183cm；营业员活动区域宽度为 76 ~ 120cm；顾客活动区域宽度为 45 ~ 610cm。考虑有的顾客需坐着挑选，而营业员需站着服务，陈列柜的高度可降至 86 ~ 91cm。

（2）醒目原则　贵细中药的不同规格应清晰、合理，如：大、中、小分类，使顾客进入店内容易找到中药的陈列位置。

（3）整洁美观原则　陈列的贵细中药要整齐、干净，有破损、污物、灰尘、不合格的中药应及时从货架上撤下来。每种中药都有其优点，贵细中药陈列应设法突出其特点，展现中药材之美感。中药陈列专柜必须保持柜内清洁，无杂物。

3. 贵细中药材陈列注意事项

（1）方便、关联。

（2）先产先出、先进先出、易变先出，定期养护、严禁上柜销售不合格中药饮片。

（3）双人验收、双人复核。

（4）必须专柜储存（陈列）。

4. 贵细中药相关知识介绍

（1）西洋参

【别名】西洋参、洋参、花旗参。

【功效】补气养阴，清热生津。

【应用】用于气虚阴亏，虚热烦倦，咳喘痰血，内热消渴，口燥咽干。

【陈列要求】

1）根据产地来源分类　进口西洋参（包括美国产西洋参、加拿大产西洋参）、国产西洋参（包括：北京西洋参、山东西洋参、东北西洋参）。一般情况下，进口参质量较国产参质优。

2）根据药材生长方式分类　野生、林生和培植西洋参。野生西洋参质量上乘；林生西洋参质量优良；培植西洋参质量良好。

3）根据药材等级分类　特等、一等、二等。其中，特等质量最优，一等次之。

4）根据药材形态分类　中长支、粒头。

5）根据药材形状分类　西洋参个、西洋参片。其中，西洋参片因加工方法不同，又有如下分类。①薄圆片：呈类圆形，厚约 0.5mm。②厚圆片：呈类圆形，厚约 1.0mm。③斜片：呈椭圆形，厚约 1.0mm，长 2.0～3.5cm。④卷片（刨片）：呈长条形，多卷曲，厚约 0.5mm。

6）根据加工方式分类　硬支西洋参、软支西洋参。

当前药店经营中，西洋参规格主要按照产地和形状进行划分陈列；进口参、个头较大、气味较新鲜的优质西洋参一般陈列于专柜较为醒目的中上层；西洋参饮片呈长圆形或类圆形薄片，加之饮片切面形成层环明显，饮片切面周围略呈波浪状的特点，摆放时多围成数个同心圆环形或成行整齐排列于透明盒子中。西洋参药材独特的形状加上整齐排列呈现，不仅赏心悦目，更有利于顾客直观品鉴药材的质量优劣，增加对药材质量的信赖与肯定，从而促进销售。另外，药材应密闭贮存，以免有效成分和气味的散失，导致质量下降。

（2）三七

【别名】田三七、参三七、旱三七、田七、滇七、金不换。

【功效】散瘀止血、消肿定痛。

【应用】用于咯血，吐血，衄血便血，崩漏，外伤出血，胸腹刺痛，跌仆肿痛。

【陈列要求】

1）按照大小及重量分类　有 10 头、20 头、30 头、40 头、60 头、80 头、无数头、剪口、筋条、毛根、花、茎叶 12 个规格。

2）根据药材等级分类　有优等品和合格品两个等级。

3）按照药材销售形状分类　可分为三七个、三七块、三七粉。

当前药店经营中，三七粉多密封包装，以免有效成分散失。三七个多用透明保鲜袋密封包装后放置于托盘中陈列于专柜中。其中，20 头、40 头及 60 头规格因其质量优良，常放置于专柜中心或较为醒目的位置，以利于顾客查找及鉴定，从而促进销售。

（3）鹿茸

【别名】鹿茸、鹿茸片、梅花鹿茸、黄毛鹿茸、黄毛茸、马鹿茸、青毛鹿茸、青毛茸。

【功效】壮肾阳、益精血、强筋骨、调冲任、托疮毒。

【应用】用于肾阳不足，精血亏虚，阳痿滑精，宫冷不孕，羸瘦，神疲，畏寒，眩晕，耳鸣，耳聋，腰脊冷痛，筋骨萎软，崩漏带下，阴疽不敛。

【陈列要求】

1）根据采收时间阶段分类　可分为头茬茸、二茬茸。

2）按照生长年限及性状分类　可分为单门、二杠、三岔等。

3）根据切制部位来源分类　①花鹿茸：尖部切片习称"血片""蜡片"；中上部的切片习称"蛋黄片"；下部切片习称"老角片"。②马鹿茸："血片""蜡片""老角片""粉片"。一般情况下，"血片"与"蜡片"质量较优，无骨质；"老角片"与"粉片"质量较差，无骨质或略具骨质。

4）根据药材等级分类　可分为一等、二等、三等、统货，其质量依次降低。

当前药店经营中，鹿茸规格主要有"鹿茸个"和"鹿茸片"两种。其中，鹿茸个一般成双放置于托盘中陈列；"鹿茸片"分类主要以鹿茸切制的部位进行分类。质量较优的血片和蜡片一般陈列于专柜较为醒目的中上层；鹿茸片大多以每盒 5g、每盒 10g 或 20g 的装量规格，多排叠放的方式整齐包装于密闭的透明精致礼盒中，有利于顾客直观品鉴药材的质量优劣，增加对药材质量的信赖与肯定，从而促进销售。

（4）冬虫夏草

【别名】冬虫夏草、虫草、中华虫草。

【功效】补肾益肺，止血化痰。

【应用】用于肾虚精亏，阳痿遗精，腰膝酸软，久咳虚喘，劳嗽咯血。

【陈列要求】

按照产地来源分类：藏草产于西藏北部，公认其质量最优；青草产于青海玉树、果洛等地；川草产于四川西部及西北部，其产量最大。

由于目前冬虫夏草药材全部来源于野生资源，价格居高不下。所以导致在当前药店经营中，冬虫夏草多按条数进行销售，即数条虫草装瓶或捆扎成团包装销售。另外，个体较大、质量较优的冬虫夏草药材应陈列于专柜醒目位置。

冬虫夏草捆扎成花团状精致包装进行陈列，不仅可以让顾客直观感受虫体的性状特征，判断药材质量的真伪优劣情况；又能够增加商品的陈列艺术美感。通过陈列技巧及艺术吸引顾客，最终使顾客满意，增加顾客购买的欲望，有利于冬虫夏草的销售。

⑦ 思考题

1. 贵细中药陈列的原则及注意事项是什么？
2. 如何展示冬虫夏草、鹿茸、西洋参、三七中药材之美？

第一章

1. B 2. A 3. D 4. D 5. B 6. B 7. D 8. A 9. C 10. B 11. D 12. A 13. A
14. A 15. A 16. C 17. C 18. B 19. D 20. A

第二章

1. E 2. D 3. C 4. C 5. A 6. D 7. D 8. D 9. B 10. D 11. D 12. B 13. B
14. E 15. E

第三章

1. C 2. A 3. A 4. C 5. D 6. A 7. D 8. D 9. B 10. C

第四章

1. A 2. C 3. C 4. E 5. C

第五章

1. B 2. E 3. B 4. E 5. E 6. D 7. C 8. C 9. D 10. C

第六章

1. E 2. B 3. B 4. C 5. C 6. B 7. C 8. B 9. C 10. E

第七章

1. E 2. D 3. D 4. C 5. B 6. E 7. C 8. B 9. B 10. E 11. E 12. D 13. B
14. B 15. E

第八章

1. C 2. B 3. C 4. E 5. B 6. B 7. A 8. A 9. C 10. A

第九章

1. C 2. A 3. D 4. D 5. B 6. E 7. A 8. C 9. E 10. A

第十章

1. E 2. C 3. A 4. E 5. B

第十一章

1. A 2. C 3. B 4. C 5. E

第十二章

1. A 2. A 3. D 4. C 5. E 6. B 7. A 8. A 9. A 10. E

第十三章

1. E 2. D 3. A 4. C 5. B 6. B 7. C 8. A 9. E 10. D 11. D 12. A 13. E
14. D 15. C

第十四章

1. B 2. A 3. E 4. A 5. D 6. A 7. D 8. C 9. A 10. C

第十五章

1. B   2. A   3. B   4. D   5. D

第十六章

1. E   2. B   3. C   4. C   5. B   6. A   7. D   8. E   9. B   10. C

第十七章

1. B   2. C   3. A   4. B   5. C

第十八章

1. D   2. B   3. B   4. E   5. A   6. A   7. C   8. C   9. D   10. B   11. C   12. B   13. E   14. D   15. E   16. D   17. D   18. C   19. A   20. B

第十九章

1. B   2. D   3. C   4. D   5. A   6. C   7. C   8. C   9. E   10. A

第二十章

1. B   2. A   3. D   4. D   5. A

参考文献

［1］国家药典委员会．中华人民共和国药典（2020 年版）［M］．北京：中国医药科技出版社，2020．

［2］高学敏．临床中药学［M］．石家庄：河北科学技术出版社，2004．

［3］祝之友．神农本草经——药物古今临床应用解读［M］．成都：四川科学技术出版社，2014．